看護学テキスト NiCE

看護学原論

看護の本質的理解と創造性を育むために

改訂第3版

編集　髙橋照子

南江堂

執筆者一覧

●編　集

髙橋　照子　　たかはし　てるこ　　愛知医科大学看護学部

●執　筆（執筆順）

髙橋　照子　　たかはし　てるこ　　愛知医科大学看護学部

唐田　順子　　からた　のりこ　　山口県立大学看護栄養学部

鈴木はるみ　　すずき　はるみ　　前西武文理大学看護学部

菅野　夏子　　すがの　なつこ　　姫路大学看護学部

小田　正枝　　おだ　まさえ　　徳島文理大学名誉教授

中山美由紀　　なかやま　みゆき　　大阪府立大学大学院看護学研究科

高見　千恵　　たかみ　ちえ　　兵庫大学看護学部

藤井　可苗　　ふじい　かえ　　関西福祉大学看護学部

渡邉美千代　　わたなべ　みちよ　　前愛知医科大学看護学部

倉田　節子　　くらた　せつこ　　鈴鹿医療科学大学看護学部/大学院医療科学研究科

富岡　美佳　　とみおか　みか　　姫路大学看護学部

白鳥さつき　　しらとり　さつき　　一宮研伸大学看護学部

高谷　嘉枝　　たかたに　よしえ　　姫路大学大学院看護学研究科

小西恵美子　　こにし　えみこ　　長野県看護大学名誉教授/鹿児島大学医学部

友納　理緒　　とものう　りお　　土肥法律事務所

伊勢田暁子　　いせだ　あきこ　　前日本看護協会政策企画部

野村　陽子　　のむら　ようこ　　名寄市立大学

香春　知永　　かはる　ちえ　　武蔵野大学看護学部

黒澤　昌洋　　くろさわ　まさひろ　　愛知医科大学看護学部

斉藤　早苗　　さいとう　さなえ　　梅花女子大学看護保健学部

はじめに

　本書『看護学テキストNiCE看護学原論』は，初版（2009年），改訂第2版（2016年）に引き続き，ここに改訂第3版を刊行することになりました．この約10年間に，日本は世界に先駆け人々が経験したことのない超高齢社会の課題に直面するとともに，ICT（Information and Communication Technology，情報通信技術）が劇的な発展を遂げ，その影響は医療にも及んでおり，看護を取り巻く社会状況は大きく変化してきました．

　本書は，初版から「看護学概論」ではなく「看護学原論」と称し，「看護とは何か」を原理的に追究することを根底にすえながら，看護学に初めて触れる学生たちのテキストであることを念頭において編集，執筆をしてきました．今回の改訂に際しては，この基本方針に基づいて，社会の変化に対応し，また，国家試験出題基準の内容をカバーしながら，さらに初学者にとって学びやすくするために工夫を施しました．具体的には，第Ⅰ章第3節では，「A．社会の変化と看護の独自性・専門性」を新たに設け，今日の地域包括ケアシステムにおける看護について考えています．第Ⅱ章第6節「災害と看護」では，近年多発している自然災害をはじめとした災害に看護師として対応できる基盤となる知識を示しています．また，第Ⅴ章では，第3節「看護実践の展開」を新たに設け，健康状態の各段階における看護をイメージしやすくしています．

　さらに今回の改訂において最も工夫したことは，各節の始めに「なぜこれらを学ぶのか」を示したことです．これには本書で学ぶ学生たちに，何のために何を学習するのかをあらかじめイメージしたうえで，主体的に学習に取り組んで欲しいという願いが込められています．なぜなら，これから先も変化し続ける社会の中で学ばなければならない学生たちには，自分の頭で考え，自分の言葉で語り，自分の足でしっかりと歩んでいくことが求められるからです．それは同時に，社会の要請に応える看護が提供できるように，「看護とは何か」の理解を深めていくことにもつながります．

　本書の刊行は，南江堂看護編集部の皆さまの緻密な諸作業があってのことであり，とくに鈴木詠子さんの示唆に富む指摘によってのことだと，ここに深謝いたします．

　読者の皆さまには，これまで同様にお気づきの点をご教示いただきますようお願いいたします．

2020年2月

髙橋照子

初版の序

　本書『看護学原論―看護の本質的理解と創造性を育むために』は，看護学を学び始めた学生が最初に手にするテキストとして刊行するものである．さらに，実践経験を経た看護職者が，改めて「看護とは何か」「看護学とは何か」を考えるときに，何らかの寄与ができればと願っての刊行でもある．

　本書は『看護学概論』とはせずに，『看護学原論』とした．「概論」と「原論」の違いは，前者がその学問領域の全体にわたって大要を述べたものであるのに対して，後者は「根本になる理論を論じたもの」（広辞苑）といわれている．つまり本書は，看護・看護学を原理的・本質的に理解してもらうための編成を主眼とし，初学者が「看護学」を学び，看護職者になることに誇りをもって歩んでいくための第1歩に，確かな基盤を与えることを目的にしている．また，その学びの過程で，これから学問的発展を遂げようとしている看護学をになっていく若い人たちが，創造性豊かな看護職者に育ってほしいと願い，本書を『看護学原論―看護の本質的理解と創造性を育むために』とした．

　近年，わが国の看護をとりまく状況は劇的な変化を遂げている．看護学教育においては，1990年代初頭までは3年制の専門学校が主流で，今日までその教育をにない続けている．一方の看護系大学は，長い間10校前後で推移してきたのに対して，その後の大学数の増加は激流のごとくであり，その質が問われさえしている．そのなかで，2009年7月の保健師助産師看護師法改正について，日本看護協会の「協会ニュース」（2009年7月9日付号外）では，"看護教育，新時代の幕開け：看護師教育の基礎教育「大学」主流へ"と報じている．この法改正は，看護・看護学の発展にとって大きな意味をもっている．すなわち，大学は学問的な発展の基盤であり，そこにおいて看護学の教育を主流とすべきということは，医学などの諸学問分野と同様に，看護学が学問としての出発点に立てたということである．この記念すべき時期に，本書の刊行が実現できることは筆者にとって感慨深い．

　本書の構成にあたっては，国内外の同種のテキストを参考にすると同時に，基礎看護学を教授している先生方の意見を取り入れた．そして，単なる知識の寄せ集めになることを避け，編者としてすべての執筆者の原稿に目を通し，加筆・修正を重ねながら，テキスト全体に統一性が保たれるように心がけた．そこには，看護学を学んできた先輩として，これから看護学を学ぶ学生に「看護の本質」をひとつの筋の通ったメッセージとして伝えたいという思いがある．

本書の特長

　看護学は実学であり，何よりも看護実践を支え看護の質を高めるためにある．そのことを念頭におき，看護学を構成する要素を明確に理解してもらえるように章立ての順序を考え，目次構成を工夫した．まず，**第Ⅰ章**において「**看護とは何か**」を理解したうえで，**第Ⅱ章**では「**看護の対象**」となる個人・家族・地域の理解を目指している．そして，**第Ⅲ章**では，看護実践にあたって看護者自身を含めた人間の「**社会心理的理解**」を深めることを

目的としている．次いで，**第Ⅳ章**において**「看護実践の基盤」**として，看護技術とは何かという点から，また，倫理，法律などの諸側面から看護実践の基盤を明らかにしている．これらの章を通して看護実践の基礎をおさえたところで，**第Ⅴ章**の**「看護の展開」**では，看護実践をすすめるにあたって重要な思考方法となるクリティカルシンキングや看護過程について学習する．また**第Ⅵ章**では，看護実践と深くかかわる**「保健・医療・福祉」**を理解することを目指し，**第Ⅶ章**では，看護が歩んできた**「専門性への道程」**を明らかにしている．そして，最終章の**第Ⅷ章**においては，**「看護・看護学」**の独自性を明らかにし，これからの看護の展望と課題を提示している．

　各章においては，初学者にわかりやすく読みすすめてもらうことを心がけ平易な表現を目指しているが，同時に安易になることを避け，できるかぎり文献などの根拠に基づいて執筆されている．また，看護学の入門書であることからも，多くのことを盛り込むことよりも，骨子となることを明らかにすることを重視している．

　本書の構想は2006年から始まり，やっと今日の刊行にいたっている．編集の作業に多くの時間をかけ，各執筆者とのさまざまな共同作業のなかで結実したテキストである．編者の加筆・修正に応じてくださった各執筆者に改めて感謝の意を表明したい．最後に，構想段階から発刊にいたるまでの長期におよび支援してくださった南江堂看護編集部の皆さま，とくに，校正段階で適切な指摘や資料の整理をしてくださった梶村野歩雄氏に深謝したい．

　今後とも，『看護学原論』という名にふさわしいテキストにするべく改訂を重ねていきたいと考えているので，皆さまのご教示をぜひお願いするしだいである．

2009年9月

高橋照子

目　次

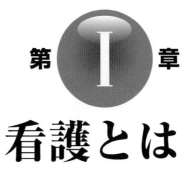

第I章

看護とは

　これまで皆さんは，看護をどのように考えてきたでしょうか．

　看護は，なによりも人間的な行為だといわれています．また，「看護の質は看護するものの質に左右される」ともいわれています．これらは何を意味するのでしょうか——．

　それを明らかにするために，看護を学び始めるにあたって本章ではまず，「看護とは何か」を学んでいきます．「看護とは何か」を明らかにすることは，これから看護職になろうとする皆さんにとって，何よりも重要なことです．なぜなら，すべての看護実践は，一人ひとりの看護職が「看護」をどう考えるかによって支えられているからなのです．

　そして，看護実践は不変のものではありません．時代とともに社会のニーズに応じて変化しているのです．しかし，看護実践がどのように変化しようとも，その本質は決して変わるものではありません．

　本章で学ぶことは，皆さんがこれから学んでいくすべての学習の土台になるはずです．

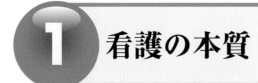

看護の本質

この節で学ぶこと

1. 看護の特性を理解する
2. 看護の定義を学び，看護の本質を理解する
3. 看護学の特性を理解する

なぜこれらを学ぶのか

看護をするにあたって，最も大切なことは何でしょうか――．それは，あなた自身が「看護」をどう考えているか，です．看護師は医師の助手というわけではなく，またそのほかの医療関連職種とも異なる役割を担っています．だからこそ，看護実践があり，それを支える看護学があるのです．

それでは，看護の特性とは何でしょうか．看護はどう定義されてきたのでしょうか．これらが明確にされる中で，看護の本質が明らかにされ，その結果として看護学は育ってきたのです．

この節での学習を通し，あなた自身が「私は看護をこう考える」と言えるように，しっかりと学んでいきましょう．

A. 看護の特性

看護は，生命あるものが存在するかぎり他者を護る行為として，本能的に母親や娘など主に女性が担ってきた行為である．この「看護」という文字は，象徴的に次のことを示している．「看」は「手」と「目」から成り立っており，手を目の上にもっていく形，すなわち，人の額に手を当てて発熱の有無を確認する行為を表している．「護」という字は護る，かばうことを意味しており，「護る」には，見定める，見守る，保護する，大切にする，世話をするなどの意味がある（『広辞苑』）．この2つの文字が意味する「看護」は，目でよく観察をして，手を使って他者を見守り世話をすることだといえる．

この行為は，人間だけにみられるものではなく，生命あるものが自分以外の者を護ろうとする場合にみられる本能的な行為である．たとえば巨体のゾウは，病気で倒れてしまうと再び立ち上がることができないため，倒れないように2頭の健康なゾウが両脇から支え続けるが，これも"他者を見守り世話をする"本能的な行為の1つである．

まして「人間は1年の早産」といわれるように，人間は他の哺乳類と比べ非常に未熟な状態で生まれ，また社会的自立を果たすのに20年近くの歳月を要し，本来，他者の存在なしには1人では生きていけない存在である．その意味で人間は，哺乳類の中でもより「他

者を護る」本能を備える必要があったと考えられる．そうした人間が生来有している「人が人を支え守ろうとする行為」を原点にもつのが"看護"である．

　職業としての看護は，19世紀後半に「近代看護の母」といわれる**ナイチンゲール**（Nightingale F, 1820-1910）の活躍によって発展し始めた．そして20世紀から今日まで，多くの看護理論が提唱され，看護はさまざまに定義されてきた．いかに定義されようとも変わることのない，職業としての看護の大きな特性の1つは，24時間看護を必要とする人たちの傍（かたわ）らにあり，いつでもその人およびその家族（対象となる人たち）に看護を提供することである．ほかのどの保健医療職にもない「24時間傍らにある」ということの意味は，単に物理的にそばにいるというだけでなく，精神的にいつでもサポートしているということでもある．これらをふまえると，看護の特性を次のようにいうことができる．

1 ● 対人的援助活動である

　看護は，健康問題[*1]をもつその人・家族，そしてその人たちが住む地域をも対象にする援助活動であるが，その基盤は看護師-その人との人間関係である．看護師というひとりの人間が，病に苦しむひとりのその人を「かけがえのないひとりの人間」として援助することが看護である．人間の尊厳に畏敬（いけい）の念をもちつつ，その人やその家族を尊重しながらの援助活動が看護である．

　看護が対人的援助活動である以上，援助する看護師だけが一方的にその人に影響を与えるのではない．「看護は，……患者と看護師の双方が成長するときに，支援的なものになるのである」[1]と指摘されているのは，看護師は患者やその家族から，看護の提供を通して，人間の強さやはかなさ，家族の絆など多くのことを学んでいるということである．そして，患者らにとって病の体験は，マイナスの意味ばかりではなく，これまでの生き方や家族のあり方を考えるなどの機会になりうるし，そのように看護師は援助していく．そうしたことを通して患者と看護師の両者が人間として学び合い尊重し合うところに，はじめて真の看護が成立しているということなのである．

2 ● 看護の質は看護する者の質に左右される

　看護が対人的援助活動であることから，古くから「最終的にまた根本的にいえることは，看護ケアの質は，看護する者の質に左右される」[2]といわれている．看護師のもつ知識・技術とともにその人間性が問われるということである．どのような看護においても，健康問題にかかわる医学的な知識や，それを具体的に展開するための看護技術は不可欠である．それだけではなく，知識・技術を使う看護師の人間性が看護には大きな影響を与える．高い知識と卓越した看護技術だけでは看護はできない．患者らへの「心のこもった関心」[*2]によって，温かい人間性豊かな看護ができるのである．

　しかし，人間性が問われるということは，看護師に欠点のない完璧な人間であることを

[*1] 本書でいう健康問題とは，病気などの治療の必要な問題だけではなく，健康の保持・増進のための積極的な課題も含んでいる．

[*2] ナイチンゲールは，看護師が自分の仕事に，次の三重の関心をもたなければならないと指摘している．① その症例に対する理性的な関心，②病人に対する（もっと強い）心のこもった関心，③病人の世話と治療についての技術的（実践的）な関心（ナイチンゲール著作集第2巻，p.140より）．

求めているわけではない．完璧な看護師に，患者らはつらさや苦しさなど自分の弱さをみせることはできないだろう．看護師自らが，自分の長所や短所をそのまま受け止めながら，患者や先輩・同僚から学び，自分が豊かに成長できるよう生涯学び続けることが大切なのである．

B. 看護の定義

1 ● 職能団体による定義

a. 国際看護師協会の定義

　国際看護師協会（International Council of Nurses：ICN）は，各国の看護師協会の加盟により成る組織で，国際的な保健医療専門職団体として1899年に世界ではじめて設立されている（2019年6月現在，132協会加盟）．

　「看護とは，あらゆる場であらゆる年代の個人および家族，集団，コミュニティを対象に，対象がどのような健康状態であっても，独自にまたは他と協働して行われるケアの総体である．看護には，健康増進および疾病予防，病気や障害を有する人々あるいは死に臨む人々のケアが含まれる」
　　　　　　　　　　　　　　　　　　　　　　　　（詳細は巻末の付録1参照，下線は筆者による）

b. 日本看護協会の定義

　日本看護協会は，保健師・助産師・看護師から成る専門職団体であり，1946年に結成され，2019年3月現在で約75万人の会員を有している．

　「看護とは，広義には，人々の生活の中で営まれるケア，すなわち家庭や近隣における乳幼児，傷病者，高齢者や虚弱者等への世話等を含むものをいう．狭義には，保健師助産師看護師法に定められるところに則り，免許交付を受けた看護職による，保健医療福祉のさまざまな場で行われる実践をいう」
　「看護は，あらゆる年代の個人，家族，集団，地域社会を対象とし，対象が本来もつ自然治癒力を発揮しやすい環境を整え，健康の保持増進，疾病の予防，健康の回復，苦痛の緩和を行い，生涯を通して，その人らしく生を全うすることができるよう身体的・精神的・社会的に支援することを目的としている」
　　　　　　　　　　　　　　　　　　　　　　　　（詳細は巻末の付録1参照，下線は筆者による）

c. 米国看護師協会の定義

　米国は，看護理論・看護研究において世界の看護界をリードしている．1896年に創設された米国看護師協会（American Nurses Association：ANA）は，看護の焦点を次のように明記している．

　「看護とは，現にある，あるいはこれから起こる可能性のある健康問題に対する人間の反応を診断し，手当てすることである．」[3]
　　　　　　　　　　　　　　　　　　　　　　　　　　　　　　　　　　（下線は筆者による）

2 ● 看護の先達による定義

　上記の定義に，直接的・間接的に影響を与えている看護の先達による定義を以下にあげる．

a. ナイチンゲールによる定義

はじめて看護を明確に定義したのはナイチンゲールである（p.9,「看護の歴史」参照）.
世界各国の看護教育で最初に取り上げられるその著書『看護覚え書』などに, 看護についての多くの記述がある.

　　「看護とは, （中略）患者の生命力の消耗を最小限にするようにすべてを整えることを意味すべきである」[4]
　　「看護とは, 健康を回復し, また保持し, 病気や傷を予防し, またはそれを癒そうとする自然［Nature］の働きに対して, できる限り［それを受け入れる］条件の満たされた最良の状態に私たち人間をおくことである」[5]

b. ヘンダーソンによる定義

ヘンダーソン（Henderson VA, 1897-1996）は国際看護師協会からの要請を受けて, 看護を次のように記している.

　　「看護師の独自の機能は, 病人であれ健康な人であれ, 健康あるいは健康の回復（あるいは平和な死）の一助となるような生活行動を行うのを援助することである. その人が必要なだけの体力と意思力と知識をもっていれば, これらの行動は他者の援助を得なくても可能であろう. この援助は, その人ができるだけ早く自立できるようにしむけるやり方で行う」[6]
　　「ある意味において看護師は, 自分の患者が何を欲しているかのみならず, 生命を保持し, 健康を取り戻すために何を必要としているかを知るために, 彼の"皮膚の内側"に入り込まなければならない」[6]

c. ペプロウによる定義

ナイチンゲール以後, 最初の看護理論を提唱したペプロウ（Peplau H, 1909-1999）の看護の定義は次のとおりである.

　　「看護とは有意義な, 治療的な, 対人的プロセスである. 看護は地域社会にある個々人の健康を可能にする他の人間的諸プロセスと協働して機能する. 保健医療チームが保健サービスを提供する特定の場では, 看護は, 人体の中で目下進行している自然の諸傾向を助長する条件を編成するのに参加する. 看護とは, 創造的, 建設的, 生産的な個人生活や社会生活を目指す, パーソナリティの前進を助長することを目的とした教育的手立てであり, 成熟を促す力である」[7]

このように, 「看護とは何か」が探求され始めたころから, 看護では, 人間が本来もつ自らの力（自然治癒力）を最大限に発揮できるように, 心身の環境を整えることを大切にしている. そして看護とは, 健康か不健康かにかかわらず, また対象となる人の年齢・人種・職業にかかわりなく, 誕生から死にいたるまでのあらゆる過程において, 看護の対象となる人々と看護師との人間関係を基盤にして, その人自らがその人らしく生きられるよう支援するために, 必要があればいつでもどこでも提供される援助活動である.

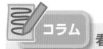

コラム　**看護の3H**

　文化人類学者であるミード（Mead M, 1901-1978）は，看護師について次のように記述している．

　「ひとりの専門職業にたずさわる者として，皆さんのその両手と皆さんの人間性とを用いて仕事をなさっているのです．（中略）暖かい洞察力のある人間欲求の理解がすぐに両手の働きとなって現れることをなさっているのです．手と心と頭とが一体となって働きうることを私たちは看護するという仕事を見て信じるにいたります」[i]

　これは，今日もなお看護の原点，看護職者に必要な要素などとよくいわれている「看護の3H（head, heart, hands）」の由来となっている．

　i）Mead M et al.：看護─原初の姿と現代の姿．看護の本質＜看護学翻訳論文集1＞，第3版（稲田八重子ほか訳），p.12，現代社，1974

C. 看護実践と看護学

　看護実践を支える学問領域が**看護学**であり，それゆえ看護学は実践の学，実学である．20世紀以前の看護は経験的・徒弟的に受け継がれてきたが，看護理論の提唱や看護教育の高等教育化に伴い，教育者・研究者が育つ中で，学問としての看護学が発展し始めた．

　近代日本は，明治時代よりドイツアカデミズムを学問の道しるべとしてきたため，看護や教育など実践からスタートしている学問領域はその発展が遅れ，近年やっと緒についたばかりである．医学，生物学，数学，物理学などが**自然科学**といわれるのに対し，看護学は**人間科学**といわれている．人間科学である看護学においては，自然科学が重視する「科学的」「客観的」であることのみでは，実践を支えることはできない．

　それでは，実践の学問であり，人間科学である看護学とはどういう学問であろうか．自然科学である医学との対比を通じて，看護学の特性を考えてみよう．

1 ● 看護実践における主観性

　医学では**客観性**が重視され，数値や画像で示される血液検査やX線検査などの客観的なデータなしには診断や治療は進まない．そのデータは同一人物であるかぎり，医師や検査技師が違っても同じデータを得ることができるし，そうでなければそのデータの信頼性は疑われる．医師や検査技師の主観が関与する余地は少ない．

　それに対して，「看護ケアの質は，看護する者の質に左右される」といわれるように，看護の質は単に看護師の知識・技術だけによるのではない．数値で示される前の患者の急変を，新人看護師は見逃してしまうが，ベテランの看護師は新人とまったく同じ状況の中で的確にキャッチする．また，知識と経験に裏打ちされた看護師の主観は，患者のわずかな症状の変化も見逃さない．急変のデータが予測可能かどうかは，後から証明されるが，その時その場での急変への対応は，看護師の五感に基づく確かな判断によるしかない．ナイチンゲールが『看護覚え書』の中で観察の重要性を記しているが，観察はまさに看護師の五感による豊かな**主観性**の表れであり，知識と経験に基づいてこそ可能なのである．

表Ⅰ-1-1　自然科学と人間科学の考え方*

	伝統的な医学の考え方	人間科学・看護の考え方
とらえ方	客観性，観察―測定可能	経験主義的―主観的，形而上学的
記述の仕方	数量的	質的または質・量合わせた形
概念形成	一般化可能	状況・関係的
関係のつけ方	外的―統計的推論の多様	内的―個人的確認
理解の仕方	説明―予測	了解
重　要	事実―データ	意味づけ
使い方	技術的，知識の有効化 現行知識の拡張	解放的―（新たな洞察，理論発見，新たな知識）
構　築	考え方の遵守	考え方の超越

*考え方（原語は paradigm）
[Watson J：Nursing：Human Science and Human Care. A Theory of Nursing, p.21, Table 3, NLN, 1988 を筆者が翻訳して引用]

　看護は，看護師と看護の対象となるその人との人間関係において実践されるために，看護師の人間性にも影響される．同じ鎮痛薬を，信頼する看護師から受け取るのと，別の看護師から受け取るのとでは，その効果が異なってくる．信頼している安心感が薬の効果を高めるし，不信感は同じ薬の効果を下げてしまう．切断してなくなってしまった足の先に痛みを感じることがあるのが人間である．この幻肢痛[*3]を看護師が理解するためには，患者の思いである主観を大切に考えることができなければならない．看護の知識・技術とともに，看護の対象となる人たちへの深い関心，そして患者の思いである主観に感応する看護師自身の"確かな主観性"を培う必要がある．

2 ● 人間科学としての看護学

　医学は，データに基づく病状などの客観的事象を重視するのに対して，看護は，目の前にいる患者らの気持ちや思いを大切にしている．自然科学である医学が，臓器別・細胞レベルで分析的に人体を探求していくのに対して，人間科学である看護学は「全体としての人間」を理解し探求しようとする．

　医学の進歩・発展が，多くの病苦を救い平均寿命の延長をもたらしたが，近年，延命のみではなく生命・生活の質（quality of life：QOL）が問われている．看護が大切にするのは後者（QOL）であることから，医学とは異なる学問基盤として，人間科学であることを主張するのである．

　その違いを，表Ⅰ-1-1に示した．

　看護が専門職であることを主張するかぎり，看護学という医学とは異なる学問領域を確立していかなければならない．自然科学である医学や科学技術の発展が，人類に大きな貢献をもたらしてきた長い歴史をもっているが，人間科学は20世紀初頭に台頭した学問領域だといわれている．その一分野である看護学の発展は，自然科学が取り残してきた人間の諸現象を解明することに貢献する可能性は大きいといえよう．

[*3] 事故や手術などにより四肢を切断したのちに，切断して失われたはずの四肢に痛みを感じる現象．

3 ● 科学知に対する臨床知

　一般に科学的であるとは，数値やデータで示されるような客観性があり，誰にでも同じような意味合いをもつ一般性があり，また，同じ疾患や病状の経過をあらかじめ知ることができる予測性をもっていることとされる．

　こうした科学知は看護にとっても重要であるが，看護実践は科学知だけでは成り立たない．目の前にいる看護の対象であるその人が，いまどこがどう痛いのか苦しいのか，何を考え何を望んでいるのかなどは，科学知だけでは知ることができない．その人への人間としての温かい関心と，看護実践の中で経験を重ねることによってしか培うことのできない実践知あるいは臨床知[8]が不可欠である．看護学の知識や看護技術，医学的な知識は必要であるが，それだけでは十分とはいえない．実践を重ねる中で経験的に身につけていく臨床知が，看護実践を豊かなものにし，看護の質を左右するのである．

学習課題

1．看護の特性を説明してみよう
2．看護師の社会的イメージの変化を説明してみよう
3．実学であり人間科学である看護学の特性を説明してみよう

●引用文献

1) Peplau HE：ペプロウ　人間関係の看護論（稲田八重子ほか訳），p.9，医学書院，1973
2) Dennison C：Maintaining the quality of nursing service in the emergency. American Journal of Nursing **42**（7）：774-784, 1942
3) 日本看護協会における看護職に関する呼称等の定義プロジェクト：看護にかかわる主要な用語の解説　概念的定義・歴史的変遷・社会的文脈，p.45，日本看護協会，2007
4) Fナイチンゲール：看護覚え書―看護であること，看護でないこと．ナイチンゲール著作集第1巻（湯槇ます監，薄井坦子ほか編訳），p.150，現代社，1975
5) Fナイチンゲール：病院と患者．ナイチンゲール著作集第2巻（湯槇ます監，薄井坦子ほか編訳），p.97，現代社，1974
6) Henderson VA：看護の基本となるもの　新装版（湯槇ます，児玉香津子訳），p.11，13，日本看護協会出版会，2006
7) 前掲1），p.15-16
8) Benner P et al.：ベナー　看護ケアの臨床知―行動しつつ考えること（井上智子監訳），医学書院，2005

② 看護の歴史

この節で学ぶこと

1. 看護が社会の出来事と，どのように関連して発展してきたかを理解する
2. 看護を歴史・教育・制度の諸側面から理解する

なぜこれらを学ぶのか

　　看護はどのように発展してきたのでしょうか．それは宗教や戦争といった，人々の暮らしや社会の状況と密接に関係し，変化してきました．ナイチンゲールなどの看護を飛躍的に発展させた人々の貢献によるところも大きくありました．この節では，人々の健康や病気のとらえ方の変化，看護がどのように発展してきたのかを学びます．看護の歴史や教育・制度の変遷を学ぶことで，現代の看護の本質の理解を深めることができます．また，未来の看護を考えることにつながります．

　　医療は人類の歴史とともに始まり，そのときどきの社会の状況に応じ衰退および発展してきた．病を癒すことは，人類始まって以来の課題であり，人々は病気に対して経験的に草を煎じ，身体に塗ることを繰り返し，治療方法を見出していった．人々は自らの自然観により身体の変化を霊的なものととらえ，病気は人間に宿る悪霊とみなし呪文や祈祷などで治そうと試みていた．看護は，女性が子どもを産み，生命を守り育てていくことから始まり，相互に助け合い，病人あるいは老人，幼い子どもや妊産婦などに手を添えるところから発展していった．

A. 古代における看護

　　古代文明時代におけるバビロニアやエジプトでは**宗教**と**医療**が一体化していた．病気は悪魔の仕業と考えられており，僧侶である魔術師は，占星術を基に呪文を唱え病人にとりついた悪霊を追い払う儀式を行い，薬を使い治療を行っていた．

　　医学が体系化されるのは古代ギリシャで，その中心的役割を果たすのが，病気に「原因と結果」という概念を打ち立てた医聖**ヒポクラテス**（Hippocrates, 紀元前460-377）である[1]．

　　古代日本においては，死亡原因の多くは感染症で，薬草や呪術療法などを用いて治療を行っていたが亡くなる者が多かった．

　　飛鳥時代に仏教・大陸文化や医学が伝えられ，奈良時代には，仏教は国策として保護され救療活動も盛んになり，国ごとに建立された国分寺の尼僧が医療に携わっていた．主に行基（668-749），鑑真（688-763）が代表とされている．また，施薬院（723）が興福寺

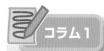

コラム1

看護からみたヒポクラテス

　ヒポクラテスは，医学を科学として確立し医学の父ともよばれ，人間の基本的生活の「6衛生要件」として，日光と空気，飲食物，活動と休息，睡眠，排泄，心の張りをあげている．病気を自然の現象ととらえ，自然治癒力を助けるのが医術で，治療の根本として食療法を主体とした．環境も含めて病人全体を対象として治療するというヒポクラテスの教義はナイチンゲールの看護の定義に類似しているところが多く，ヒポクラテス時代の医療は治療（cure）と世話（care）が一体であったことが推測できる．

に，貧窮の病者に薬を施す目的で設けられた．同時に創設された悲田院（723）は，貧民，孤児などを収容し物を施す所であった．看護に携わった女性として，光明皇后や和気広虫が伝えられている．日本古代の医療制度は大宝律令およびその一部を改定した養老律令（718）の中に，看護の規定が記されていた[2]．

　平安時代には，現存する医学書として最も古い『医心方』30巻が丹波康頼の手によってつくられた．そして鎌倉時代には僧侶が医療や看護を行っていた．

B.　中世における看護

　この時代の看護は，キリスト教や仏教の慈善事業によって発展したために，科学の発展は停滞し，近代看護を確立する基礎が築かれるまでには長い時間がかかってしまった．

1 ● 西欧における看護

　中世の社会はキリスト教全盛の時代で，教会が社会生活の中心にあった．キリスト教は"隣人への愛"を説き，貧困者や病人の救済のために布教の範囲が拡大され，訪問看護が盛んになっていった．病院が設立されるまで教会や修道院が病人の収容所となり，シスター（看護尼）などが病人の世話をしていた．

　看護が組織化されたのは，十字軍の傷兵を受け入れるために設置された看護騎士団からである．宗教性を保持しつつ巡礼の傷病者を看護する目的で運営された聖ヨハネ騎士団の病院（1043年建設）では，施療はすべて無料だった．看護は男性が行っていたが，婦人巡礼用の病院も設立され女性の奉仕者が多く働き，修道女の組織によって管理され，看護と雑役を提供していた．聖ヨハネ騎士団は病院制度の普及だけではなく，身体のみならず心をも看るという看護活動を西欧全体に及ぼし発展していった．

　ルター（Luther M）の贖宥状批判（1517年）に始まる宗教改革を機に，慈善事業とされていた病人の世話が職業となり，民間の女性が報酬を受け取って看護を提供するようになった．キリスト教の慈善精神に基づいて設立された病院での医師たちは，「患者ではなく，病気を診る」ことに関心をもち医学を追求する姿勢が強まった．さらに当時の看護は，貧しい階層の女性たちが低賃金で働くものだったため，社会的地位の低い仕事とみなされていた．この当時，看護に携わっていた女性たちは，技術も知識もなく，宗教的背景も人道主義精神ももたない人々であった．その結果，ナイチンゲールの出現まで看護は衰退し，

17世紀の半ばから19世紀の半ばまでの200年間は“看護の暗黒時代”とよばれている.

2 ● 日本における看護

　鎌倉時代には,僧侶が医療や看護を行っており,看護をするための心得が書かれた『看病用心鈔』が,僧記主良忠により著された.その後,戦乱の影響で多数の傷病者や死者が出たため,医療は仏教にとらわれない生活と結びついた実践的なものに発展していった.

　16世紀中ごろ,キリスト教とともに南蛮医学が導入され,キリスト教徒による実践は,看護の互助活動ともよべる新しい看護活動を発展させた.これらの医療・看護活動が,江戸幕府による禁教までの約70年間,人々に受け入れられた.戦乱や飢饉があいつぐ不安定な世の中で,貧困や病気に悩む人々が,切実に役立つ医療を求めたからであった.

　江戸時代には医学が盛んになり,貝原益軒の『養生訓』,香月牛山の『老人養草』,杉田玄白の『解体新書』などの医学書が発刊された.また,香川玄悦が助産術を考案して『産論』を著し,華岡青洲は全身麻酔に成功するなど,仏教と離れて医学は発展を続けた.

C. 近代における看護

　19世紀後半,英国のナイチンゲールにより看護が定義づけられ,看護師の専門教育が開始された.近代看護の確立は,ナイチンゲールによってなされたということができる.それまでの社会的地位の低い仕事という認識から,教育を受けた専門職としての道を開いたのである.

1 ● ナイチンゲールによる近代看護の確立

a. ナイチンゲールの生い立ちと看護との出合い

　ナイチンゲールの生い立ちから看護との出合いを,**表Ⅰ-2-1**に示す.

b. ナイチンゲールとクリミア戦争

　クリミア戦争におけるナイチンゲールの活躍を,**表Ⅰ-2-2**に示す.

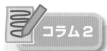

コラム2 **ナイチンゲール家が裕福な家庭だったからこそ困難だった看護への道**

　ナイチンゲールは英国の裕福な上流階級の家庭の次女として生まれた.父ウィリアムと母フランセスは結婚後,3年間イタリアに新婚旅行をし,その間にナポリで姉パーシノープが,フィレンツェで次女フローレンスが生まれた.季節に合わせて,夏は北の「リー・ハースト荘」,冬は南の「エンブリー荘」,社交界シーズンにはロンドンのホテルに居を構えた.当時の優れた政治家,医師,文学者,科学者などと交流が盛んで,そのような環境の中,教育熱心な父の指導で高い教養を身につけた.母親は娘たちを社交界にデビューさせ,立派な淑女として良家の青年と結婚させたいと望んでいた.このような家庭に生まれたフローレンスが看護師になることは,非常に困難だった.彼女が24歳で看護師を志してからカイザースベルト学園で看護を学ぶまでに7年の月日を要していることからも,多くの葛藤があったことがわかる.

表I-2-1　ナイチンゲールの生い立ちから看護との出合い

1820年	5月12日（今日の国際看護の日）に，イタリアのフィレンツェで生まれる
1837年	「神は，われに仕えよとお命じになった」と神の召名を受ける（16歳）
1844年	自分の使命は「看護」であることを自覚する（24歳） しかし，家族をはじめ周囲の猛反対を受ける
1851年	周囲の反対を押し切り，ドイツのカイザースベルト学園で看護を学ぶ（31歳）
1853年	ロンドンの婦人病院で管理者として就任する（33歳） 看護部を独立させ看護師の労働条件を改善し，病院施設の効率化を図り，給食のためのリフトやナースコールなどを発明する

表I-2-2　クリミア戦争におけるナイチンゲールの活躍

1853年	クリミア戦争が始まる
1854年	38人の看護師とともにロンドンを出発し，スクタリの英国陸軍病院で活動を開始する 不潔で感染症がまん延する軍病院に，台所や洗濯場を設置するなど，私財を投じて衛生環境改善に努め能率的な病院に変えていった．その結果，兵士の死亡率は1855年2月の42.7%から1855年6月には2.2%に低下する
1855年	クリミアでの活躍に対する国民の感謝の意として英国本土で「ナイチンゲール基金」が創設される クリミア熱に倒れ九死に一生を得る
1856年	4月　クリミア戦争終結
1856年	7月　英国に帰国 クリミア戦争での体験により，看護師の専門教育の必要性を痛感する

　ナイチンゲールらの活躍が母国に紹介されるにつれ，看護師に対する古い偏見はなくなり，看護に対する社会の認識が深まった．

c. ナイチンゲールと看護教育

　1859年『看護覚え書』を出版したナイチンゲールは，この本の中で，「病気を回復過程」ととらえ，看護を患者の生命力の消耗を最小にするよう空気や陽光，食事等を適切に整えることと定義した[3]．また，看護師の役割についても記している．

　1860年にナイチンゲール基金によって，聖トーマス病院内に病院とは完全に**独立した教育機関**として，**ナイチンゲール看護学校**が創設された．ここでは看護教育を看護師の手で行い，看護師としての精神的・経済的・職業的自立を目指した管理職課程では，その卒業者らがナイチンゲール方式の看護教育を世界に広めた．

d. ナイチンゲールの看護における功績

　ナイチンゲールがその生涯を90歳で閉じるまでに，看護に与えた功績は次のようなものであった．

　第1に，看護を定義し，看護の独自性を明確にした．
　第2に，看護を宗教と切り離し，専門的な女性の職業として社会に認めさせた．
　第3に，理論と実践を結びつけたナイチンゲール方式の看護教育を世界に広めた．
　第4に，病院の設計をはじめとして，病院の衛生管理・看護管理を確立した．
　第5に，健康な人の看護を重視し，地域の衛生管理を含めて公衆衛生の基礎をつくった．

表Ⅰ-2-3　アンリ・デュナンと国際赤十字の誕生

1859年	デュナン，イタリア統一戦争の負傷者の救護にあたる
1862年	デュナンは『ソルフェリーノの思い出』を出版 この本で，戦争で負傷した兵士を敵味方の区別なく救済するための救済団体を組織すること，その団体は国際協力の絆をもち，物資補給と人員について中立を保障された独立した会であることを提唱する
1864年	ジュネーブ条約（赤十字条約）が調印され「国際赤十字」が誕生する 12ヵ国に批准される ベルギーを皮切りに世界中に次々と赤十字社が発足する
1901年	第1回ノーベル平和賞をデュナンが受賞する
1912年	国際赤十字はフローレンス・ナイチンゲール勲章を制定し，1年おきに，優れた功績を成し遂げた看護師に授与している

2018年1月現在，191ヵ国が国際赤十字に加盟している.

2 ● 国際赤十字の創立

　ナイチンゲールが活躍していたのと同時期に，アンリ・デュナン（Dunant JH）による国際赤十字の運動が始まり，戦時下や災害時に国境を越えた医療・看護活動が行われる基盤をつくった．また，公衆衛生，病院における医療・看護，看護教育にも大きな影響を与えた．

　スイスの慈善事業家であるデュナンは，1859年に起こったイタリア統一戦争の際に救護にあたった．この体験から，戦争で傷ついた人を敵味方の区別なく救う「赤十字思想」を誕生させた[4]．デュナンと国際赤十字の誕生の経緯を**表Ⅰ-2-3**に示す．

3 ● 米国における近代看護

　南北戦争（1861-1865）後の米国では，看護師の必要性と看護師を教育するための教育制度の重要性が認識されるようになった．米国の看護の歴史の概要を**表Ⅰ-2-4**に示す．

a. 米国初の看護師養成学校の発足

　1872年，ボストンのニュー・イングランド病院に，米国ではじめての専門教育課程を有した看護師養成学校が発足した．翌1873年には，ナイチンゲール方式の看護師養成学校が3校誕生し，その後もその数は増えていった．しかし，このころの看護師養成学校は，看護教育が病院と切り離されておらず，学生は入学とともにすぐに労働者として病棟で働き，講義に出席することが困難な状況であった．

b. 登録看護師の誕生

　1903年には3つの州において，**看護師登録法**が成立し，登録看護師（Registered Nurse：RN）が誕生した．その後，各州で同法案が成立し，看護師は**免許**を有した**専門職**という地位を確保することができ，患者へのサービスの質の向上をもたらした．

c. 大学における看護教育の始まり

　1899年，コロンビア大学ティーチャーズ・カレッジに，病院経済学を専攻する看護師のための1年コースが誕生し，1908年には，ミネソタ大学で学士課程の看護教育が開始された．

d. ゴールドマーク・レポートによる看護教育の改革

　第一次世界大戦後の1923年，看護教育改革のための実態調査が，ロックフェラー財団の

表Ⅰ-2-4 米国の看護の歴史の概要

1872年	ボストンのニュー・イングランド病院看護師養成学校設立
1873年	ニューヨークのベルビュー病院養成学校 ニューヘイブンのコネチカット養成学校　｝ナイチンゲール マサチューセッツ総合病院のボストン養成学校　　方式看護学校
1893年	米国看護婦養成学校監督者協会（A）の結成
1899年	合衆国看護婦同窓会連盟（B）結成 コロンビア大学ティーチャーズ・カレッジに看護師のための1年コース（病院経済学）が誕生
1903年	ノースカロライナ州，ニュージャージー州，ニューヨーク州で，看護師登録法が成立＝RNの誕生
1908年	ミネソタ大学で看護教育開始
1911年	米国看護師協会（ANA）＝Bの継承団体
1913年	全国看護教育連盟（NLNE）＝Aの継承団体
1923年	ゴールドマーク・レポート（合衆国の看護と看護教育）発表
1924年	エール大学看護学部開設
1926年	ケース・ウェスタン・リザーヴ大学看護学部開設
1940年代	看護研究の高まり
1948年	ブラウン・レポート（これからの看護）発表
1950～60年代	理論構築の萌芽期
1970～80年代	理論構築の時代
1970年代～現在	「看護診断」の開発・発展
1980年代～現在	高度実践看護師（APRN）活躍の時代
1990年代	理論の検証の時代
2000年代～	中範囲理論構築の時代

寄付金によりエール大学のウィンスロー（Winslow CEA）博士らによって行われ，ゴールドマーク・レポート（合衆国の看護と看護教育）として公表された．そこでは，法律で定められた標準となる看護教育の実施，公衆衛生看護教育・看護サービスの重要性，入学条件を高校卒業以上とし病院トレーニングを短縮する，看護大学設置の重要性などの10項目の結論が勧告された．その勧告に従い，1924年にエール大学，1926年にケース・ウェスタン・リザーヴ大学に看護学部が開設されるなど，看護教育の改革が進められた．

4 ● 日本における近代看護

　西南戦争後の日本では，看護師の必要性と看護師を教育するための教育制度が考慮されるようになった．日本の看護の歴史の概要を**表Ⅰ-2-5**に示す．

a. 日本赤十字社の設立

　佐野常民らが，デュナンの「赤十字思想」に影響を受け，西南戦争時に傷病者の救護を目的に**日本赤十字社**の前身である「博愛社」を創立した．1886年に日本政府がジュネーブ条約に加入し，博愛社は翌1887年に日本赤十字社と改称し国際赤十字に加盟した[4]．その後，日本赤十字社は，民間人の有志の女性看護師の団体を派遣して，日清戦争や日露戦争でも活躍した．第一次世界大戦，第二次世界大戦の戦時救護活動においても，日本赤十字社の組織的看護は中心的な役割を果たした[5]．

表 I -2-5　日本の看護の歴史の概要

1885年	有志共立東京病院看護婦教育所創立
1886年	京都看病婦学校創立
1886年	桜井女学校付属看護婦養成所創立
1887年	日本赤十字社が国際赤十字に加盟
1890年	日本赤十字社で看護婦教育が開始
1899年	「産婆規則」制定
1915年	内務省令看護婦規則発令
1920年	聖路加国際病院附属高等看護婦学校創立
1927年	日本産婆会が設立
1929年	日本看護婦協会が結成
1933年	国際看護婦協会（ICN）入会
1941年	保健婦規則が制定，日本保健婦協会の発足
1945年	連合国軍最高司令官総司令部に公衆衛生福祉局（PHW）看護課設置
1946年	日本産婆看護婦保健婦協会として発足
1947年	日本助産婦看護婦保健婦協会と改称（旧 日本産婆看護婦保健婦協会）
1947年	助産婦看護婦令
1948年	保健婦助産婦看護婦法発令
1950年	第1回看護婦国家試験開始
1951年	准看護婦制度が成立
1951年	日本看護協会と改称（旧 日本助産婦看護婦保健婦協会）
1952年	第1回保健婦・助産婦の国家試験開始
1952年	高知女子大学家政学部衛生看護学科開設
1953年	東京大学医学部に衛生看護学科が開設
1954年	聖路加女子短期大学へ改組（旧 聖路加国際病院附属高等看護婦学校）
1964年	聖路加看護大学へ改組（旧 聖路加女子短期大学）
1977年	第16回ICN東京大会開催
1990年	第22回ICM（国際助産師学会）神戸大会開催
2001年	「保健師助産師看護師法」と名称改正（旧 保健婦助産婦看護婦法）
2005年	ICN会長に南裕子が就任
2007年	第23回ICN横浜大会開催
2008年	日本国外からの看護師受け入れ
2009年	保健師助産師看護師法及び看護師等の人材確保の促進に関する法律改正
2012年	訪問看護の拡充，在宅医療の充実へ
2014年	「地域における医療及び介護の総合的な確保を推進するための関係法律の整備等に関する法律」が成立し，「特定行為に係る看護師の研修制度」が法制化された

b. 看護専門教育の始まり

　明治初期に有志共立東京病院（現 東京慈恵会医科大学附属病院），同志社病院，東京帝国大学医科大学附属第一医院（現 東京大学医学部附属病院）が設立された．それに付設されたかたちで看護婦養成所が設立され，近代的看護教育が本格的に日本で開始された．

　1885年に，日本ではじめて看護婦養成所である**有志共立東京病院看護婦教育所**が，高木兼寛によって設立された．高木は，ナイチンゲール看護婦訓練学校のある聖トーマス病院医学校に5年間留学し，米国で看護師の資格をもつリード（Reade ME）とともに看護教育にあたった（修業年限は2年間）．1886年には，米国で最初の有資格看護師のリチャーズ

(Richards L) が同志社病院とともに開設した京都看病婦学校の教員に就任した（修業年限は1年半）．同年，ナイチンゲール看護婦訓練学校の卒業生によって教育を受けていたベッチ（Vetch A）は，桜井女学校付属看護婦養成所で教育にあたった（修業年限は2年）．1890年には，日本赤十字社で看護婦教育が開始された．

　高等女学校卒業者を入学資格とする最初の看護婦教育は，1920年聖路加国際病院に付設された高等看護婦学校に始まり，これに1933年日本赤十字病院が続いた．これらの学校の卒業生が看護の教育，臨床，公衆衛生などの分野で指導的役割を発揮していった．

c.　看護専門職の資格制度

　専門教育を受けた看護婦が活躍する一方，看護婦という名義の乱用や低年齢看護師の出現などにより看護婦の取り締まりの必要性が生じ，以下の規則が制定された．

（1）産婆規則

　明治新政府は，産婆規則の前身である「産婆取締規則」を1867年に発布した．1899年に「**産婆規則**」が制定され，「産婆の営業は，産婆試験に合格した20歳以上の女子で，地方長官の管理する産婆名簿に登録を受けた者である」とされた．

（2）看護婦規則

　東京府の「看護婦規則」が1890年に制定され，看護婦に関する規則は全国に波及したが，資格基準は府県ごとに違っていた．全国的な看護婦資格や業務内容の統一を図るため，1915年に内務省令「**看護婦規則**」が規定された．18歳以上で地方長官の実施する看護婦試験に合格した者，地方長官の指定する学校または講習所を卒業し，地方長官の免許を受けた者として，看護婦には免許が必要であることが明示され，1947年まで継続した．

（3）保健婦規則

　1937年に保健事業の一環として保健所法が制定され，1938年に国民の保健衛生の国家的推進機関として厚生省ができ，1941年に「**保健婦規則**」が制定された．保健婦は，18歳以上の女性で，地方長官の施行する保健婦試験に合格後3ヵ月以上の業務を終了した者，または厚生大臣の指定する学校・講習所を卒業した者で地方長官から保健婦の免許が与えられた者とした．

D.　現代における看護

1 ● 米国の動向

　第二次世界大戦後から米国の看護は急速に発展し，世界のリーダー的役割を果たすようになった．

a.　看護教育の発展

　医学や社会科学の発展により，ヘルスケアサービスに対する需要が増加したにもかかわらず，看護師の数および質はそれに伴うものではなかった．そこで，カーネギー財団の資金援助を受け，社会学者であるブラウン（Brown EL）博士が看護教育についての大規模な調査を行った．そして1948年に，この結果を『これからの看護』として出版した．いわゆるブラウン・レポートである．このレポートは28項目の提案を示した．主な内容は，看護を研究・分析する必要性，「専門職」という概念を明確にする必要性，看護師が自主的に教育プログラムを改善し優れた教員による大学看護学部での教育の必要性，病院付属看護学

校の病院トレーニングの短縮と授業時間・内容の充実の必要性，学校を定期的に評価する必要性などである[6].

　これらの提案は実施に移され，**看護教育の大学化**が進み，病院付属の看護学校は減少していった．その後も，大学院での修士課程・博士課程の開設が進んだ．

b. 看護研究・看護理論の発展

　米国で看護研究の必要性が唱えられたのは1940年代であり，それに対する財政的援助もあり，看護学部や大学院で多くの研究プロジェクトが遂行された．その成果として，1950年代以降次々と看護理論が発表された．1950〜1960年代が理論構築の萌芽期であり，1970〜1980年代が理論構築の時代，1990年代が理論検証の時代，2000年代が理論統合の時代といわれたが，大理論は今日併存し，中範囲理論が構築されている．こうして，世界をリードする米国における研究・理論開発の成果が，世界の看護師を刺激して，今日まで看護の学問体系化が進められている．

c. 高度実践看護師（Advanced Practice Registered Nurse：APRN）の活躍

　米国の看護は，自律した専門家への道を開拓してきた．**高度実践看護師（APRN）**の登場もその1つである．高度実践看護師には**ナースプラクティショナー**（Nurse Practitioner：**NP**），**クリニカル・ナース・スペシャリスト**（Clinical Nurse Specialist：**CNS**），**麻酔専門看護師**（Certified Registered Nurse Anesthetist：**CRNA**），**助産師**（Certified Nurse Midwife：**CNM**）がある．

　CNSは，高度で細分化された医療を背景に，分野独自のより優れた看護師をとの要請に伴い登場した．直接的ケアをはじめ，ケアの管理，評価，看護師への指導，医療方針決定への参画，臨床研究などを行っている．

　NPの登場の背景には，深刻な医師不足や，貧困層市民へのヘルスケアの必要性，保険制度による入院期間の短縮などがあった．**NP**は，独自に診察・検査を行い，診断をし，さらに薬物の処方を含めた治療を行うことができる．個人で**クリニックを開業**し，診療報酬を受けることが許されている．NPは，家族看護，成人看護，老年看護，小児看護，母性保健，学校保健などで地域のプライマリケアの担い手として活躍が定着化している．

　高度実践看護師には**看護実践博士**（Doctor of Nursing Practice：**DPN**）の教育が必要であるとされ，より高度で専門的な看護師の養成が進んでいる．

d. 看護診断の誕生と発展

　1970年代から，米国を中心に**看護診断**の開発と普及が始まった．その目的は，看護現象に名前をつけることで，世界中の看護師が**看護現象**に対する**共通認識**をもつことができ，看護の議論や研究を深め，看護の学問体系化を図るとともに，**看護独自の機能**を明確にするなどである．1973年，第1回全米看護診断分類会議が開催され，30の看護診断が決定された．現在も2年ごとに看護診断の見直しが行われている．電子カルテの導入に伴い，「看護成果分類（Nursing Outcome Classification：NOC）」「看護介入分類（Nursing Interventions Classification：NIC）」も開発され，NANDA[*1]-NOC-NIC（3N）として，現在もなお，開発・改訂を行い発展中である．

[*1] 北米看護診断学会（North American Nursing Diagnosis Association）．13領域に分類される看護診断を提唱している．

2 ● 日本の動向

　第二次世界大戦により看護師の需要は高まり，短期間で看護師養成が行われたために看護教育のレベルは低下したが，戦後，連合国軍最高司令官総司令部（General Headquarters：GHQ）の看護改革により大きく変貌を遂げ，社会の要請を受けて看護制度や教育も発展していった.

a. GHQ看護課による日本の看護改革

　1945年8月，第二次世界大戦が終了し，連合軍による占領が行われた．GHQに公衆衛生福祉局（Public Health and Welfare Section：PHW）看護課が設けられ，オルト（Alt GE）が初代の看護課長として赴任した[7].

　オルトの看護改革の目的は，「日本の看護婦の質を高め，国民の健康を増進させること」であり，協力したのは金子光，井上なつゑらであった．GHQの看護課による主な事項は，①「保健婦助産婦看護婦法」（現保健師助産師看護師法）の制定（免許制度），②看護教育の改革，③職能団体の設置，④就業看護婦の再教育，⑤看護サービスの改革，などであった.

b. 職能団体の設立

　戦前の日本の看護職である産婆・看護婦・保健婦は独自の職能団体をもち活動していた．1946年11月，GHQの指導もあり，日本看護協会の母体となった日本産婆看護婦保健婦協会が発足した．これにより3つの職能団体が一本化された[8]．翌1947年日本助産婦看護婦保健婦協会と名称を変更し，各都道府県に支部が結成された．その後，1949年には国際看護婦協会に再加盟し，1951年に日本看護協会と名称を改め，今日にいたっている．1977年には日本看護協会が主催して第16回ICN大会が東京で開催され，1990年第22回ICM（国際助産師学会）が神戸で開催された．2005年にはICN会長に南裕子が就任，2007年には横浜で第23回ICN大会が開催された.

c. 保健婦助産婦看護婦法の制定

　オルトは着任するとすぐに，厚生省や保健所，病院，産院，看護学校などを精力的に視察した．視察によりオルトは，日本は保健婦・助産婦・看護婦の制度が著しく立ち遅れていること，教育レベルが低いこと，医師と看護職者の封建的関係などを認識した．PHWの看護制度担当者と日本側審議会メンバーにより検討が重ねられ，1948年，保健婦助産婦看護婦法が制定された．この法律のこれまでの規則と異なる特徴は以下である．これまで保健婦，助産婦，看護婦は独自の教育で養成されていたものが，保健婦，助産婦の資格を得るためには看護婦の資格をもつことが条件となった．3職種とも，国家試験を合格したものに資格を与える国家資格となった．3職種の資質の向上を図るために，看護教育を文部大臣・厚生大臣の指定した養成機関で必要な学科をおさめることとした．第1回看護婦国家試験は1950年に行われ，第1回保健婦・助産婦の国家試験は1952年に行われた.

　この法律の制定により，看護婦の質は向上し，看護が発展することとなった.

d. 看護教育の発展

　保健婦助産婦看護婦法の発令に伴い，保健婦助産婦看護婦養成指定規則が制定された．この指定規則により，看護教育が国家水準で実施されるようになった.

　高知県は，病院付属としての看護師養成教育ではなく，幅広い人間性と判断力をもち，

総合看護活動のできる人を養成したいと考え，**高知女子大学家政学部に衛生看護学科を設置した**[9]．看護における**大学教育**のスタートである．1953年に東京大学衛生看護学科，1964年には聖路加看護大学が誕生している．その後1990年代以降，看護系大学の設立が急激に増加していった．1988年，**聖路加看護大学**（現 聖路加国際大学）に日本で初の**博士後期課程**が設立された．看護教育の発展とともに，看護の学問としての追究が進んでいった．

e. 高度な実践者の誕生

医療の高度化や専門化に伴って高度な看護実践者が必要となり，1994年に専門看護師制度，1995年に認定看護師制度，1998年に認定看護管理者制度が発足した．**専門看護師**（certified nurse specialist：CNS）は，複雑で解決困難な看護問題をもつ個人，家族および集団に対して水準の高い看護ケアを効率よく提供するために誕生し，がん看護・精神看護・家族支援・災害看護などの13分野がある．専門看護師には，看護の実践・相談・調整・倫理調整・教育・研究の6つの役割がある[10]．**認定看護師**（certified nurse：CN）は，特定の看護分野において熟練した看護技術と知識を用いて，あらゆる場で看護を必要とする対象に，水準の高い看護実践を提供するために誕生し，緩和ケア・在宅看護・感染管理・生殖看護・認知症看護などの19分野がある．認定看護師には，**看護の実践・指導・相談**の3つの役割がある[11]．**認定看護管理者**（certified nurse administrator：CNA）は，看護管理者の資質と看護の水準の維持および向上に寄与することを目的に誕生した．

超高齢社会の到来に伴い在宅における医療ニーズが急激に増大する中で，医師の判断を待たずに，「手順書」により，一定の診療の補助（たとえば脱水時の点滴など＝**特定行為**といい，38行為が指定された）を行う看護師を養成するための「**特定行為研修**」が2015年10月にスタートした[12]．看護の独自性・主体性に根ざしながらも，知識，技術，判断力に裏づけられた特定行為を実施できる高度な能力をもつ看護師が誕生している．

日本看護協会は特定行為研修を包含した認定看護師の新カリキュラムを2020年度から開始し，より実践力の高い認定看護師を養成する．

E. 看護師のイメージの変遷

看護師のイメージは，看護の歴史的変遷とともに変化していった．

日本では長い間，「看護婦」という女性を表す語を職業の名称として用いてきたが（男性は「看護士」），2002年に，医師らと同様に男女を問わず「看護師」という名称に改められた．これにより医療職の**四師会**（医師・歯科医師・薬剤師・看護師）が結成されるなど，1990年以降の看護教育における大学・大学院の急増も加わって，**看護師の社会的イメージ**は大きく変わってきている．

世界の看護理論・教育をリードする米国において，映像（映画）に出てくる看護師を年代別に分析したカリッシュ（Kalisch PA）らは，イメージの変化を**表Ⅰ-2-6**のように報告している．日本の看護のあらゆる点に大きな影響のある米国の看護師のイメージの変遷は，年代的に多少のズレはあっても，日本における看護師のイメージの変化とほぼ同じといえる．「白衣の天使」や悲劇のヒロイン的なイメージの強かった日本だが，近年は看護師がテレビドラマの主人公になるなど，明るく積極的な職業イメージが社会的にも受け入れ

表 I -2-6　映像における看護師のイメージの変化

19世紀	慈愛（白衣）の天使
1920年代	補佐的婦人：医師―看護師のロマンス
1930年代	知識と技術をもったヒロイン
第二次世界大戦中	戦争を支持するヒロイン
戦後～1965年	妻・母親的存在：医師―看護師のロマンス
1965年～近年	性の対象，強圧的病棟管理者
現　在	専門職者

［Kalisch PA, Kalisch BJ：The Changing Image of the Nurse, p29-193, Addison-Wesley, 1987より筆者が翻訳して引用］

られつつある．

　こうしたマスコミにおけるイメージの変化は，社会が看護職をどのように認識しているかの変化を表す1つの典型である．今後，専門職としての看護師が社会に必要とされる存在として，どれだけ具体的に社会に貢献することができるかが問われている．

学習課題

1．看護におけるナイチンゲールの功績をあげてみよう
2．日本において保健婦助産婦看護婦法が制定された背景を述べてみよう
3．日本における看護教育の変遷を述べてみよう

●引用文献
1）三浦一郎：世界の名医たち―ヒポクラテス．歴史読本特別増刊ワールド **4**（8）：38-45，1989
2）山根信子：未知の看護書をたずねる（11）"医疾令"．看護教育 **17**（6）：379-382，1976
3）Fナイチンゲール：看護覚え書―看護であること，看護でないこと．ナイチンゲール著作集第1巻（湯槇ます監，薄井坦子ほか編訳），現代社，149-156，1975
4）吹浦忠正：赤十字とアンリ・デュナン―戦争とヒューマニティの相剋（中公新書），中央公論社，1991
5）川嶋みどり，川原由佳里ほか：戦争と看護婦．国書刊行会，2016
6）Brown EL：これからの看護（小林富美栄訳），日本看護協会出版会，1966
7）ライダー島崎玲子，大石杉乃（編著）：戦後日本の看護改革―封印を解かれたGHQ文書と証言による検証：日本看護協会出版会，23-36，2003
8）日本看護歴史学会（編）：検証―戦後看護の50年，メヂカルフレンド社，61-75，1998
9）佐々木秀美：歴史にみるわが国の看護教育―その光と影，青山社，345-351，2005
10）日本看護協会：資格認定制度 専門看護師・認定看護師・認定看護管理者専門看護師，専門看護師，〔http://nintei.nurse.or.jp/nursing/qualification/cns〕（最終確認：2020年1月30日）
11）日本看護協会：資格認定制度 専門看護師・認定看護師・認定看護管理者認定看護師，認定看護師，〔http://nintei.nurse.or.jp/nursing/qualification/cn〕（最終確認：2020年1月30日）
12）厚生労働省：特定行為に係る看護師の研修制度，〔https://www.mhlw.go.jp/stf/seisakunitsuite/bunya/0000077077.html〕（最終確認：2020年1月30日）

変化している看護

この節で学ぶこと

1. 看護職の役割・機能の拡大を理解する
2. ヘルスプロモーションにおける健康のとらえ方を理解する
3. 看護の専門性を理解する

なぜこれらを学ぶのか

　2016年の「科学技術基本計画」（2016年1月22日閣議決定）では、「我が国、そして世界は激動の中にある」という表現から始まっています。社会が情報社会から、人間中心の「新たな社会（Society 5.0)」となっている今日、社会の1つの役割を担う看護も、社会の変化に呼応して大きく変化しています。

　世界に先駆けた超高齢社会に入っている日本では、看護職の役割や機能は拡大し、疾病の治療・延命中心の看護から、病気予防や健康増進を含むヘルスプロモーション促進へ、また、これまでの病院などの施設内での看護から、在宅・訪問看護などの地域を基盤にした看護へと大きく変化しています。

　この節では、社会の変化とともに変わっていく看護をしっかりと学び、これからのあなたが目指す看護を考えていきましょう。

A. 社会の変化と看護の独自性・専門性

　激動する社会の中で、看護が大きく関与するのが高齢者や疾病をもって地域で生活する人たちである。

　「看護の定義」（p.4参照）でみたナイチンゲールやヘンダーソンの定義が示すように、看護は決して病気の人のみを対象としてきたわけではない。しかし、医師が看護教育に力を及ぼすようになってからは、「○○疾患とその看護法」というように医学モデルによる看護教育が長い間続いていた。それに対して、1970年代からの米国における看護理論の盛んな提唱により看護の独自性が明確にされるに従って、また、ヘルスプロモーションの概念が提唱されることによって、看護職の役割と実践の場が拡大してきた。

　その1つの表れが、看護の対象となる人たちの呼称である。疾病中心の時代は、看護の対象は「患者（patient）」であった。しかし、英語のpatientには「耐える」という意味が含まれていることから、米国では早い時期から「クライエント（client）」の呼称を用いてきた。また、一時期は「消費者（consumer）」という言葉を用いたが、それは看護にはなじまないということから、今日では、米国の多くの看護師たちは、看護の対象となる人を

「その人（person）」と表記している．加えて，看護の対象はその人だけではなく，必ず家族・地域を含めて「その人，家族，集団，地域（person, family, group, and community）」と表記としていることは，看護の役割・機能の拡大を象徴している．

すなわち，看護は本来もつ人間の誕生から安らかな死までの，あらゆる健康レベルにある人たちを対象にする独自の機能を発揮し，その専門性を確立するために，社会の変化に対応しながら歩み続けているのである．

B.　疾病中心からヘルスプロモーションへ

これまで保健師や助産師を除く多くの看護職は，病院の中で疾病の治療と延命を目的とする医療の中に主な活動の場があった．しかし近年は，健康のとらえ方が，病気や異常があるかないかでとらえる疾病中心の考え方から，その人の生きる力・生き方や生活を重視する考え方へと変化している[1]．それが，ヘルスプロモーションという考え方である．

1 ● ヘルスプロモーションの定義

ヘルスプロモーション（health promotion）は，1986年にオタワで開催された第1回健康促進会議で，世界保健機関（World Health Organization：WHO）が提唱した健康戦略の主要概念である[2]．

ヘルスプロモーションとは，「人々が自らの健康をコントロールし，改善することができるようにするためのプロセスである．人々が身体的，精神的，社会的に完全なウェルビーイング（well-being）[*1]に到達するためには，個人や集団が自己の目標を確認し，実現してニーズを満たすことができ，そして環境を改善し，あるいは変えられない環境に対処することができなければならない．」[3]と定義されている．すなわち，ヘルスプロモーションとは，新しい健康観に基づく21世紀の健康戦略であり，個々人が自分の健康に責任をもつことであると同時に，そのためには，地域社会や国の政策，あるいは国際協力による支援が必要だとする戦略である．

この戦略は，疾病構造の変化の中で，一人ひとりが生活習慣を見直し，疾病を予防し，健康を保持・増進することを重要視している．つまり，健康問題を常に生活問題としてとらえ，一人ひとりの日常生活における保健行動につなげることを意味している．また，保健・医療・福祉の専門職者や行政からの支援方法を見直すことが重要である．

すなわち，従来の疾病中心の看護では「おまかせ医療」といわれるように，医療者が主体となって治療を進め，疾病予防や健康増進は保健所などの行政が中心となって実施されてきた．それに対し，人々の健康は自らが護り，たとえ病気になったとしても自らが治療方針を決めるといったように，地域で生活する一人ひとりを中心にして，保健・医療・福祉の専門職と行政が一体となって，住民の健康を支えていこうとするのがヘルスプロモーションである．

[*1] 安寧と訳されていたが，近年ではよき生，よりよく生きることの意味で用いられ，ウェルビーイングのままで用いられている．

2 ● ヘルスプロモーションの実際

『看護実践におけるヘルスプロモーション』という著書（邦訳は『ペンダー　ヘルスプロモーション看護論』）を1996年に出版したペンダー（Pender NJ）は，新しい時代のヘルスケアの中心は，ヘルスプロモーションと疾病予防だとしている．そこでの看護の目標は，「個人的因子，人間関係の因子，および環境因子に着目し，それらをよりよい方向へ変容させる介入を行うことにより，個人，およびグループの健康を最大限に引き上げること」[4]だとして，病気になってからの看護では遅すぎるし，先達たちの看護の考え方に反すると明言している．

長野県松本市では全国に先駆けて，高齢者が歩いていける距離に「福祉ひろば」が設置され，地区住民なら誰でも，いつでも「福祉ひろば」に行くことができる．1995年に最初に設置された「福祉ひろば」は今日なおその地区住民の交流の場となっており，高齢者は外出の機会が増え，楽しみや生きがいにつながり，健やかで心豊かな生活を送っている．また，地区ごとの特性を生かしながら，健康福祉づくり，生きがいづくりなどが積極的に行われており，ヘルスプロモーション的発想が進んでいる[5]．

このように，「福祉ひろば」が設置されたことにより，地区住民と高齢者が接する機会が増加している．高齢者が住み慣れた地域で安心して生活できる環境づくりとともに，高齢者に対して，地域住民とともに保健・医療・福祉にかかわる専門職者が，さりげない声かけや手助けを行うことが必要である．また，高齢者のもつ潜在的な能力を見出し，活動の場を提供し，確保することなども，ヘルスプロモーションにかかわる看護職者の役割である．

C. 施設内看護から地域基盤の看護へ

看護の役割・機能が，疾病中心からヘルスプロモーションへと拡大しているように，看護提供の場も病院などの施設内から，地域における訪問看護や在宅療養支援へと変化している．厚生労働省の調査[6]によると，一般的な疾患（感染症や精神病を除く）による平均在院日数は，1984年に40日弱であったのが，2004年には20.2日，2018年には16.1日[7]と短縮している．今後も短縮傾向は続くことが予想され，それに伴い在宅医療の必要性・重要性が高まっている．**在宅医療**とは，「自宅，特別養護老人ホーム，グループホームなどの居宅等において療養している患者に対し，医療従事者等が訪問してサービスを提供する医療提供方法の一つである」[8]と定義されている．

1 ● ノーマライゼーションの理念

こうした在宅医療を支えるのが，**ノーマライゼーション**[*2]の理念である．「ノーマライゼーションの父」といわれているデンマークのバンク-ミケルセン（Bank-Mikkelsen NE）は，生涯を福祉行政にささげ，障害のある人たちが可能なかぎり地域にあって普通の生活ができるようにすべきであると提唱している．「ノーマライゼーションとは，イクォーライゼーションであり，ヒューマニゼーションです…（中略）…彼ら（障害のある人たち）の

[*2] 障害のある人もない人も社会で同じように生活をすることを目指した考え方．

人としての権利が実現するような社会の状態をつくり出していかなければならないのです」[9]という彼の言葉は，今日の日本の保健・医療・福祉の基本理念となっている．

　看護におけるノーマライゼーションの1つの実現が訪問看護である．**訪問看護**は，「『保健師・助産師・看護師の有資格者が，家庭あるいは地域のケア機関・施設等に出向いて行う看護の方法』で，『本人への直接的な看護を行うとともに家族にも適切な世話ができるように支援する』[10]と定義されている．また，訪問看護の対象については，「健康を害する不安のある人，疾病をもちながら家庭での療養生活を選択している人，在宅での安らかな死を望んでいる人およびその家族であり」，看護の方法については，「それら対象者が主体性をもって健康の自己管理をし，必要な資源を自ら活用し，生活の質を高めることができるように支援する」とされている[10]．すなわち，健康の保持・増進，疾患の治療や安らかな死を迎えるときなど，人々が望む場で，その人たちが望むような生活を支援していこうとするのが**地域を基盤とする看護**の実現なのである．

2 ● 看護活動の場の拡大

　疾病中心の看護では，多くの看護職の活動の場は病院（20床以上のベッド数のある医療機関）や無床あるいは19床以下の医療機関である診療所・クリニック・医院であった．また，助産師が開業する助産所や，市町村保健師といわれる保健師が活動する市町村の保健センターや，公衆衛生活動を担う保健師が活動する都道府県などの保健所などは，古くからの看護職の活動の場であった．加えて，児童・生徒の健康の保持・増進にかかわる学校保健師や養護教諭として活動する学校や大学などの保健室や，企業で働く労働者・雇用者の健康管理・増進にかかわる産業保健師が活動する企業・事業所の健康管理室なども，従来からの看護職の活動する場である．

　これらの場に加えて，近年注目されている看護職の活動の場が，在宅医療を支える訪問看護ステーションや高齢者の在宅生活を支える地域包括支援センター，また，高齢者の介護施設である介護保険施設である．

　在宅医療を支える1つの大きな柱である訪問看護ステーションは，看護職の先駆的な活動があって，1991年に老人保健事業の一環として事業化されているが[11]，その活動の対象は高齢者にとどまらず，終末期がん患者や難病患者などあらゆる年齢の人たちやその家族が在宅で過ごせるように24時間体制で支援を続けている．

　地域包括ケアシステムという言葉は，2005年の介護保険制度改革で用いられたといわれている[12]比較的新しいシステムである．そこでの地域包括ケアは，団塊の世代が75歳になる2025年問題を見据えた高齢者の在宅生活を支えることが目指されていたが，今日では小児から高齢者の全世代を対象にした地域包括ケアが，保健・医療・福祉職の協働で進められている．

　また，高齢者の介護・療養のための施設である介護保険施設には，特別養護老人ホーム（特養），介護老人保健施設（老健），介護療養型医療施設（療養病床）があり，看護職は心身のケアの専門職として，介護職と協働して活動している．

3 ● 在宅ケアに向けて

　従来の治療・延命中心の医学モデルに変わって，地域で生活する人々を中心に考える「生活モデル」による在宅医療では，医療と生活の両方の質の向上が目指されている．2012年が"在宅元年"といわれているように，日本は病院中心の医療から，大きく在宅医療へと向かおうとしている．そこでの看護職者は，訪問看護ステーションの経営者として，また"開業ナース"として，地域の人々の生活を支えている．病院における重装備の延命医療ではなく，「もっとナチュラルな過程を踏みながら，人々の老いや死を支えたい」と考える看護師たちは，「健やかに暮らし続ける地域をつくり，最期のときまで住み慣れた地域で生ききる」[13]ための支援を着実に実らせている．

学習課題

1．看護の役割・機能がどのように変化しているのか説明してみよう

2．従来からいわれている健康促進とヘルスプロモーションの違いを説明してみよう

3．看護の専門性指向を具体的に述べてみよう

●引用文献

1) 日本健康教育学会（編）：健康教育　ヘルスプロモーションの展開，p.15，保健同人社，2003
2) 島内憲夫：オタワ憲章の意味．ヘルスプロモーション．WHO：オタワ憲章＜21世紀の健康戦略シリーズ＞，p.28-33，垣内出版，1995
3) 川田智恵子：健康教育におけるヘルスプロモーション．看護研究**30**（6）：447-451，1997
4) Pender NJ：ペンダー　ヘルスプロモーション看護論（小西恵美子監訳），p.3，日本看護協会出版会．1997
5) 松本市公式ホームページ：松本市らしい地域づくりの考え方＜参考資料＞，平成24年3月30日，〔https://www.city.matsumoto.nagano.jp/index.html〕（最終確認：2020年1月30日）
6) 新開省二ほか：地域高齢者における「準ねたきり」の発生率，予後及び危険因子．日本公衆衛生雑誌**48**（9）：741-752，2001
7) 厚生労働省：平成30（2018）年医療施設（動態）調査・病院報告の概況，p.21，政策統括官付参事官付保健統計室，2019，〔https://www.mhlw.go.jp/toukei/saikin/hw/iryosd/18/dl/08houdou30.pdf〕（最終確認：2020年1月30日）
8) 山田雅子：在宅医療．看護学事典，第2版（見藤隆子ほか総編），p.346，日本看護協会出版会，2011
9) 花村春樹（訳著）：「ノーマリゼーションの父」N・E・バンク-ミケルセン―その生涯と思想，増補改訂版，p.115-118，ミネルヴァ書房，1998
10) 内田恵美子：訪問看護．看護学事典，第2版，（見藤隆子ほか総編），p.897，日本看護協会出版会，2011
11) 日本看護協会：平成29年版看護白書　訪問看護の新たな展開，p.2，日本看護協会出版会，2019
12) 筒井孝子：地域包括ケアシステム構築のためのマネジメント戦略，p.29-30，中央法規出版，2014
13) 秋山正子：在宅ケアのはぐくむ力，p. vii-iv，医学書院，2012

地域基盤の看護と看護の継続性

この節で学ぶこと

1. 地域を基盤に展開される看護にはどのような特徴があるか理解する
2. 地域で活動する看護職の役割を理解する

なぜこれらを学ぶのか

　日本は，世界に先駆けて超高齢社会に突入しています．世界中どこの国でも誰一人として経験したことがないほど，高齢者の多い社会において，看護職には何が求められているのでしょうか．

　かつてから「畳の上で死にたい」と望んできた日本人ですから，医療機関に入院せず住み慣れた自宅で療養生活を送るということは，当人にとっては好ましいことかもしれません．しかし一方で，その人を支える家族の負担も考えなければなりません．また，医療の質やその人の生命・生活の質（QOL）も考えなければなりません．

　今後ますます高齢化が進んでいく社会に生きる皆さんが，地域における在宅医療を支える看護について考えることは，看護職になるためだけではなく，一人の社会人として生きるためにも大切なことになるでしょう．

A. 在宅看護の需要の高まりと活動の実際

　高齢化とそれに付随する要介護高齢者の増加，医療費抑制による在院日数の短縮，生き方の多様性などといった社会背景の変化から，病院などの医療機関に入院することなく，事例1のように在宅療養を続けながら日常生活を送る人が増えてきている．

事例 1　自宅で迎える死

　「もう，お母さん．うちに帰りましょうか？」娘さんは，そう言って脳腫瘍の末期で意識がなくなった母親を自宅で介護するようになった．自発呼吸はあるが，呼びかけに反応はなく，自力で寝返りをうつこともできなかった．手足は硬直し，屈曲させることは不可能だった．食事は経鼻カテーテルから注入され，排泄はオムツを使用していた．

　しかし，彼女はとてもきれいだった．肌つやもよく，かわいらしい花柄のパジャマを着ていた．きれいに整頓された彼女の部屋には，病室にあるような点滴や医療装置などはまったくなく，明るく，花が満ちあふれ，壁一面に家族との写真が飾られていた．時には友人も遊

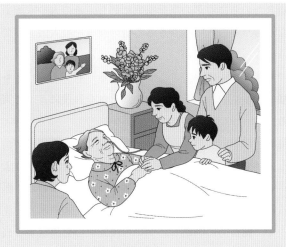

びに来てくれたし，娘さんは料理がとても上手で，家じゅういつもおいしそうな香りが満ちていた．

彼女は自宅で，家族に囲まれて息を引き取った．

　従来このような重症患者は，病院で死を迎えることが多かった．しかし，今日では患者や家族が望む残りの生活を，自宅で送ることができるようになった．

　近年，**在宅看護**に注目が集まるようになったのは，1992年の老人保健法一部改正により，在宅の寝たきり高齢者などに対して，訪問による看護サービスを提供する老人訪問看護制度が創設され，その後，1994年の健康保険法の改正によって，高齢者だけではなく，在宅の難病患者，障害者などを対象とした訪問看護制度が創設されたことの影響が大きい．このことは，訪問看護がすべての在宅療養者に提供されることを法的に定めたことにより，在宅療養者の生活の質が向上し，クローズアップされてきた家族の介護負担の軽減につながるものであった．

　その後，2000年の介護保険法の施行により，訪問看護は居宅サービス事業の1つに含まれ，他の介護事業と同様，介護保険から給付されるようになった．2005年の介護保険法の改正により，介護診療報酬の拡充などにより，施設サービスに比べ，在宅ケアサービスが加速した．しかしながら，日本の急速な高齢化による要介護者の増加は必至であり，2011年の介護保険法改正により，**地域包括ケアシステム**が導入されることとなった．これにより，病院での治療は早期リハビリテーションの開始，在院日数の短縮が促進され，30分以内で駆け付けられる圏域にサービスステーションを設置，24時間対応の訪問介護・看護によるサービスの充実など，さらなる在宅ケアサービスの移行が推し進められることが予測される．

　看護教育においても，1997年度より，看護師養成課程（3年課程）のカリキュラムに「在宅看護論」が新設された．看護基礎教育における在宅看護の重要性が認識され，それに伴い，在宅ケア，地域看護に関する諸学会が設立されるなど，学際的なケアの充実が図られてきている．

　このように，従来は病院内で看護師らが疾患の治療を主に看護してきたが，治療の急性

期を過ぎたのちに看護の場を家庭に移し，その人や家族あるいは重要他者らの意向を大切にしながら，その人のもちうる心身の働きを最大限発揮できるように看護することができるようになってきた．かつてより日本人は，「畳の上で死にたい」と望んできたし，大家族の中で家族を大切にしてきた歴史がある．病があろうとも家族と共に家庭で過ごしたいという願いを多くの人がもっている．それを看護によって実現しようとするのが，在宅看護である．

　在宅看護において重要な点は，看護職などの医療者が，患者や家族がどのように自宅で生活していきたいのかを十分に理解し，その意向に沿うよう支援していくことである．家庭は，病院のように医療機器が整った環境ではないし，医師などの他の職種と常時連絡がとれる状況でもない．その家庭の経済的な問題や家族関係など，さまざまな背景がある．その中で，総合的に判断し，ケアの優先順位を決定する高い判断力と，的確な看護技術が求められるのが，在宅看護である．

B. 地域基盤の看護とは

　近年，社会的ニーズが高まっている在宅看護のように，地域において看護を必要とするその人や家族に焦点を当てる看護が，**地域基盤の看護**（community-based nursing）[1]である．これまでは，地域看護というと主に保健師が行う公衆衛生看護ととらえられてきた．公衆衛生看護は，「あらゆるライフステージにある，すべての健康レベルの個人と家族，及びその人々が生活し活動する集団，組織，地域などのコミュニティ」を対象とし，「自らの健康やQOLを維持・改善する能力の向上及び対象を取り巻く環境の改善を支援することにより，健康の保持増進，健康障害の予防と回復を促進し，もって人々の生命の延伸，社会の安寧に寄与すること」[2]を目的としている．すなわち，「地域基盤の看護」と「公衆衛生看護」は，ともに地域における看護であるが，前者の主眼が主に個人やその家族であるのに対し，後者の主眼は主に集団としての地域の人々であるという違いがある．

　在宅看護の需要の高まりとともに，近年の看護学においては，看護の役割・機能の拡大によって，看護の対象は「個人・家族・集団・地域社会」と明記されていることが多い．それは，看護がたとえ病院内での患者「個人」の看護であっても，その人には必ず「家族」やそれを支える「集団」があり，生活する「地域社会」があるということを表している（図I-4-1）．また逆に，公衆衛生活動としての地域における集団を対象にした看護であっても，家庭訪問や個別指導は不可欠である．

　すなわち，地域で展開される看護には，保健師らによって提供されてきた公衆衛生看護とともに，地域において企業で働く従業員に対して展開される**産業看護**（産業保健），学童期にある子どもに対して展開される**学校看護**（学校保健），および疾患や障害をもつ人々に対して展開される**在宅看護**が含まれるのである．

C. 看護の継続性

　看護師の責務の1つが，家族や他の職種との連携によって継続的なケアの提供を確実にすることである[3]．つまり，患者が病院を退院して家庭に戻ったときや，病院から他施設に移ったときなどに，看護職者間や他の職種との連絡・調整によって，その人がいままで

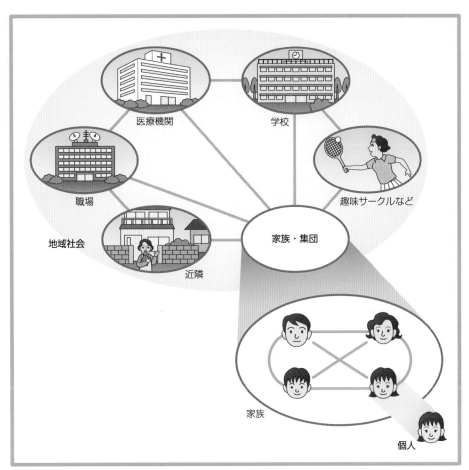

医療機関
学校
職場
趣味サークルなど
地域社会
近隣
家族・集団
家族
個人

図Ⅰ-4-1　個人-家族・集団-地域社会

と変わらぬケアを継続的に受けられるようにすることである．それは，24時間継続して看護を提供するという看護職がもつ特性（**看護の継続性**）の具体化である．継続的なケアの提供には，次の点に留意する必要がある．

・どこまでもその人や家族あるいは重要他者を中心にして，その人たちが望むQOLの実現を目指す．
・計画を立てるときには，必ずその人たちとともに考える．
・看護職者間あるいは他の職種との連絡・調整では，その人の心身の状態をはじめ，スピリチュアルなニーズや家族らのもつ文化・社会的な背景などを十分に考慮する．

学習課題

1．地域を基盤に展開される看護の特徴をあげてみよう

●**引用文献**

1）McEwen M, Pullis B：Community-based Nursing；An Introduction, 3rd ed, Saunders Elsevier, 2009
2）荒木田美香子，安齋由貴子，大谷喜美江ほか：学術実践開発委員会報告，日本公衆衛生看護学会による公衆衛生看護関連の用語の定義について．日本公衆衛生看護学会誌**3**（1）：49-55，2014
3）Kozier BJ, Erb G, Berman AJ et al.：Fundamentals of Nursing；Concepts, Process, and Practice, 7th ed, Prentice Hall, 2003

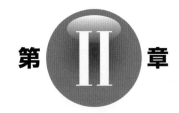

第II章

人間・家族・集団・地域の理解

　長い間看護は，主として病院の中で患者さんを対象に提供されてきました．しかし今日では，看護の対象は患者さん本人だけにとどまらず，その家族，その属する集団や地域，そして国際社会までを含めて考えられています．

　このように，看護の対象が幅広く多様化しているからこそ，まずは看護の対象の基盤である人間存在をどうとらえるかということ，また人間にとっての健康について理解することが重要です．そしてそのような人間の属する家族・集団・地域社会（国際社会も含む）の特性を知り，看護がどのようにかかわっているのかを知ることが求められます．

　とくに世界に先駆けて超高齢社会となっている日本においては，訪問看護や在宅看護など，地域での看護への需要が高まっています．また，世界中のあらゆる地域で発生する自然災害等に際しては，国境を越えた支援が求められるなど，国・民族を越えたグローバル化は，看護の現場でもどんどん進んでいます．

　看護職になろうとしている皆さんが人間・家族・集団・地域を理解することは，これからますます大切になってきます．

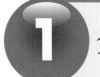

全体としての人間

この節で学ぶこと

1. 看護の対象は全体としての人間であることを理解する
2. 人間が関係的存在であることを理解する
3. エリクソンのいう発達課題を理解する
4. 人間と環境の関係を理解する

なぜこれらを学ぶのか

　看護師が看護をどのように考えるかが，看護実践に大きな影響を与えるのと同じように，提供者である看護師が人間をどのようにとらえるかも，実践の質に大きく影響しています．入院治療は単なる人の臓器の一部の部品修理と考えるか，その人や家族の生活や生き方に影響を与えることと考えるかで，看護は大きく違ってきます．

　虫歯1本の痛みや指先に刺さった小さな棘は，体全体からみれば数ミリの変化にすぎませんが，その人の生活や勉強・仕事に大きな影響を与えます．また，人間はひとりで生きているのか，支えられて生きているのかの考え方も，看護に影響を与えます．こうした人間の本質をしっかり学ぶことは，これから皆さんが出会う患者さんらを理解するうえで，大きな助けになるでしょう．

A. 人間存在とは

　人間の歩んできた道を振り返ると，ヒトの進化と大きく関連していることがわかる．人間とサルが共通の祖先から進化してきたことは，化石や人類と類人猿の比較などによって，現在では疑いのない事実とされている．人類が類人猿と分かれて，ヒト化への道を歩み始めたのは，約1,000万年前と考えられている．直立猿人から現代人の姿へと進化したのは，現在より40〜70万年前と推測されている．人類誕生後，自然の食物に頼るその日暮らしの生活から，人間が自らの手で食物をつくり出す農耕や遊牧の生活になって，1万年とされている．この1万年の間に，人間は急速に増え，また進化し続けた．その進化は環境・文化との関連においてなされている．

　人間が他の動物と異なるきわだった特徴に，文字を書き文字を読む機能と，それを理解し，知恵と知識を深め広げる機能があげられる．また人間の脳は，精神および情緒を支配する神経回路のプログラムを有している．「恐れる」「喜ぶ」「信じる」などの情報伝達機能をもつ人間は，外界からの多用な刺激に反応し，生活している．さらに人間は現在のみでなく，過去，未来について考えることができる内面的思考をもっている．この内面的思考

こそが人間独自のものといえよう.

　このような"人間"を理解するということは, 決して簡単なことではない. しかしながら, 看護・看護学は人間を対象とする実践であり学問であるのだから, 人間理解はそのスタートであり, 人間理解を深めていくことは終わりのない道程なのである.

　人間は生物的・身体的な側面や心理的・社会的・精神的な側面などの諸側面をもつが, それらの部分を集めても, その人を理解することはできない. 人間は部分の総和とは異なる, 総和以上の存在としての**全体的（ホリスティック）な存在**であると明言したのは, 看護学者であるロジャーズ（Rogers ME）[1]である. また, 総合人間学の立場からも,「人間は, 生理的・心理的・社会的・人格的（価値を求める）存在であり, 人間の健康や幸福にまつわるすべての学問や実践活動は, **総合的な人間把握を核として統合して生きていく**」[2]と述べられている. すなわち, 人間は諸側面をもつが, それらを統合した総合的で全体的な存在であり, ある特定の側面からだけでは, その人を理解することはできないのである.

B. 関係的存在としての人間

　前述のとおり,「人間は1年の早産」といわれており, 誕生から数年間は他者の援助なしには生きていけない. 多くの動物が誕生と同時に立ち上がり, 自ら母親の乳房を求めるのとは大きな違いがある.

　「人間」という字を, 人と人の間である「じんかん」とも読めるように, 人間は1人では生きられない. というよりも, 人間は1人で生きているのではない. 19世紀初頭, フランス・アヴェロンの森で発見されたオオカミに育てられたとみられる野生児は, 人間らしい発声がなく, 視聴覚も通常の人間とは異なり, 触覚は物をつかむ機械的な動作に限定されていたと報告されている（『百科事典マイペディア』「野生児」の項）. 人間に育てられていないことから野生児といわれるこの例は, 人間が人間らしく生きるためには, 他者（人間）の存在が不可欠であることを示している.

　哲学者のブーバー（Buber M）は,「はじめに関係ありき」（関係の先験性）[3]として, 人間が**関係的存在**であることを明らかにした. 人間は生まれたときから, あるいは受胎のときから, 関係的存在として生を受けている. 母親や父親となる人が大きなおなかに話しかける姿や, 乳児の笑顔に誘い込まれるように大人が笑顔になるなど, よく目にする光景がそれを物語っている. また, 私たちは,「自分のことは自分がいちばんよく知っている」と思ってはいないだろうか. 正しい部分もあるが, 自分のことを自分だけで完全に知ることは不可能である. "人の振り見てわが振り直せ"ということわざがあるように, 他者を知ることが自分を知ることにつながるのは, 誰もが経験することではないだろうか. こうした関係性についてはフロム（From E）が,「自分自身に対する態度と他者に対する態度は根本的につながっているし, 自分を愛せない人は他者を愛することもできない」と指摘している[4].

C. 成長・発達する人間

　人間は, 関係的存在であると同時に, その関係性の中で生涯発達し続ける存在であり, 変わりうる存在である. **成長（growth）**は, 身長・体重などの身体的側面で計測値の増大によって示される. 同義に「発育」という用語がある. 一方, **発達（development）**は言

語などの精神的機能の向上・能力の増大を示している．成熟（maturation）という語は，身体的構造や機能が最も充実した時期を示す用語である．近年は，成長・発達を厳密に区別することなく，「発達」に「成長」を含めて用いられてもいる．

　この成長・発達には，次の一般原則がある．

　①一定の順序で進む：乳児は首が据わってから寝返りをうつようになり，お座りができるようになってからつかまり立ちをするようになる．②身体的成長には，基本的な方向性がある：頭から足へ（首が据わってから歩けるようになるという方向性），近から遠へ（体の中央から四肢の先への方向性）．③成長・発達は連続的だが，速度は均一ではない：スキャモン（Scammon RE）の発育曲線（図）が，人間の臓器別による発育の違いを示している．④臨界期（重要な時期）がある：妊娠初期の妊婦の風疹は，胎児の難聴や心臓の奇形を誘発する．⑤個人差がある．

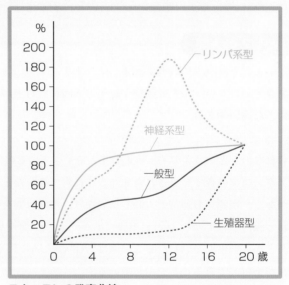

スキャモンの発育曲線
［Scammon RE et al：The measurement of the body in childhood. The measurement of man, p.171-215, University of Minesota Press, 1930 より引用］

トピックス1　『論語』にみる発達段階

　孔子の言葉を記した『論語』に，「わたしは15歳（志学）で学問を志し，30歳（而立）になって独立した立場をもち，40歳（不惑）になってあれこれ迷わず，50歳（知命）になって天命をわきまえ，60歳（耳順）になって人の言葉が素直に聞かれ，70歳（古希）になると思うままにふるまって，それで道を外れないようになった」とある．このように，人は人生の終わりまで自我を発達させ，心を成熟させていくのである．西洋だけでなく東洋の古典にも「発達段階」に関する記述があり，「発達段階」という考え方が世界に普遍的な概念であることがわかる．

表Ⅱ-1-1　エリクソンのライフサイクルにおける発達の特徴および課題

	年　齢*	発達段階と発達課題	特徴および課題
Ⅰ	0〜1½齢	乳児期： 「信頼」対「不信」	・ニードが満たされるということに対しての自信を発達させる ・満足，安全，信頼感の土台が確立する
Ⅱ	1½〜3½歳	幼児期(よちよち歩きの時期)： 「自律」対「恥」	・ニードが継続的に満たされると予測的満足感が生じる ・日常生活習慣の習得が行われ，自律性を獲得する
Ⅲ	3½〜6歳	前学童期： 「自発性」対「罪悪感」	・自己中心的な存在から社会的な存在となる
Ⅳ	6〜12歳	学童期： 「勤勉」対「劣等感」	・技能と価値は広がり，学校や近隣を包含する ・勤勉に学習することで得られる喜びを見出すことができる
Ⅴ	12〜20歳	青年期： 「自己同一性」対「役割の混乱(同一性の拡散)」	・"自分は何であるか"を知ること ・価値あるものは仲間集団とリーダーである ・親密さによって愛する能力を発達させる ・誠実，友情，協調ということに価値をおく
Ⅵ	20〜35歳	成人期： 「親密」対「孤独」	・自立した個人の確立 ・結婚相手およびその家族と強く情愛深い相互のきずなを築く ・伴侶と子どもに対して養育し支え与えることができる
Ⅶ	35〜60歳	中年期： 「生殖性」対「停滞」	・伴侶以外の人々との相互依存，まさかのときは援助するとともに他者に頼ることを学習し，レジャー活動を発達させる ・堅固で相互に満足した結婚関係を維持する ・次の世代を指導し確立させる ・自分と伴侶の年老いた両親の新たな情愛のニードに応じる
Ⅷ	60歳以上	老年期： 自我の「統合性」対「絶望」	・依存のニードが増すにつれて他者から必要な援助を受け入れる ・伴侶の喪失に直面し愛情のニードを増すための資源を開発する ・自分の子どもや孫の役割の変化とともに自らの新しい役割を学ぶ ・家族以外との満足すべき関係を見出す

*：一応の目安である.

[Roy C：ロイ適応看護モデル序説，原著第2版・邦訳第2版（松木光子監訳），p.242，へるす出版，1998を参考に作成]

　人間の誕生から死までの発達段階を8段階に区分し，各段階の発達課題を示したのがエリクソン（Erikson EH）である（**表Ⅱ-1-1**）．エリクソンは，とくに青年期のアイデンティティ（identity，自己同一性）に注目している．

D. 人間と環境

　人間は，生命維持，成長・発達，種の保存のため数億年かかって「外的環境の変化に応じ生体のもつ反応特性を変化させ適応し生存をはかってきた」[5]．それゆえ人間の進化の歩みは環境への適応の歴史といってもよいであろう．一方で，近年の地球の温暖化現象などのように，人間が外的環境に影響を及ぼしていると考えられる現象もみられ，人間と環境は相互に影響し合っているといえよう．

環境は，① 内的環境：身体・精神的環境，② 外的環境：物理的環境（気候・地形・空気の質・水質など），③ 社会的・文化的環境，④ 政治的環境，⑤ 経済的環境の5つに整理して考えることができる．

1 ● 身体的環境：ホメオスタシス（恒常性）

人間は周囲の環境から働きかけ（刺激）を受けて生活している．しかし，内的環境である身体には，たとえば気温の変化といった外的環境の変化を受けても体温を一定に保とうとするように，身体内部の恒常性を維持する働きがある．米国の生理学者キャノン（Cannon WB）は，身体の成分や生理機能が，心身状態や外部環境の変化に応じて変化しながらも一定に保たれている現象をホメオスタシス（homeostasis, 恒常性）と名づけた．ホメオ（homeo）とは「〜に似た」，スタシス（stasis）は「状態」の意味で，「いつもと変わらない状態」を表す．体温，脈拍，血圧，体液pH，浸透圧，電解質バランス，血糖値，血液ガスなどがホメオスタシスで説明される．

2 ● 精神的環境：防衛機制

内的環境のもう一方の精神的環境については，主に欲求に対する欲求不満（フラストレーション，frustration）についてみていく．

マズロー（Maslow AH）は人間の欲求を5つに分類し，それらには段階があり，行動を引き起こす強さには一定の順序があるとしている．第1段階は，人間が生きていくうえで必要な水，空気，食物，排泄などの「生理的欲求」である．これは1次的欲求ともよばれている．第2段階は，「安全の欲求」である．これは危険から保護され，安全でありたいという欲求である．第3段階は，「社会的欲求」である．人間は誰しも愛されたい，愛したいという欲求をもっている．第4段階は，他人から認められたいという「自我の欲求」である．社会的存在である人間には，自己の存在・価値を社会的に認められたいという欲求がある．第5段階は，「自己実現の欲求」である．これには美に対する願望や自分らしく生きる希望をかなえたいという願望が含まれる．自己実現の欲求は，人間性の追求という精神性を示すものである．これらの欲求の強さと成長・発達の関係を，ヒックス（Hicks HG）は，**図Ⅱ-1-1**のように示している．

これらが人間の欲求の共通的・基本的なものであり，これら**基本的欲求**（欠乏の欲求）

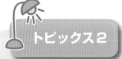

トピックス2　ホメオスタシスの例

ホメオスタシスの例を考えてみよう．人はのどが渇けば水を飲み，空腹になると食物を摂取するなどの行動をとる．また血糖を考えた場合，ブドウ糖の体内の発生と消費の流れがうまく調節されて一定の値が保たれていることがわかる．さらに体温上昇の例をみると，外気温上昇により皮膚の熱感知と神経が刺激を受け，それが視床下部に伝わり汗腺分泌が促進される働きがある．人間の身体には，これら以外にも数多くのホメオスタシスの現れをみてとることができる．

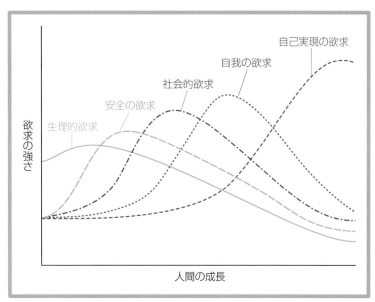

図Ⅱ-1-1　欲求の到達水準と人間の成長

[Hicks HG：人間行動と組織；行動科学と経営管理論の統合（影山裕子訳），p.363，産業能率短期大学出版部，1969より引用]

表Ⅱ-1-2　防衛機制

高レベル	抑圧 repression	意識することが苦痛な観念を無意識下に追いやること
	昇華 sublimation	抑圧されたエネルギーを変形させ，社会的に容認される目標へ向けること
	同一化（視）identification	別の人のパーソナリティの特性や要素を自分のものとして取り入れ，一体化すること
	代償 compensation	自分の実際上または想像上の劣等さを別の方法で補ったり，おおい隠したり，偽装したりすること
	置き換え displacement	抑圧された情動を，本来の対象から，より脅威が少なく，より受け入れやすい代替物へと転換したり，置き換えたりすること
	合理化 rationalization	自分の信念や行動を正当化するために，無意識的にもっともらしい説明を与えること
低レベル	否認 denial	不快な現実を認めるのを拒むこと
	退行 regression	より低レベルの発達に逆戻りすること
	転換 conversion	つらい感情体験が抑圧され，のちに身体症状として発現すること
	投影射 projection	自己の中の受け入れがたい感情を抑圧し，他に移し変えること
	取り入れ（取り込み）introjection	他人の感情的態度・願望・理想・パーソナリティを自分の中に取り入れること．その結果，他人の願望や自己抑制が自己のパーソナリティの一部になってしまうこと
	反動形成 reaction formation	自分が認めることのできない態度や行動を抑圧し，それと正反対の態度や行動をとること

[Phipps WJ：臨床看護学1＜新臨床看護学大系＞（高橋シュン監訳，片田範子ほか訳），p.250，医学書院，1983より引用]

を基礎に，**社会的欲求**など高次の欲求の段階へと人間を前進させる．時に困難や緊張や努力を伴っても，より高次の成長を求めるのである．しかし，人間の欲求はすべていかなるときでも満たされるわけではない．環境条件やその人自身の状況（食べ物があるのに食事をとることができないなど）のために欲求が満たされない状況を，**欲求不満**（フラストレー

ション）という．

　人間の生活にとってフラストレーションは多く存在するが，それはマイナスだけを意味してはいない．フラストレーションは動機づけを高めることにつながっており，さらにフラストレーションに耐える力を発達させるものである．この耐える力には個人差が大きく，フラストレーションの程度が強かったり長引いたりすれば，精神的緊張状態になり，不安や苦痛，さらには身体症状を起こし精神的安定が脅かされることにつながる．これを防ぐための，欲求を意識の外に出そうとする無意識的な心の働きを，**防衛機制**（defense mechanism）という（**表II-1-2**）．これに似た意識的な機制を，対処機制（コーピング，coping mechanism）といい，次章で詳細に述べることにする（p.73，「ストレス，コーピング」参照）．

学習課題

1．マズローの人間の欲求5段階を自分の言葉で説明してみよう
2．防衛機制について説明してみよう
3．いまの自分の発達課題を考察してみよう

●引用文献
1）Rogers ME：ロジャーズ看護論（樋口康子ほか訳），医学書院，1979
2）髙木俊一郎ほか（編）：目で見る障害児医学，p.270，学苑社，1985
3）Buber M：孤独と愛―我と汝の問題（野口啓祐訳），p.41，創文社，1958
4）From E：人間における自由＜現代社会科学叢書＞，第3版（谷口隆之介ほか訳），p.148-170，東京創元社，1955
5）Ganong WF：医科生理学展望，原著第16版（市岡正道ほか訳），p.43，丸善，1994

2 生活者としての人間

1. 生活の定義を理解する
2. 生活と看護が深く結びついていることを考え，理解する
3. 日本の生活の現状を理解する

なぜこれらを学ぶのか

　これまでの疾病・延命中心の病院などの施設内における看護では，生活や生活者という考え方は重視されてはきませんでした．しかし，地域基盤の在宅・訪問看護では，看護の対象であるその人の生活の場で，その人らしい生活が継続できるように，その人と家族らを援助していくことを目指しています．そのためには，生活とは何か，生活者とは何かを看護職はしっかりと理解しなければなりません．また，今日およびこれからの生活状況を理解しておくことが，よりよい看護の提供につながるでしょう．

A. 生活・生活者という概念

a. 生活とは

　生活とは，『広辞苑』によれば「生存して活動すること，生きながらえること，世の中で暮らしてゆくこと，またその手だて」とある．つまり，生きる・生存することによって"生命を保つ"ということと，個々人の生活の過程として"日々暮らしていく"という意味にとらえることができる．「生活」という言葉は，家政学・社会学・福祉学など各学問分野でも扱われているが，根本的に意味するところは同じである．青井らは，「生活」には3つの意味があると述べている[1]．それは，①生命・いのち・生存，②生活・生計・暮らし，③人生・生涯・世間などである．①は生命維持の営みであり，②は日々の日常生活を営む過程を指す．そして，③はさらに大きな視野からみた「人が生まれ死にゆくまでの過程」のことであり，つまりマズローの示す自己実現に向かう過程を指す．

　＜看護における「生活」＞

　日本の看護において「生活」という概念が意図的に用いられるようになったのは，そう昔のことではない．訪問看護や災害看護の必要性が明らかになってきた2000年以降に，より「看護における生活」が強調されることになった経緯がある．河口は，看護における生活を「生活とは，人間の存在そのものであり，各個人の主体的営みである．生活には，生命・生存，生活習慣・社会的活動・生計・暮らしむき，価値観・信条・生き方の側面があ

る」[2]と説明する．つまり，看護においては"人間の存在そのもの""個人の主体的営み"を「生活」ととらえ，また，看護援助の対象となるものととらえるのである．

b. 生活者とは

こうした生活を営む**生活者**の概念も，決して古いものではない．1980年代から政治家の発言や企業広告などで用いられはじめ，各学問領域の中に入っていったとされている．天野は，「生活者」という言葉は，生活が本来もっている全体性と，この全体を自らの手の中におきたいと願う主体としての人々を指していると指摘している[3]．看護においても，従来の疾患中心のパジャマ姿の「患者」ではなく，人々が社会生活を営みつつ療養あるいは健康課題に取り組んでいるという生活の全体性を大切に考え，一人ひとりの違いや独自性を重視する．すなわち，「生活者」とは，その人の生きてきた独自の歴史の中で培われた生活習慣や生活信条をもちながら生きている人のことである．

B. 生活を取り巻く社会的環境

1 ● 超高齢社会と人口減少

日本の人口は，2018年10月1日現在で1億2644万人，65歳以上人口は3557万人（総人口比28.1％）とされている．日本では，2007年に全人口に対する65歳以上の人口の割合が21％を突破し，「超高齢社会」とよばれる状態となった[*1]．また，人口の推移は，19世紀初頭（約3000万人）以来増え続け，2005年には戦後はじめての人口減少となり，2010年の1億2800万人をピークにそれ以降は減少傾向が続いている[4]．この人口構成の変化，人口増減の転換は，社会経済，国民生活のあり方に影響を与え，また，社会システム全般にも大きな影響を与えるであろうことが考えられる．

人口構造の変化の理由の1つは，中高年齢者の健康・体力の改善を反映して，国民の平均寿命が延びたことがあげられる（1945年頃は男女とも50歳代であったが，2013年以降は男女とも80歳を超えている[5]）．また，もう1つの理由として，子どもの数が減少したこともあげられる．総務省が2018年10月に発表した15歳未満の子どもの数（年少人口）は1541万人（総人口比12.2％）であり，国勢調査が始まった1920年以降の過去最少記録を更新し，少子化が進んでいる実態を裏づける結果となった．そして，この少子化の進行により，日本全体の人口も減少に転じることとなった．

2 ● 意識・価値の変化

平均寿命の延長により老後生活を送る期間が長くなったため，世帯総数に占める65歳以上の高齢者のいる世帯の割合が顕著な増加を示している（1990年代前半では約30％であったが，2016年には約50％まで上昇している[6]）．社会経済状況の変化，その中でも，とりわけ高齢者の生活を支える意味で，老年人口（65歳以上の人口）の変化をみていく必要がある．全人口に占める老年人口の割合は，1950年には約5％であったが，2018年には30％近くまで上昇している[4]．

1960年代から核家族世帯が一般的になった．共働き世帯は，1980年以降年々増加し，

[*1] 一般に，全人口に対する65歳以上の人口割合で，「高齢化社会」（7％以上），「高齢社会」（14％以上），「超高齢社会」（21％以上）に分類される．

1997年以降は専業主婦世帯を上回り，現在も増加傾向にある．その中で，「夫は外で働き，妻は家庭を守るべきである」という考え方に対する世論も変化している．内閣府の調査[7]でみると，1979年には賛成する者が72.5％と7割を超えていたものの，2002年には賛成・反対が同率（47.0％）となり，2004年には反対が上回り，その後は2012年に賛成が上回ったものの，2014年には再び反対が上回った[7,8]．

　次に，日本人の幸福感について考えてみたい．世代別に幸福感を判断するのに重視した項目の調査[9]では，現在自分がどの程度幸せであるかを10点満点で尋ねたところ，その平均は6.38点であった．おおかた自分をそれなりに幸せであると考えていると推測される．また，幸福感を判断する際に重視した項目については健康状況を取り上げた人は65歳以上が71.5％で最も多かった．家計の状況を重視している傾向は20〜39歳，40〜64歳でみられた．高齢者にとって，健康であることが幸福であることと関連していることがみてとれる．

　学習課題

　1．超高齢社会の中で，看護職者は介護士・介護福祉士などと協働しているが，これらの職種と看護職との業務内容上の差異は何であろうか．またオーバーラップする点は何かを考察してみよう

●引用文献
1) 青井和夫ほか（編）：生活構造の理論，有斐閣，1971
2) 河口てる子：患者教育のための「看護実践モデル」開発の試み―看護師によるとっかかり/手がかり言動とその直感的解釈，生活と生活者の視点，教育の理論と技法，そしてProfessional Learning Climate看護研究 **36**（3）：177-185，2003
3) 天野正子：「生活者」とはだれか―自律的市民像の系譜＜中公新書＞，p.11-14，中央公論社，1996
4) 厚生労働統計協会：人口静態．国民衛生の動向・厚生の指標 **66**（9）：47，2019
5) 厚生労働統計協会：生命表．国民衛生の動向・厚生の指標 **66**（9）：82，2019
6) 厚生労働統計協会：人口静態．国民衛生の動向・厚生の指標 **66**（9）：50，2019
7) 内閣府：夫人（Ⅰ部）に関する世論調査（1979年），〔https://survey.gov-online.go.jp/s54/S54-05-54-02.html〕（最終確認：2020年1月30日）
8) 内閣府：世論調査（男女共同参画に関するもの），〔http://www.gender.go.jp/research/yoron/〕（最終確認：2020年1月30日）
9) 厚生労働省：少子高齢社会等調査検討事業報告書（健康意識調査編），〔https://www.mhlw.go.jp/file/04-Houdouhappyou-12601000-Seisakutoukatsukan-Sanjikanshitsu_Shakaihoshoutantou/002.pdf〕（最終確認：2020年1月30日）

3 健康とウェルネス

この節で学ぶこと

1. 健康の定義を理解する
2. 日本の健康状態の現状を理解する
3. 基本的人権としての健康の意味の理解を深める

なぜこれらを学ぶのか

　病気だけではなくあらゆるレベルの健康状態にかかわる看護職は,「健康とは何か」を考えずに先に進むことはできません. ところで, どういう状態を健康といえるのでしょう. あなたは自分を健康な人間, あるいは不健康な人間だと考えますか. それはなぜなのでしょうか.「五体不満足」な人は, 健康ではないのでしょうか.

　看護職になるためには避けて通ることのできない「健康」についての学びを, 本節でしっかりと深めていきましょう.

A. 健康の概念

1 ● WHOの定義

　現在, 世界で広く用いられている健康の定義は, 世界保健機関（World Health Organization：WHO）が定めたWHO憲章（constitution, 1948）の前文に記されている.

世界保健機関（WHO）憲章（前文）

　本憲章の締約国は, 国際連合憲章に従い, 次の諸原則がすべての人々の幸福, 円満な関係および安全の基礎であることを宣言する.

　<u>健康とは, 完全な身体的, 精神的および社会的良好の状態であり, 単に疾病または病弱でないということではない.</u>

　到達しうる最高基準の健康を享受することは, 人種, 宗教, 政治的信条, 経済的又は社会的条件のいかんにかかわらず, すべての人々が有する基本的権利の1つである.

　すべての人々の健康は, 平和と安全を達成する基礎であり, 個人と国家の完全な協力に依存する.

　ある国が健康の増進と保護を達成することは, すべての国に対して価値を有する.

　健康の増進と疾病, とくに伝染病の抑制の発展が諸国間において不均等であることは, 共通の危険である.

　児童の健全な発育は基本的重要性を有し, 変化する全体的環境の中で調和して生活する能力はこのような発育に欠くことができないものである.

　　医学，心理学および関連知識の恩恵をすべての人々に及ぼすことは健康の完全な達成のために欠くことができないものである．

　　人々が情報知識に基づく意見をもち，かつ積極的に協力することは，その健康を向上する上で最も重要である．

　　各国政府は自国民の健康に関して責任を有し，この責任は十分な保健的及び社会的措置をとることによってのみ果たすことができる．

　　これらの諸原則を受諾し，すべての人々の健康を増進し保護するため，相互に，また他の諸国と協力することを目的として，締約国は本憲章に合意し，ここに国際連合憲章第57条に基づく専門機関として，世界保健機関を設立する．　　　　　　（下線は筆者による）

　WHO憲章は，1946年にニューヨークにおける国際保健会議において採択され，1948年に効力を発した．同憲章による健康の定義は，心身および社会的・経済的，生産活動などの総合した状態であり，調和がとれ満足できる幸福な状態を指している．これは最高到達目標を示すもので，全人的健康観を示している．これを基に，各国が時代の変遷とともに学際的・国際的に保健行政を展開している．

　WHOは，1978年に「世界のすべての人びとに2000年までに健康を（Health for All by the Year 2000：HFA2000）」という宣言を行った．そしていま，改めて2021年までを目標に宣言を再出発させることとなったが，その中で看護の貢献が求められており，今後ますます世界の健康に対する看護の働きに期待が集まっているといえる．WHOではさまざまな専門領域ごとにWHOの活動を研究面で協力するセンターを指定した．1990年，日本ではじめての看護のWHO協力センターが誕生し，2004年，聖路加看護大学（当時）単独での指定となった．さらに，災害看護に関するWHO協力センターに兵庫県立大学地域ケア研究所が2番目に指定を受けた．現在，世界的にグローバルネットワークを形成している．そして，健康の定義の中の「身体的，精神的，社会的」という従来の表現に，新しく「心の健康」を追加し，「身体，精神，社会，心の健康」と改めた．また，基本的人権としての健康を，「到達しうる最高基準の健康を享受することは，人種や宗教，政治，信念，経済的または，社会的条件によらずすべての人々が有する基本的権利の1つである」とし，改めて健康権が明示されている．

2 ● 健康の考え方

　1946年に制定された日本国憲法においても，第3章「国民の権利及び義務」の第25条第1項に「すべての国民は，健康で文化的な最低限度の生活を営む権利を有する」，第2項に「国は，すべての生活部面について，社会福祉，社会保障及び公衆衛生の向上及び増進に努めなければならない」とあり，国民の健康権と，国の健康的な環境を提供する責任が示されている．

　WHO憲章や憲法で保障されている "health"（健康）は，語源からみると holy（聖なる），whole（全体的），wholeness（健全さ）の3語からなり，「全体として調和がとれていること」を意味する．すなわち，ひとりの人間が，健康の4要素である身体的・精神的・

社会的・霊的（スピリチュアル）側面を，その人なりに全体として調和のとれた状態で維持していることが看護学の考える健康といえよう．「健康とは生命力が充実し，その働きが十分に発揮された状態」[1]であり，健康とは，その人の全体的な生活過程の表現であり，一人ひとりの人間の環境に対する生き生きとした関係をすべて含むものと考えることができる．

スミスは，健康-不健康を連続体としてとらえて，次のように4つのモデルを示している[2]．

> **スミスの健康モデル：健康 － 不健康連続体**
> ・臨床モデル：徴候や症状がない ― 徴候や症状が明らかにある
> ・役割遂行モデル：期待された役割を最大限遂行 ― 役割遂行の完全な失敗
> ・適応モデル：環境への柔軟な適応 ― 自己修正的反応の完全な失敗
> ・幸福論モデル：はつらつ，すこやかな生き方 ― 衰弱，元気なく無気力

このモデルは，健康を諸側面から総合的に考えるための参考になるだろう．たとえ身体的に五体満足でなかろうとも，精神的・社会的・霊的（スピリチュアル）に問題なく社会生活を営んでいる人は少なくない．他方，身体の機能がよくても，悩みを抱えていたり，人生を前向きに考えられないほど心が病んでいる人もいる．とくに今日では，不眠や摂食障害・抑うつ状態など疾患にはいたらないまでも，役割遂行ができず社会的にも家庭的にも支障をきたし，無気力になっていく人たちが増えている．前者を健康な人と考え，後者を不健康であると考えるのが看護・看護学である．

3 ● 精神的に健康な人間

近年，臨床現場に"笑い"を取り入れることの重要性が指摘されている．実在した医師をモデルとした映画『パッチ・アダムス』の中で，難病を抱えた子どもたちに"笑い"というケアを施すことによって，暗かった病室に笑顔が戻り，子どもたちの顔色が明るくなり，病状はしだいによくなっていった．医療が少しずつ"笑い"を取り入れようとし始めているのは，病者ばかりでなく，周囲の人間，つまり家族や看護師らへの影響も大きいからであろう．

このことから，「健康」には精神面が最も大きな影響を与えることがわかる．シュルツ（Schultz DP）は「精神的に健康な人間」[3]として次のように示した．

> **精神的に健康な人間**
> 1. 自分の生活を意識的にコントロールできる（自尊感情）：意識的に自分の行動を方向づけ，自分の運命を引き受けることができる．
> 2. 自分が誰であり自分は何かについてよく知っている（自己同一性）：自分の強さと弱さ，長所と短所を意識しており，一般的にそれらに寛容で，受け入れている．社会的な役割と，真の自己とを混同しない．
> 3. 現在にしっかりと結びつけられている：過去に生きていない．

表Ⅱ-3-1　健康の段階と健康目標

健康段階	健康目標
健　康	ウェルネス行動，健康の保持増進を積極的に進める．
半健康	健康の保持・増進を進める．自覚症状は現れないが医学的検査により早期に発見しうるという段階で病気予防のための早期発見に努める．
半病気	疾病の早期発見，早期治療を強力に進める．
病　気	すべての社会活動や責任はなく，もっぱら静養に努め，健康の回復に努めなくてはならない．
死	人間の尊厳を重視した平和な死への準備をする．

　一人ひとりの人間がもちうる力を最大限発揮しながらその人らしく生きていることが，統合された健康な人間であるといえるのである．

B. 疾病と病気

　「**疾病**あるいは疾患（disease）」は医学用語であり，身体あるいは精神的機能の病理学的変化を示し，人間の活動力を低下させ，適切な対処をしないと生命を短くすることを意味している．他方，「**病気**あるいは病（illness）」は，疾病へのその人の反応であり，通常は疾病を伴うが，医学的に疾病がなくとも独自に起きることもある．病気とは，不健康とか病んでいると感じる極めて個人的な主観の状態を意味している．

　一般的には，両者の厳密な区別なしに，病気に疾病を含めて用いられることも多い．しかし，看護の焦点は健康状態に対するその人の反応にある以上，看護・看護学にとって専門とするのは，健康状態への反応を示す「病気」であることはいうまでもない．

C. ウェルネス：健康へのアプローチ

　個人が幸福で充実した人生を送るために，それぞれ与えられた人生の中で，個々の自己実現を目指して歩む状態を**ウェルネス**（wellness）という．ダン（Dunn HL）は，高いウェルネスレベルモデルを次のように示した[4]．

高いウェルネスレベルモデル
・ウェルネス（wellness）：健康状態にかかわらず，その人の可能性を最大限に発揮しようとする積極的な状態
・よい健康（good health）：単に疾病がない，具合がわるくはないという受身的な状態
・個人の高いウェルネスレベル：家族，地域，環境との調和のとれたウェルネスの状態

　人間の高いウェルネスの状態とは，その人の可能性を最大限に発揮しながら，その人を取り巻く家族，地域，諸環境と調和がとれている状態といえる．誰もがその実現を求める，人間としての「健康」の目標でもあるといえよう．

　一方で，人間は疾病から完全に解放されることも不可能である．病気は「病は気から」といわれてきたように，疾病のあるなしにかかわらず，極めて個人的な状態だと述べてきたが，高いウェルネスを目指す私たちは，健康の段階とその健康目標も知らなければならない（**表Ⅱ-3-1**）．

日本における近年の社会経済変化とともに，急激な少子高齢化が進む中で，10年後の人口動態を見据え，「目指す姿」を明らかにする.

〈背景〉
○平均寿命，健康寿命ともに，世界のトップクラスを維持.
○総人口は減少し，急速に高齢化が進行.
○出生数は減少. 生涯未婚率の増加，離婚件数の増加など，家族形態は変化.
○経済状況は停滞し，完全失業率が5％まで上昇. 非正規雇用が増加し，若年者の雇用情勢も依然として厳しい状況.
○単身世帯が増加し，高齢者の単身世帯も増加.
○相対的貧困率は16.0％. 生活保護受給者数は過去最高の209万人.
○進学率は向上し，2人に1人が大学進学する状況. 一方，小中学校での不登校児童数は10万人を超える状況.
○がん等の生活習慣病が増加. 医療費は30兆円を超える状況.
○自殺者数は3万人程度で推移. 過労死など働く世代にみられる深刻な課題.
○児童虐待相談対応件数は増加の一途を辿り，5万件を超える状況.
○国民の7割が日常生活に悩みや不安を感じ，老後の生活設計や自分の健康についての悩みや不安が多い.

10年後に目指す姿
○すべての国民が共に支え合い，健康で幸せに暮らせる社会
　・子どもも大人も希望のもてる社会
　・高齢者が生きがいをもてる社会
　・希望や生きがいをもてる基盤となる健康を大切にする社会
　・疾患や介護を有する方も，それぞれに満足できる人生を送ることのできる社会
　・地域の相互扶助や世代間の相互扶助が機能する社会
　・誰もが社会参加でき，健康づくりの資源にアクセスできる社会
　・今後健康格差が広まる中で，社会環境の改善を図り，健康格差の縮小を実現できる社会

図Ⅱ-3-1 健康日本21（第二次）策定の背景と10年後に目指す姿
［厚生労働省：第34回厚生科学審議会地域保健健康増進栄養部会 資料1（次期国民健康づくり運動プラン策定専門委員会報告），p.7，〔https://www.mhlw.go.jp/stf/shingi/2r9852000002c3vx-att/2r9852000002c3xe.pdf〕（最終確認：2020年1月30日）より引用］

●健康日本21

　そうした中で日本では，自らの健康は自ら獲得できるようにというねらいのもと，2000年に「21世紀における国民健康づくり運動（健康日本21）」がスタートした. これは厚生労働省が国民健康づくり対策として実施しているものである. 1978年からの第一次国民健康づくり運動，1988年からの第二次国民健康づくり運動に続く第三次国民健康づくり運動として健康日本21は，2010年度までを目標に策定された[1]. 2012年には「健康日本21（第二次）」が公表された.「健康日本21（第二次）策定の背景と10年後に目指す姿」の基本理念の概要を**図Ⅱ-3-1**に示す. なお，「健康日本21（第二次）」が示す国民の健康増進の推進に関する基本的な方向は，①健康寿命の延伸と健康格差の縮小，②生活習慣病の発症予防と重症化予防の徹底，③社会生活を営むための必要な機能の維持および向上，④健康を支え，守るための社会環境の整備，⑤栄養・食生活，身体活動・運動，休養，飲酒，

---

[1] この運動期間中に医療制度改革が行われたため，2年間延長され2012年度までとなった.

喫煙および歯・口腔の健康に関する生活習慣および社会環境の改善の5点である[5].

　このように人々の健康は国の施策を背景にしながら，人間の基本的な権利として保障されている健康を，一人ひとりの人間が，自らの健康に責任をもち高いレベルのウェルネスを目指して生きていくことが理想であろう.

学習課題

1. 人のライフステージの大半を占める成人期から老年期の健康問題にはどのようなものがあるか．またそれへの対応策を考えてみよう

●引用文献
1) 澤瀉久敬：医学概論 第3部―医学について，p.24，誠信書房，1960
2) Smith JA：看護における健康の概念（都留春夫ほか訳），p.39-41，医学書院，1997
3) Schultz DP：健康な人格―人間の可能性と七つのモデル（上田吉一監訳），p.252，川島書店，1982
4) Craven RF, Hirnle CJ：Fundamentals of Nursing；Human Health and Function, 3rd ed, p253-254, Lippincott Williams & Wilkins, 2000
5) 厚生労働統計協会：生活習慣病と健康増進対策．国民衛生の動向・厚生の指標**66**（9）：97-99，2019

家族と看護

なぜこれらを学ぶのか

　家族は，社会を構成する最も小さな基本単位だといわれています．かつて看護は，主として疾病をもつその人に提供されてきましたが，今日では，その人と家族とを合わせて，看護の対象の最小単位といえるでしょう．

　皆さんにとって，家族とはどのような存在でしょうか．普段私たちは呼吸していることを意識しないように，家族のことも，その身近さゆえにあまり意識せずに生活しているのではないでしょうか．一方で，家族生活において，家族の発達に伴う変化（子どもの出生，入学，卒業，結婚など）や状況的変化（家族員の病気，事故，死など）が起こると，人は家族の存在を改めて強く意識するものです．このように意識するしないにかかわらず，人々は家族の中で生活し，多くの影響を受けています．

　看護職を目指す皆さんは，社会学や心理学が探求してきた家族について，看護を提供する立場からしっかりと理解していかなければなりません．最も身近な社会といえる家族を理解し，看護の対象としてとらえる意義を深めていきましょう．

A. 家族とは

　「家族」とはどのように定義されているだろうか．

　『広辞苑』（第7版）では，家族を「夫婦の配偶関係や親子・兄弟などの血縁関係によって結ばれた親族関係を基礎にして成立する小集団．社会構成の基本単位」と定義している．この定義においては，血縁や婚姻を基礎として成り立つ集団を意味している．育児介護休業法などで家族の範囲が法律上定められているが，民法上の親族の定義ほど一般的には認識されていないため，必ずしも法律に定められた範囲に限らず，人によって家族の範囲は異なっている．つまり，「家族」という言葉は，個々人それぞれに異なったイメージが想起されるものである．

　家族の定義は，学問領域によって焦点を当てる側面が異なる．たとえば法学では，血縁，

養子縁組，成年後見制度あるいは婚姻などによる関係に重点をおいているのに対して，生物学では人々の遺伝学上の生物学的ネットワークに焦点を当てている．社会学では家族を，生活を共にしている人々のグループと定義し，心理学では家族を強い情緒的な絆で結ばれたグループと定義している[1]．

このように家族の理解は，個々人や学問領域で異なるが，看護における家族のとらえ方はどのようなものだろうか．

看護における家族のとらえかたとして，家族看護学の第一人者の1人，フリードマン（Friedman MM）は，「家族とは，絆を共有し，情緒的な親密さによって結ばれた，家族であると自覚している2人以上の人々」と定義している[2]．日本看護協会は，看護の対象者としての患者家族を「患者もしくは利用者の家族をいう．なお，ここでいう家族とは，患者と婚姻・姻戚関係をもつ者だけではなく，患者が信頼をよせる友人等，患者を支え回復を支援する立場にある者をいう」と述べている[3]．このように看護における家族は，血縁や親族を基盤とするものだけではなく，**情緒的なつながり**を重視してとらえられている．

日本の家族看護学の第一人者の1人である鈴木は，さまざまな家族の定義や属性から，看護学における家族の概念を構成している特性について次のように整理している[3]．

1. 保育，教育（社会化），保護，介護などのケア機能をもっている．
2. 社会と密接な関係をもち，集団として，常に変化し，発達し続けている．
3. 役割や責任を分担し，不断の相互作用によって，家族間に人間関係を育成している．
4. 結婚，血縁，同居を問わず，家族員であると自覚している．
5. 健康問題における重要な集団であり，1つの援助の対象である．

B. 家族の機能

家族は，社会の最小集団であるといわれている．家族は1つの集団として，家族内および家族外（地域社会）に対して，さまざまな働きをすることを社会から期待されている．たとえば，家族の存続意義の1つとして，出産や子育てなどの役割がある．このような役割に応えようとするのが**家族機能**である．家族機能は，いくつかの視点から分類され研究されている．家族社会学者の大橋は，家族集団としての機能を固有機能・基礎機能・副次機能の3つの視点から論じている（**表Ⅱ-4-1**）[4]．また，家族機能を，社会に対する機能（対外的機能）と，家族成員に対する機能（対内的機能）という視点からも論じている．

家族看護学分野において，フリードマンは看護の視点として，①情緒機能，②社会化と地位的付与機能，③ヘルスケア機能，④生殖機能，⑤経済的機能を重要な家族機能と位置づけている[5]．とくに**ヘルスケア機能**は，家族員が保健行動や健康観を家族の中で学びながら自らの健康を保持増進する方法を獲得していくことを可能にし，さらに家族員が病気になった場合，家族がどのように判断し，支援・介護していくかにも深く関与している．ヘルスケア機能は，家族成員一人ひとりの健康の増進と維持を目指して，適切な保健行動をとることができるように，また，セルフケア能力を活用して健康的な日常生活を営むようにする機能であり，他の機能と関連している．看護としては，家族のヘルスケア機能に着目することで，家族の機能を高める援助へとつながる．

表Ⅱ-4-1　家族機能

機能種別	対内的機能	対外的機能
固有機能	性愛機能 生殖・養育機能	性愛統制 種保存（種の再生産）
基礎機能	居住機能 経済機能	｛生活保障 　労働力再生産
副次機能	教育機能	文化伝達
	保護機能 休息機能	心理的　身体的　安定 ｝社会的安定
	娯楽機能 宗教機能	精神的　文化的　安定
	地位付与機能	地位付与機能

［大橋　薫：家族機能の変化．家族社会学の展開，（森岡清美監），
p171，培風館，1995より引用］

　なお，現在の日本では，女性の社会進出や核家族化，出生率の低下などにより，小家族，老夫婦世帯・独居老人の増加などの家族形態の変化とともに価値観の多様化などが加わり，社会の中で家族がもつ機能は変化していることも理解しなければならない．

C.　家族の形態と多様性

　近年，家族形態の多様化という現象は，諸外国と同じく日本でも著しい．日本の世帯構造別，世帯類型別世帯数及び平均世帯人員の年次推移をみると，1992年に平均世帯人員は3人を割り，2018年は2.44人となった．また夫婦と未婚の子のみの世帯の割合が最も多くなっている[6]．過去約30年間の世帯構造の変化として，単独世帯，夫婦のみの世帯，ひとり親と未婚の子のみの世帯は約2倍に増加し，3世代世帯は半減している．また，世帯類型をみると高齢者世帯の増加は著しい．つまり日本の家族形態は核家族が中心であり，それも小規模化と多様化の傾向にあることがわかる．また，生涯未婚率は1990年の調査以降，急増傾向にある．2015年の国勢調査では50歳男性の23.37％，50歳女性の14.06％に一度も結婚歴がない[7]．さらに婚姻関係のないまま共同生活をしている人々や同性どうしのカップルのほか，夫婦であっても別居して生活している人々などがいる．

　たとえ家族がいても，よき家族関係に恵まれないなど，さまざまな人々がいる中で，社会は固定的，画一的な価値観に縛られない個人の多様な生き方を尊重し，理解し合い，認め合うようになってきた[8]．このように家族に対する考え方も変化している．現代家族の特徴を表Ⅱ-4-2に示した．グローバル化という視点からも今後家族のあり方はますます多様化し，個々の家族員がそれぞれに最も好ましい家族ライフスタイルを選択するようになるだろう．

D.　看護の対象としての家族

　日本看護協会は，看護業務基準において，看護実践の内容として，「看護職は，看護を必要とする個人，家族，集団，地域等を身体的，精神的，社会的，スピリチュアルな側面から総合的にとらえ，生涯を通じてその人らしい生活を送ることができるよう支援する」と記述している[9]．看護を必要とする人とは，その人の健康状態にかかわらず看護を受ける

表Ⅱ-4-2　現代家族の特徴

家族の縮小化と核家族	●1世帯あたりの平均人員数は年々減少傾向が続いている. ●核家族世帯（単独世帯, 単身世帯）の割合が増加している.
ひとり親と未婚の子どものみ世帯の増加	●離婚率は, 2002年の2.30％（289,836件）をピークに減少傾向であるが高値を維持している. ●離婚は一般化され, 母子・父子世帯が増加している.
伝統や習慣からの解放	●平均初婚年齢は夫31.1歳, 妻29.4歳（2018）, 生涯未婚率男性の23.37％, 女性の14.06％と高く, 晩婚・非婚化の割合は上昇している. ●婚姻に対する価値が多様化している.
女性の社会進出の増加	●少子高齢化が進む中で, 労働力としての女性の存在が注目されている.
地域連帯感の希薄化	●地域社会とのつながりをもたない人が増加していることから, 地域の中で家族の孤立化が懸念される.
グローバル化	●外国人労働者（移民）の増加や国際結婚等により多様な文化背景をもつ人々が増加している.

ニーズをもつすべての人々をいう. では, 家族はどのようなニーズをもっているのだろうか.

　個人に起こる健康上の危機は, 家族の生活において重大な出来事であり, そのような危機が発生したとき, 家族員の身体・精神的健康は障害され, 家族は必然的に巻き込まれる. つまり, 家族員の1人の健康障害が, 家族全体へと影響を及ぼすことになる. 家族という集団がもつ特性から, 家族が看護を受けるニーズが発生する条件を鈴木らは次のようにあげている[10].

1. 家族のあり方や家族の関係そのものが健康上の問題である場合
2. 家族が, ある家族成員の健康問題のため精神的・身体的・社会的に影響を受けている場合
3. 家族が, 家族成員の健康問題の予防・回復, 健康の保持・増進に重要な役割を果たしている場合

　家族は, 健康問題をもつ家族員のケアを行うことでさまざまな影響を受ける人であると同時に, 家族の健康に大きな力を発揮するケアの提供者でもあるという二面性をもっている. このような「ケアを行っている家族」を理解し, 看護を提供することが重要となる.

　少子高齢社会となった現在, さまざまな面で社会は変化している. そのような中で, 治療の高度化・複雑化や患者・家族の権利擁護の重視, また家族規模の縮小や家族形態の変化による家族の脆弱化, 在院期間の短縮化などにより, 今後ますます家族の看護へのニーズは高まるだろう. 家庭生活や社会生活を送りながら療養を続ける患者の家族に対しては, 家族の特性を理解して看護を実践していくことが, そのQOLを高めることにつながる.

学習課題

1. 看護の対象としての家族とはどのようなものか説明してみよう

●引用文献

1) SMハーモン・ハンソン，STボイド（編著）：家族看護学―理論・実践・研究（村田恵子，荒川靖子，津田紀子監訳），p.5，医学書院，2001
2) Friedman MM：家族看護学―理論とアセスメント（野島佐由美監訳），p.12，へるす出版，1993
3) 鈴木和子，渡辺裕子：家族看護学―理論と実践，第4版，p.29-30，日本看護協会出版会，2012
4) 大橋　薫：家族機能の変化，家族社会学の展開（森岡清美監），p.167-179，培風館，1995
5) 前掲2），p.74-77
6) 厚生労働省：平成30年．国民生活基礎調査の概況，〔http://www.mhlw.go.jp/toukei/saikin/hw/k-tyosa/k-tyosa18/index.html〕（最終確認：2020年1月30日）
7) 国立社会保障・人口問題研究所：Ⅵ．結婚・離婚・配偶関係別人口，表6-23，人口統計資料，2019年版，〔http://www.ipss.go.jp/syoushika/tohkei/Popular/Popular2019.asp?chap＝0〕（最終確認：2020年1月30日）
8) 日本看護協会：看護にかかわる主要な用語の解説，概念的定義・歴史的変遷・社会的文脈看護業務基準，p.34，日本看護協会，2007
9) 日本看護協会：看護業務基準，2016年改訂版，p.3，〔https://www.nurse.or.jp/nursing/practice/kijyun/pdf/kijyun2016.pdf〕（最終確認：2020年1月30日）
10) 前掲3），p.9

集団・地域と健康

この節で学ぶこと

1. 地域で展開される看護の特徴をとらえたうえで，看護職者の役割を理解する

なぜこれらを学ぶのか

　　看護を実践するときには対象者を画一的に患者ととらえるのではなく，社会生活を営みつつ療養している人々，あるいは健康課題の解決に向け取り組んでいる人々と理解することが大切です．そして，社会における最も小さな基本単位は家族であり，その家族らが生活している場が地域です．ここでは，まず，集団，地域，文化などの特性を学び，地域で生活している人々をさまざまな側面から深く理解しましょう．次に，地域で生活する人々が自らの健康課題を認識し，課題解決や健康の保持・増進ができるよう，看護職者がどのような支援を行っているかを学ぶことも大切になります．これらを学ぶことが，いま，看護職者に求められていることを知ることなのです．

A. 集団・地域とは

　　今日，看護の対象は「その人・家族・集団・組織・地域」と明記されるように，看護はその個人だけではなく，その人を取り巻く家族，集団，組織，地域までを視野に入れて考えていかなければならない．その対象には，新生児から高齢者まですべての年齢層，性別，職業，健康課題の種類やレベルなど，多様な特徴がみられる．

　　ブラウン（Brown RJ）は「共通の社会的同一性を保持し，そしてその手段としての存在が第三者から認識される2人またはそれ以上の人々」と，集団を定義している[1]．『広辞苑』（第7版）では，「多くの人や物のあつまり，持続的な相互関係をもつ個体の集団．団体」を集団としている．また，「ある目的を達成するために，分化した役割を持つ個人や下位集団から構成される集団」を組織としている．

　　看護の対象である集団には，個人では解決できない健康課題および共通の特徴や健康課題を有している特定集団があり，認知症患者と家族の会，難病・慢性疾患の患者と家族の会など，当事者が主体的に活動を行うセルフヘルプグループや糖尿病教室，介護教室，認知症予防教室など，共通の健康課題を抱える人々が，その課題を解決することを目的とした集団がある．看護職者は集団が抱えている健康課題に対する解決方法をともに考え，看護に関する専門的知識や技術を提供するなどの役割を担い，対象者が疾病予防および療養のための知識や技術の習得，価値観の変容，モチベーションの向上，生活改善など，健康

へと導くことができるように支援することが必要である．また，患者・家族会などは集団が組織化しているため，看護職者はその組織が継続できるよう支援を行いながら，地域全体に働きかけていくことも重要となる．

B. 集団・地域と文化

　地域（コミュニティ）とは，近隣や行政区などの空間的・物理的な広がりとしての場の意味と，同じ地理的領域の中に住んで，同じような規律や価値観・関心・ニーズをもっている人々の集団という2つの意味がある．地域では，住む人々の特性や，その地方の伝統や住民の結びつきが形成されている[2]．こうした地域の中で育まれるのが，文化である．**文化**とは，集団が習得し共有し，伝達してきた価値観・信念・規範・生活様式であり[3]，次の7つの特性がある[4]．

1. 文化は，学習される．それは，本能的でも生得的なものでもなく，誕生以来の生活の中で習得されるものである．
2. 文化は，世代を超えて，家族や仲間などの中で受け継がれていく．
3. 文化は，社会的であり，人々・家族・集団・地域の交流を通してつくられ発展していく．
4. 文化は，適応性がある．たとえば，多世代家族が社会状況の変化に適応して，核家族になっていくなどである．
5. 文化は，人々のニーズを満たしているときに継承されていく．
6. 文化は，明らかに表現することが難しい面をもち，多くの価値観や行動が習慣的・無意識的に伝えられていく．
7. 文化は，具体的な道具や衣類のようなものから，信念や価値観のような抽象的なものまで，さまざまなレベルで存在している．

［文献4）を筆者が翻訳して引用］

　こうした対象となる人々の文化を理解することは，地域で展開される看護においては不可欠である．それには，単にその地域の文化的な行事や祭典などを知るだけではなく，その地域で受け継がれている人々の生活様式や生き方を支えている共通認識，価値観などを理解することが重要である．

　近年，少子高齢化の進展などの社会的環境の変化の中で，個人のライフスタイルや価値観が多様化し，地域とそこに生活する人々の関係は希薄になっている．社会意識に関する世論調査では，近所付き合いの程度は，「よく付き合っている」と回答した割合は大都市では12.4％，町村では24.9％であり，都市部のほうが近所付き合いの程度が低い傾向であった[5]．また，地域運営組織があると回答した市町村は31％となっており，地域別にみると中国地方が最も多く48％，次いで東海地方45％，関東地方では28％であった[6]．

　こうした傾向はとくに都市部で顕著だが，各地域が培ってきた文化の伝承が弱まっていることは全国的な現象であろう．いずれにしても，地域のもつ文化，つまり，風俗，習慣，そして社会規範といった地域の特性は，そこで生活する人々の健康に大きな影響を与えている．

　地域保健対策の推進に関する基本的な指針[7]では，「地域に根ざした信頼や社会規範，ネットワーク社会関係資本（ソーシャル・キャピタル[*1]）などを活用した住民との協働に

より，地域保健基盤を構築し，地域住民の健康の保持・増進並びに地域住民が安心して暮らせるような地域社会を推進することが必要である」と示している．看護職者は地域住民の意識，つながり・支え合い，文化，地域力を育むように働きかけながら，住民の**自助・互助**を支援していくことが必要である．また，地域における健康課題は，個人を取り巻くさまざまな環境が影響を及ぼしており，個人だけでは解決できない場合も多く，地域全体へ働きかけることで拡散効果が期待できる．さらに，地域の人々が健康な生活を営めるように支援するためには，ソーシャル・キャピタルの醸成が不可欠となる．

C. 地域における看護とは

「地域基盤の看護とは」（p.28参照）では，地域で展開する看護は在宅看護，公衆衛生看護，産業看護，学校看護の4領域であると示している．以下，地域における看護の定義・目的，指針を示す．

a. フリーマンによる定義と目標

「地域看護は健康を維持しにくい個人やコミュニティの諸条件を分析し，それを改善するために，特定の看護や医療の技術，さらに教育や社会活動の技術を系統的に適用することを特徴とした専門的看護と公衆衛生活動の一領域である」として，4つの目標をあげている[8]．

1. 健康問題に対処する個人を含む家族・集団・地域社会の能力を高める．
2. 健康問題にかかわる専門施設や専門家の活動を支援する．
3. 健康や生活を阻害する物理的・社会的環境条件に対して可能な限りの対策を行う．
4. 公衆衛生や看護の向上・進展に対して努力する．

b. 世界保健機関（WHO）の指針

1. 家族を中心としたアプローチによって，予防，治療，リハビリテーションについてケアを提供する．
2. 生活のプロセスに焦点をおいて，住民参加によって健康問題の解決を図る．
3. ヘルスニーズの優先度を判断して計画，実践，評価を行い，効果的，効率的に進める．
4. 他の保健組織と協働して，組織的な看護サービスを行う．相談などを加えて支援システムを編成する．
5. 地域発展のプログラムと地域看護活動を統合する．
6. 各地域固有のグループやプライマリ・ヘルス・ワーカーをサポートして指導する．
7. 保健職員の適切な配置および地域資源の開発，資源化，有効活用する．
8. 地域のニーズや活用できる資源に従って，その地域に応じた地域看護活動のパターンを開発する． ［世界保健機関専門家委員会報告書[9]より引用］

このように，地域における看護が探求され始めたころから，地域の人々が健康を保持増進するためには，地域（community）を基盤とし，対象者と専門職者とが連携・協働しながら健康課題の解決に向け取り組む必要性がある．また，生活の場で看護を展開するため，

---

*1 ソーシャル・キャピタルは，「人々の協調行動を活発にすることによって，社会の効率性を高めることができる，「信頼」「規範」「ネットワーク」といった社会組織の特徴」と定義されている[10]．

個人（individual）・家族（family）・集団（group）・組織（organization）など，地域で生活している人々すべて（people, population）が対象となり，個人への支援から集団・組織への支援まで多様性がある．

　WHO憲章は（p.42参照）「健康とは，完全な身体的，精神的および社会的良好の状態であり，単に疾病または病弱ではないということではない」と定義している．この定義では健康と疾病は別のものではなく連続したものであるという考えに基づいているが，地域住民は「病気や病弱であれば，健康ではない」と解釈している場合が多く，本来の意味は普及していない現状がある．しかし，日本では，人口の高齢化に伴い認知症高齢者や要支援・要介護高齢者が増加し，地域で疾病を抱えながら療養している者，障害をもちながら生活している者が多くなっており，WHOの健康の定義をすべて満たす者は少なくなっているだろう．しかし，ヘルスプロモーション（health promotion）の定義（p.22参照）やノーマライゼーションの理念（p.23参照）から健康をとらえると，認知症高齢者や要支援・要介護高齢者は，疾病や障害の有無にかかわらず，その人自身の価値感や環境などに合わせながら，地域でその人らしい生活を送ることができる．そのことが，「対象者にとっての健康」であると同時に「地域全体の健康」であるといえよう．また，健康の定義を理解することにより，対象者が主体的に健康課題を解決することにつながっていくのではないだろうか．そして，地域における看護では，地域の人々が健康で充実した日々を過ごせるよう「人々が主体となり，専門家と協働しながらコミュニティにおける健康を増進していく」こと（people-centered care）[11]が重要となる．

D. 地域生活と看護活動

　地域における看護活動は，地域に生活するあらゆる健康段階の人々を対象に，一人ひとりの意向を尊重し，毎日の生活が円滑に営めるよう支援する活動である．人々の日常生活を支援するためには，個人や集団が自らの健康の潜在的能力を十分に発揮できるような能力の付与（enabling）や自分たちの生活への統御を獲得するエンパワーメント（empowerment）を促進するかかわりが重要である[12]．そこでは，集団の保健行動がいかに個人を方向づけるか，あるいは個人の行動がいかに集団行動のさまざまな側面に影響を及ぼすかを知る必要がある[13]．つまり，健康を支援していくためには，個人と同様に，絶えず集団・組織・地域にも目を向けなければならない．また，在宅療養者および家族に対する在宅看護と地域住民を対象とする公衆衛生看護の専門職者が情報を共有し，連携・協働を行い，ケアシステムを構築することも重要である．

　地域においては，保健・医療・福祉にかかわる専門職者だけではなく，キーパーソンである民生委員，主任児童委員や町内会・自治会のリーダーなどとの交流が必要になってくることもあろう．時には，同じ健康問題を抱えているグループ組織である患者会や家族会など，また，ボランティア組織やNPO（Non-Profit Organization，非営利民間組織）などを活用する必要もあるだろう．

　このように，地域における健康を支える看護には，対象となる人たちを中心に，保健・医療・福祉・教育などの各分野における相互扶助として，社会全体での連携や協働を目指した活動が必要である．

●**引用文献**

1) Brown RJ：グループ・プロセス―集団内行動と集団間行動（黒川正流，橋口捷久，坂口桐子訳），p.19，北大路書房，1993

2) Taylor C, Lillis C, LeMone P：Fundamentals of Nursing；The Art and Science of Nursing Care, 5th ed, Lippincott Williams & Wilkins, 2005

3) Leininger MM：レイニンガー看護論―文化ケアの多様性と普遍性（稲岡文昭監訳），医学書院，1995

4) Kozier B, Erb G, Berman AJ, Burke K：Fundamentals of Nursing；Concepts, Process, and Practice, Prentice Hall Health, 2000

5) 内閣府：社会意識に関する世論調査，〔https://survey.gov-online.go.jp/h30/h30-shakai/2-1.html〕（最終確認：2020年1月30日）

6) 総務省：地域運営組織の活動とその背景，〔http://www.soumu.go.jp/main_content/000456884.pdf〕（最終確認：2020年1月30日）

7) 厚生労働省：地域保健対策の推進に関する基本的な指針，〔https://www.mhlw.go.jp/stf/seisakunitsuite/bunya/tiiki/index.html〕（最終確認：2020年1月30日）

8) Freeman RB：Community Health Nursing Practice, p31-38, Saunders, 1970

9) WHO：地域看護―WHO専門家委員会報告書（松野かほる訳），p.33，日本公衆衛生協会，1976

10) 厚生労働省：住民組織活動を通じたソーシャル・キャピタル醸成・活用にかかる手引き，〔https://www.mhlw.go.jp/file/06-Seisakujouhou-10900000-Kenkoukyoku/0000092157.pdf〕（最終確認：2020年1月30日）

11) 山田　緑：People-Centered Care―概念分析．聖路加看護学会誌**8**（1）：22-28，2004

12) 鈴木圭子，本橋　豊，金子善博ほか：Well-beingのための行動理論に関する研究．日本赤十字秋田短期大学紀要**8**：17-24，2004

13) Glanz K et al. eds：健康行動と健康教育―理論，研究，実践（曽根智史監訳），医学書院，2006

6　災害と看護

この節で学ぶこと

1. 災害と災害看護を理解する

なぜこれらを学ぶのか

　日本は，阪神・淡路大震災（1995年），東日本大震災（2011年）をはじめとして種々の災害を経験してきました．これらの経験を通じ，今日では災害時の看護活動の重要性が認識され，体系化が図られる中で，実践力の向上がますます求められています．また，日本の外に目を向けてみれば，さまざまな災害に見舞われる世界中のあらゆる地域で，国境を越えて援助がなされるための体制も整ってきています．

　通信・交通手段が発達している今日，誰でもどこへでも自由に行き来できるようになっていますが，それはつまり，私たちはいつでもどこかで災害に遭遇しうるということです．災害からいのちと生活を守るための看護について，考えてみましょう．

A. 災害看護

1 ● 災害とは

　日本語の「災害」という言葉は，英語のaccident（事故，偶然の出来事）あるいはincident（出来事，事件）と表されるような事象，たとえば「交通災害」「労働災害」といった場合にも使われることがある．しかし，「災害看護」で用いる「災害」は，多数の死傷者が同時に発生し，社会生活全般に大きな被害を生じる災害（disaster）を意味する．すなわち，災害とは，「人間とそれを取り巻く環境の生態系の巨大な破壊によって生じた結果，重大かつ急激な発生のために被災地域がその対策に非常な努力を必要とするか，時には外部や国際的な援助を必要とするほどの大規模な非常事態をいう」（『災害医学用語事典』）と定義されている．その中には，自然現象によって引き起こされた台風，集中豪雨，洪水，地震，竜巻，津波，干ばつ，火山噴火などによって生じる**自然災害**と，なんらかの人為的な要素が加わったために起こった事件・事故である**人為災害**がある．日本では，地下鉄サリン事件（1995年），JR福知山線脱線事故（2005年）が人為災害の例である．最近では都市化が進み，舗装された道路では雨水を吸い込まず，水位が急激に上昇するために生じる洪水など，自然災害とも人為災害とも分類するのが難しい災害も生じている．また，東日本大震災は地震による大津波から，福島第一原子力発電所が崩壊し，放射性物質の漏えい事故が起こる**複合災害**となった．死者，行方不明者を合わせると約2万人規模となり，日本最大の災害犠牲者が出た．

2 ● 災害看護の定義

日本における「災害看護」として，実践・研究の必要性が認識され，学問的な確立が目指されたのは，阪神・淡路大震災を契機として，1999年日本災害看護学会が発足してからである．同学会の定義を受けて日本災害看護学会は，「災害看護とは，災害が及ぼす生命（いのち）や健康生活への被害を極力少なくし，生活する力を整えられるようにする活動である．その活動は刻々と変化する災害現場の変化やそのときに生じる地域のニーズに応えるものである．それは災害前の備えから，災害時，災害発生後も行われる．看護の対象となるのは人々であり，コミュニティ，並びに社会を含む．災害に関する看護独自の知識や技術を体系的に用いるのはもちろん，他職種との連携は不可欠である」と定義している．これらを踏まえると，災害看護において重要な視点は，他の職種と連携をとりながら，災害による生命や健康生活を守るための柔軟性をもった実践活動といえる．

B. 災害医療と看護師の役割

1 ● 災害時の医療体制

1995年の阪神・淡路大震災後の1996年，当時の厚生省は「災害時における初期救急医療体制の充実強化を図るための医療機関」として災害拠点病院を指定した．この病院は，災害時に多発する重篤救急患者の救急医療を行うための高度な診療機能を有し，被災地からの一時的な重症傷病者の受け入れ機能を有するとともに，災害派遣医療チーム（Disaster Medical Assistance Team：DMAT）などの受け入れ機能，傷病者などの受け入れおよび搬出を行う広域搬送への対応機能，DMATの派遣機能，地域の医療機関への応急用資器材の貸し出し機能を有する「地域災害拠点病院」と，さらにそれらの機能を強化し，災害医療に関して都道府県の中心的な役割を果たす「基幹災害拠点病院」がある．

このように，災害時に中心的な役割を担う災害拠点病院には，災害時被災地に迅速に駆けつけ，救急治療を行うための専門的な訓練を受けたDMATがあり，災害急性期（おおむね48時間以内）に活動できる機動性をもち，広域医療搬送，病院支援，域内搬送（ヘリコプター，救急車による搬送），現場活動などを行う．専門的な訓練を受けた医師，看護師，事務調整員4名からなる．また，日本医師会が被災地に派遣する災害医療チームJMAT（Japan Medical Association Team）は東日本大震災では医師1名，看護職2名，事務職1名でチームを構成し，被災地での医療活動を行った．

2 ● 災害時の医療における看護師の役割

a. トリアージ

各災害に応じた看護が求められるが，「急性期」にはとくに，"3T"が災害時の重要なキーワードとなる．すなわち，「トリアージ（triage）」が適切に行われ，災害現場から医療機関への「搬送（transportation）」，医療機関での「治療（treatment）」が行われることで多くの負傷者を救うことができる．

トリアージとは，傷病の緊急度や重症度を迅速に評価して，最大多数の傷病者に最善の医療を提供するため，救出，現場医療，搬送など各段階においての優先順位決定を行うことである[1]．災害時の医療におけるトリアージの目的は，① 最大多数の傷病者に最善を尽

表Ⅱ-6-1 トリアージのプロトコール

優先度	分類	色別	区分	疾病状況	診断
第一順位	緊急治療	赤	Ⅰ	生命・四肢の危機的状態でただちに処置の必要なもの	気道閉塞または呼吸困難，重症熱傷，心外傷，大出血または止血困難，開放性胸部外傷，ショック
第二順位	準緊急治療	黄	Ⅱ	2〜3時間処置を遅らせても悪化しない程度のもの	熱傷，多発または大骨折，脊髄損傷，合併症のない頭部外傷
第三順位	軽症	緑	Ⅲ	軽度外傷，通院加療が可能程度のもの	小骨折，外傷，小範囲熱傷（体表面積の10％以内）で気道熱傷を含まないもの，精神症状を呈するもの
第四順位	死亡	黒	0	生命兆候のないもの	死亡または明らかに生存の可能性がないもの

［鵜飼　卓：トリアージの概念．トリアージ-その意義と実際（山本保博ほか監，国際災害研究会編），p.8，荘道社，1999より引用］

くし「1人でも多くの人を救う」こと，②傷病者を，その病状に合わせた適切な場所に，最小限の処置ですむように時間内に適切にふるいわけを行うことである（**表Ⅱ-6-1**）．トリアージを行う際は，バイタルサインやフィジカルアセスメントの技術が重要である．日ごろの看護の実践が，緊急時に生かされることを忘れてはならない．

b. 身体面の看護

　災害発生後から，被災者の多くは避難所での生活を余儀なくされる．避難施設は地域の学校の体育館など，生活するためにつくられた構造ではないこと，1ヵ所に多くの人々が集まって生活するスペースとなることから，衛生面の問題や，プライベートスペースが確保されにくいなどのストレスが生じやすくなる．また，治療中のなんらかの疾病をもった人や障害をもった人も同じ空間での生活となるため，身体の不調を訴える人が増える状況になる．身体面の看護としては，脱水や，狭い空間での同一体位での生活を余儀なくされることによるエコノミークラス症候群（急性肺血栓塞栓症）を予防するための水分摂取のほか，食事の確保，循環器疾患や喘息，インフルエンザなどの感染症の予防が重要になってくる．

コラム **PTSDにおける看護職の役割**

　心的外傷後ストレス障害（post traumatic stress disorder：PTSD）は外的出来事を繰り返し思い出す，生理的過覚醒状態となる，感覚が鈍くなり，ひきこもり，回避といった症状が1ヵ月以上続く場合を指す．静穏期以降でも症状が出現し始めたケースを現場でも聞くことがある．また，被災した人に限らず，被災地対応を担当した役場職員，医療・福祉専門職員が症状を呈することもあり，誰にでも起こりうる可能性があることを想定して，ケアを行うべきである．

　看護職として，精神科などの専門家につなぎ，適切なケアや治療が受けられるよう支援することや，異常を早期に発見できるような見守り体制を組織化すること，相手に寄り添い，傾聴する姿勢をもち続けることが重要である．

c. 心理・社会的側面の支援

　多くの被災者は生命の危機に直面し，着の身着のまま避難する．避難所にたどりついたとしても，再び災害が発生するのではないかといった恐怖心をもって生活する状況となる．そのような中で看護としては，**要配慮者**といわれる高齢者や障害者，慢性疾患患者，妊婦や乳幼児を抱える母親などにも目を向け，配慮が必要である．

　また，生活が落ち着き，避難所から仮設住宅などでの新たな生活が始まることで，被災当時のことを思い出したり，今後の生活に不安を感じたりするなどの不安や外傷性悲嘆，心的外傷後ストレス障害（PTSD）といった「こころの問題」が生じる．高齢者においては生活環境の変化から，閉じこもり傾向になりやすく，孤独死といった問題も起きている．安否確認も重要だが，近隣どうしが支え合える「場づくり」「人間関係づくり」が大切になる．そのようなコミュニティづくりも看護職にとっては重要な役割の1つである．

d. 防災・減災を考える

　われわれ看護職は，日ごろから災害が発生した場合を想定し，救命救急の知識や技術，トリアージの知識や技術といった看護の知識・技術はもちろんのこと，自分の住む地域において「どこに病院があるのか」「どこに一人暮らしの人が多く住んでいるのか」「災害時の避難場所はどこか」「高齢者や要配慮者[*1]はどこに多く住んでいるのか」などを知っておくべきである．地域住民が主体的に防災・減災（次の災害発生に向けて災害の被害を少なくすること）に取り組むような地域づくりも，重要な柱となるであろう．

学習課題

1. 近年起きている国内外の災害の種類と，それに対しての看護職の活動について調べてみよう
2. 災害時の看護職の役割をあげてみよう

●引用文献
1）日本集団災害医学会（編）：用語集CD-ROM，日本災害医学会，2008

[*1] 必要な情報を迅速かつ的確に把握し，災害から自らを守るために安全な場所に避難するなどの災害時の一連の行動をとるのに支援を要する人をいう．災害対策基本法では「高齢者，障害者，乳幼児その他のとくに配慮を要する者」と定義されている．

国際社会と健康

なぜこれらを学ぶのか

　情報技術（IT）や輸送手段の発展により，グローバル化はどんどん進んでいます．衣料品や食料品など，国外で生産された物が私たちの身の回りにはたくさんあります．また，海外旅行や留学，就労による出入国が多くなり，外国籍の人々に出会う機会も多くなっています．このように国際化が進むにつれて，自国だけでは解決できず，多くの国が協力して取り組む健康問題も増えています．看護師として，海外で活動することだけでなく，日本国内でも外国籍の方へのケアの提供の機会が増えてきます．また，同じ職場で働く外国籍の方も増えてくるでしょう．これからの時代を看護職者として生きるために国際的な視点も身につけていきましょう．

A. 健康と国際保健

　国際保健（international health）とは，「一国のみでは解決できない疾病や保健の問題を，国際間の協力で取り扱う分野」[1]とされている．2014年に約70年ぶりに日本国内での感染が確認されたデング熱，中央アフリカ諸国に感染が拡大したエボラ出血熱のように，国際交流が進む今日，健康問題は決して一国だけのものではない．日本の保健に関する行政についても，国民の健康だけに役立てる時代は過ぎ，国際的視野，地球規模で取り組むべき課題も増加しており，国際分野での国際協力は新たな展開のときを迎えている[2]とされており，国際的な保健医療分野での取り組みを重視してきている．国際的な課題について，2015年に国連サミットで採択された「持続可能な開発目標（sustainable development goals：SDGs）」では，保健を含む17の達成目標が掲げられ，2030年の目標達成に向けて各国が協力して取り組んでいる状況である．

　近年，日本における出入国も盛んである．2018年の外国人正規入国者数は約3010万人[3]と過去最高記録となり，日本国内に90日以上滞在する在留外国人数は約273万人であった[4]．在留外国人の国籍（出身地）数は195ヵ国であり，あらゆる国の人々が日本で暮らしていることがわかる．日本国内において外国人と出会う機会が少なくないことは，日常生活を振り返っても理解できるのではないだろうか．

　一方，2018年の日本人出国者は，約1895万人である[3]．その中には，留学や就労などの長期滞在も含まれており，異国で保健医療サービスを受けることもあろう．

　このような現代社会において，日本国内外を問わず，看護職者が外国人に保健医療サービスを提供することがあるのは当然のことであろう．

B. 国際社会における看護

1 ● グローバル化と看護

　航空機などの輸送手段の発達や，近年の急激な情報技術（information technology：IT）の発達によって，人や物，情報などが地球規模で行きかうようになった．いわゆるグローバル化である．それに伴って，健康課題への取り組みも国際的になされており，看護職者も国際的視野で健康や看護ケアを考えていかなければならない．

　国際看護は「自分とは異なる国や地域や場所で，あるいはそのような土地で育った人に対して，看護に影響を与えるあらゆるものを考慮して適用される看護」[5]とされ，看護実践や研究に取り組まれている．われわれ日本人は，"国際"とつくと海外での活動をイメージすることが多いのではないだろうか．もちろん，海外で国際協力としての看護活動もあるが，日本への旅行客や在留外国人への看護，日本からの旅行や留学・就労で渡航する者への看護，渡航先から帰国した日本人への看護があり，日本国内においても国際的視野で健康問題をとらえ，看護ケアを展開しなければならない．看護が援助対象の人びとを「かけがえのないひとりの人間」とした対人的援助活動であることから（第Ⅰ章参照），看護を学ぶうえで国際的な健康問題や文化の異なる人々への理解を深めておくことは必要不可欠といえるであろう．

2 ● 文化と看護

　本章5節で述べたように，看護の対象となる人々の文化を理解することは，地域基盤の看護においては不可欠である．今日の国際社会の中で，文化の違いに焦点を当てて行う看護が**異文化看護**である．異文化看護の実践には，「自分の文化尺度の生活規範や価値観は一時脇へおき，相手の文化尺度で考えた看護が必要であり，そうすることで異なる文化をもつ人のニーズを認識できる」[6]といわれているように，文化が異なる人を援助する場合には，対象者の生活様式や価値観について考えることがより重要になるのである．

　多様な文化的背景をもった精神障害児ケアに看護師として携わった経験から，**文化を超えた看護**（transcultural nursing）の重要性を発見し，文化ケアの多様性と普遍性理論を提唱したのが，**レイニンガー**（Leininger MM）である．

　レイニンガーによれば，文化ケアを，「安寧や健康を維持したり，人間の条件や生活様式を高めたり，病気や障害や死に対処しようとする個人または集団を援助し，支持し，能力を与えるような主観的および客観的に学習され伝承された価値観，信念，パターン化された生活様式」[7]と定義している．その中で文化を十分に考慮した看護ケアの重要性を述べ，看護ケアの判断，意思決定，行為を導く3つの主要な方法として，① 文化ケアの保持もしくは維持，② 文化ケアの調整もしくは取り引き，③ 文化ケアの再パターン化もしくは再構成をあげている．その文化におけるケア（民間療法）の効果が知られていれば維持し，必要に応じて調整を行い，再構成していく．それらの過程では，看護職者と対象者が共同参加して協力し合わなければならないとしている．

　また，異なる文化を理解しようとする場合に，その人々の見方や認識から分析する**イーミック（emic）な見方**と，専門家として外部から観察して分析する**エティック（etic）な見方**がある．両者の見方からその文化への知識が深まると，文化に見合った意思決定やケアにつなげられる．いうまでもなく，これらのレイニンガーの指摘は，国内において地域の文化を尊重する地域看護にとって重要となる考え方である．

3 ● 国際看護の実際

　まずは，日本国内において行われる，外国人を対象とした看護について，事例を通して考えてみよう．

> **事例 1　言葉の壁による問題**
>
> 　外国人男性Aさんが仕事中の事故で右足を複雑骨折し，1ヵ月の治療予定で入院することになった．Aさんが話せる日本語はあいさつ程度であり，看護師の話はあまり理解できていない様子であった．入院当初，Aさんは「痛い」と話し，苦しそうな表情をしていた．看護師はAさんのベッドサイドを訪れ，痛みの変化を観察し，苦痛を軽減するように努めた．数日後，Aさんは「痛くない」と話すようになり，看護師がAさんのベッドサイドを訪れるのは，検温などの日常業務が主となり，Aさんから看護師に何かを訴えることはなくなっていった．入院から2週間経過したころ，Aさんは自分の荷物をまとめ，「家に帰る」と言い，引きとめようとする看護師に暴力的であった．

　Aさんに，いったい何があったのだろうか．Aさんと時間をかけて話し合っていくと，次の状況がわかってきた．

　Aさんは入院前，母国にいる家族へ仕送りをするため，休みを惜しんで働いていた．そして，ある程度のお金を貯めて家族の元へ帰ることを目標にしていた．入院当初は右足の痛みが激しく，苦痛に耐えることに必死であった．しかし，痛みが軽減するにしたがって，入院していて働けないことや入院費用が払えるのかといった不安が大きくなり，不安を解消するために退院しようとしたのである．

　入院当初，看護師はAさんの苦痛を軽減するようなケアを提供しており，Aさんのニーズと一致していたであろう．しかし，苦痛軽減後は看護師がベッドサイドを訪れる回数は減少し，Aさんの仕事や経済的不安というニーズを把握できていなかったため，具体的な相談場所を紹介するなどの情報提供につなげられなかったのである．では，これはAさんが日本語によるコミュニケーションを十分にとれなかったことだけが原因であろうか．Aさんが日本人であれば，仕事や経済的不安を言葉で表現できただろうか．経済的不安は医療と直接関係がない，あるいは恥ずかしいことと考えて話すことをためらうかもしれない．看護師は，Aさんの身体面だけでなく，病気の受け止めや家族背景などの心理社会的側面について考えることが不足していたといえる．また，日本語が苦手であるAさんが，不安などについて表現できるような工夫をすること，生活様式や考え方，来日した理由について理解しようとすることが不十分なため，信頼関係を築けなかったと考えられる．

　事例1は，事故をきっかけに対象者自らが医療機関を受診していたケースである．しか

し，実際在日外国人の中には，自分たちの健康問題に気づいていない人々や地域の保健医療サービスを知らない人もいる．さまざまな背景をもつ人々が健康を維持増進できるよう，地域を基盤に対象者と専門職者とが連携・協働していく必要性が高まっているといえるのではないだろうか．

次に，日本国外で行う国際看護について考えてみよう．

開発途上国への技術協力として，青年海外協力隊でグアテマラに2年間派遣された矢澤の報告[8]を例にとって国際看護に必要なことを考えていこう．

矢澤は，グアテマラのある村の農場で働く青年海外協力隊の保健師であった．住民の健康状態を調べるために家庭訪問をしていたとき，住民がざわめいて集まっている家があった．中に入ると少女がフライパンでやけどをし，全身に石灰を塗られて泣いていたというのである．この村ではやけどのときに石灰やトマト，歯磨き粉を塗る民間療法が行われ，日本では当たり前の「水で冷やす」という処置を知らない人が多いという．そこで村の人々に正しい処置方法を知ってもらおうと，後日，やけどの救急処置に関する講習会を開催した．講習会には多くの人が集まり大盛況のうちに終えることができた．矢澤らは確かな手応えを感じたであろう．ところが，1ヵ月後に講習会参加者の子どもがやけどをした際に，その講習会参加者は水で冷やすのではなく，やはり歯磨き粉を塗る処置をしていたことがわかった．講習会を行っても，正しい処置方法が現地の人に身についておらず，ショックだったという．合理性がなくとも異文化地域に根づいた慣習をとり去ることの難しさ，正しくとも自国の慣習を異文化に浸透させることの難しさに直面し，落胆したのであろう．その後，住民の中で自分から村の保健衛生推進のために研修を受けた保健推進員と話し合い，試行錯誤しながら住民全体で問題を認識してもらい，健康教育につなげていったという．

この例では，その土地に根ざした民間療法（イーミックな知識）があり，専門職として当たり前と考えている対処方法（エティックな知識）が通用しないということ，現地住民の協力を得て住民全体で問題をとらえてもらい，解決方法を検討すること（文化ケアの調

コラム　EPA看護師

日本では，2008年度から経済連携協定（EPA）などに基づく外国人看護師候補者および介護福祉士候補者の受け入れが始まった．これは，経済活動の連携強化の観点から行われているものである．この制度では，看護師候補生および介護福祉士候補生が国家資格取得に向けて病院・介護施設で就労・研修を行い，日本に在留する期間中（看護師候補生3年，介護福祉士候補生4年）または帰国後に国家資格を取得した場合，日本国内においての看護師および介護福祉士としての就労が認められる[9]．

2019年現在，インドネシア，フィリピン，ベトナムからの受け入れを行っており，2018年までに1,300名の看護師候補生を受け入れている[10]．今後も看護師候補生の受け入れは継続見込みであり，日本国内において外国人看護師および看護師候補生と共に働く機会が増えると予想される．「B．国際社会における看護」で述べた外国人を対象とした看護ケア提供だけでなく，共に働く看護師間の国際化が日本国内においても進んでいるといえる．

整や再構成）の重要性がみえてくる．レイニンガーが指摘しているように，現地住民の協力を得て話し合いを繰り返して解決方法を検討して行く中で，文化を否定したり押しつけたりするのではなく，文化のよい面を残し，住民に受け入れられる解決方法を見出すことで有益な健康教育となり，国際看護が展開できたのである．

学習課題

1．国際的にどのような健康課題があるのか考えてみよう
2．文化が異なる対象者にケアを提供する場合，あなたは何に気をつけるだろうか考えてみよう

●引用文献

1) 石川信克：国際保健．公衆衛生**52**（3）：182-183，1988
2) 厚生労働統計協会：衛生行政活動の概況．国民衛生の動向・厚生の指標**66**（9）：39-46，2019
3) 法務省：平成30年における外国人入国者数及び日本人出国者数について，〔http://www.moj.go.jp/nyuukokukanri/kouhou/nyuukokukanri04_00078.html〕（最終確認：2020年1月30日）
4) 法務省：平成30年末現在における在留外国人数について，〔http://www.moj.go.jp/nyukokukanri/kouhou/nyuukokukanri04_00081.html〕（最終確認：2020年1月30日）
5) 森 淑江，山田智惠理，正木治恵（編）：国際看護学 国際社会の中で看護の力を発揮するために，看護テキストNiCE，p.7，南江堂，2019
6) 戸塚規子：国際看護と異文化看護—国際看護学入門（国際看護研究会編），p.9-15，医学書院，1999
7) Leininger MM：レイニンガー看護論—文化ケアの多様性と普遍性—（稲岡文昭監訳），p.50-53，医学書院，1995
8) 矢澤敬子：国際ボランティア目録．ナースの海外留学・研修・就職ガイド（恵美須文枝ほか著），p.173-177，日本看護協会出版会，1994
9) 厚生労働省：平成26年版厚生労働白書，p.479-481，〔https://www.mhlw.go.jp/wp/hakusyo/kousei/14/dl/2-09.pdf〕（最終確認：2020年1月30日）
10) 厚生労働省：インドネシア，フィリピン，ベトナムからの外国人看護師・介護福祉士候補者の受け入れについて，〔https://www.mhlw.go.jp/stf/seisakunitsuite/bunya/koyou_roudou/koyou/gaikokujin/other22/index.html〕（最終確認：2020年1月30日）

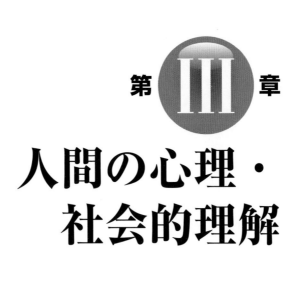

第 III 章

人間の心理・社会的理解

　前章（第II章）で，看護の対象は個人だけでなく，家族・集団・地域にまで広げられることを学んできました．看護の対象が広がる中でも，看護を必要とする人間と，それを提供する看護職者である人間との，両者の人間関係が看護の土台になっているということは，変わらぬ看護の心髄です．

　看護は，人間と人間との関係を土台に成り立つのですから，看護職になろうとする皆さんには，人間をさまざまな側面から理解していくことが求められます．「人間，この未知なるもの」といわれますが，看護を職業としようとする限り，人間を知ろうとすることは永遠の課題です．それは同時に，看護を提供しようとする側の皆さんが，自分自身を理解しようとすることでもあります．逆もまたしかり，自分を知ろうとすることは，他者を理解することに通じます．

　本章ではぜひ，さまざまな側面から人間をより深く理解することに挑戦してみましょう．

1 自己と他者

この節で学ぶこと

1. 「自己」と「他者」の概念を理解する
2. 自己の発達に直面する危機を理解する
3. 「社会的な役割を担う」ことを理解する
4. 役割を生きる（看護師として生きる）ことについて自分の考えを深める

なぜこれらを学ぶのか

　「世の中で看護ほどに，その仕事において《自分が何を為しうるか》が，《自分がどのような人間であるのか》にかかわっている職はほかにない」と，ナイチンゲール（Nightingale F）は1872年にすでに指摘しています．それは，どういうことなのでしょうか．

　第I章で，看護は，それを必要とする人間と提供する人間との「対人的な援助活動」であり，「看護の質は看護する者の質に左右される」という本質をもつと学んできました．すなわち，看護は人間と人間の関係を基盤にしているからこそ，看護師である人間が問われるということです．自分自身がどのような人間であるのかを知ることは，目の前にいる患者さんらを知ることにつながります．よい看護の提供につながります．

　この節で，看護職を目指すあなた自身をしっかりと考えていきましょう．

A. 自己とは

　自己については，「認識や行為の主体が自己，自己に対峙しうるもう1つの異なる主体が他者である」[1]と明記されている．しかしその**自己**（self）は，**自我**（ego）と同じように用いたり，研究者によって用い方が異なっていると指摘されているが，ここでは，「私」について説明するときの包括的な用語[2]として考えていく．すなわち自己とは，「自分とは何かを考え自己像や自己をどのように定義するかということ，どんな自分になりたいかという自己の理想，自分はどうあるべきかという自己評価などの自分のあり方を問う体験」[3]である．

　自己を理解しながら自分らしく生きるというのは，自分勝手にわが道を行くということではない．自分らしく生きるには，自分自身をよく知り，自分らしさを発揮しつつ周囲の多くの人間関係を調和させながら，柔軟な発想をし，主体性のある生き方をして自分を表現していくことが望ましい．

　そうした自己の発達についてエリクソン（Erikson EH）は，心理的・社会的発達段階として乳児期，幼児期，学童期など人の生涯（ライフ・サイクル）を8つの段階に区分し，それぞれの段階における発達課題があるとしている（p.35参照）.

　その中でもとくに重要なのが，乳児期と青年期である．乳児期，つまり誕生から1歳くらいまでのヒトが人間らしく育っていく時期に，重要他者（普通は母親）との間に生じる無条件の愛情に満ちた基本的信頼を体験できず，乳児期に求められた発達課題を達成できないときには，人間「不信」に陥ることになる．また，青年期において「私は何か」「私は何になりたいのか」「私らしいとは何か」といった自己への問いは誰もが経験することであるが，その答えを見出せず，「自己同一性（アイデンティティ）*1」確立に失敗すると，自分らしさを見失う自己喪失状態となり，「同一性拡散」といわれる精神的危機状態に陥る．たとえば「私は看護師に向いているのだろうか」「私が本当になりたかったのは看護師ではないのだろうか」などと考えて悩むのは，看護学生や看護師であれば誰もが体験することである．そうして悩み苦しみながら，すなわち「同一性拡散」を体験しながら，そしてそれを克服し，その過程を繰り返しながら自分らしさを確立していくのが青年期の発達課題だといえる.

> **コラム**
>
> ## 自我（ego）・超自我（super-ego）・イド（id）
>
> 　これは，「自我の三面攻撃」といわれている図である．もともとはフロイト（Freud S）の精神分析理論の概念だが，中央の「自我（ego）」を，自己（self）と置き換えて考えれば，日常的な「私」の行動がどのようにして決定されるかを考える参考になるだろう.
>
>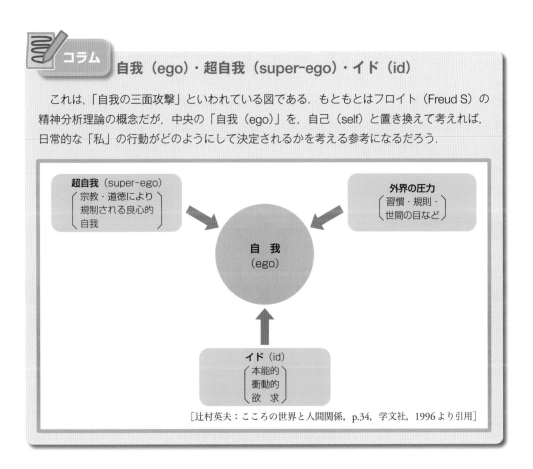
>
> ［辻村英夫：こころの世界と人間関係，p.34，学文社，1996より引用］

---

*1 自己同一性あるいは自我同一性といわれる心理学における概念であり，「自分はどんな人間であり，何をなすべきなのか」という個人の心の中に保たれる考えである.

　自己とは，他者との比較によってみえてくるものである．人は，しばしばみえていたは
ずの自己を見失い悩むことがある．そのとき，もう一度自分を見つめ直し，自分の気持ち
を整理するために必要なことは，自分と他者の違いに気づき，自分の姿を客観化する[*2]こ
とである．アイデンティティの確立のためには，他者と触れ合い，話を聞き，自らの心も
開いて，自分を相対化する[*3]ことが大切であり，そのことによって新しい自己に気づくこ
とができる．つまり，自己を知ること（自己理解）は，他者を知ることと同時になされる
ものであり，自分の表現に対する他人の反応や態度を知ることによって，はじめて気づい
ていない自分自身を知ることになる．

　人は深い絶望に陥ることがある．絶望に陥っても，立ち直りの早い人とそうでない人が
いるのはなぜだろうか．おそらくその理由は，絶望のきっかけとなった出来事に対して，
あらかじめ心の事前の準備ができているか，推移の予測や結果の予見が立っているか，事
後の処理また失敗に対する受容を心得ているかの違いにある．これらの要素を身につける
ためにも，自己を知り，自分だけに向けられた心の対処法を見つけることが必要となる．
自分を知り，よりよく生きるためには，自分自身の生活史的な手がかり，性格的な手がか
りを知る必要がある．自分の心であっても自分では気づかないところがある．心には複雑
な要素があり，非常に多くの層をもっている．時に他者から自分の気づかなかった側面を
指摘されて，納得しにくいことがある．人間の心は，成長して豊かになるとともに移ろい，
変化していくが，その過程で多くの価値観に触れ，それらを認めながら，その中から自分
のアイデンティティを見出すことによって生きがいを感じていくようになる．広く多くの
価値観を認める豊かな心をもつことで，自分自身を再発見することができ，また年齢とと
もに興味や関心が広がることにもつながる．仕事だけではなく，趣味や遊びの場，地域の
人々との交流の中にあっても生きがいを感じながら生活することができる．

1 ● 役割とは

　役割（role）とは一般に，各々に割り当てられる役目や任務のことをいう．人は，さま
ざまな役割を担って生活している．親・子ども・孫などの生来の役割もあれば，看護師・
教師・会社員などの社会的な役割もある．1人の人が，「母親」であると同時に「看護師」
であり，「町内会の役員」であり「コーラスサークルのメンバー」であるなど，多くの役割
をもっているのが普通である．

　この役割という言葉は，もともと演劇からきたものであり，「仮面（mask）」または「ペ
ルソナ[*4]（persona）」とほぼ同じ意味で使われる．社会という「場」において人々は，親
子関係のような自然な役割であれ，社会的な役割であれ，人間はさまざまな役割という「仮
面」をかぶりながらそれぞれの役を演じているようでもある．

[*2] 中立的な他者の目で客観的にとらえる．
[*3] 絶対的に決めつけるのではなく，他者との関係においてとらえる．
[*4] 人が他人に見せるために用いる自己の表層的な性格のこと．

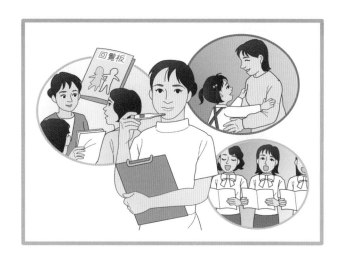

2 ● 自己と役割

　現代人は，アイデンティティの中心をなすものとして，自己が社会の行為者であり何かしらの「役割の担い手」であることを考える．たとえば人との出会いで，「あなたは，どなたですか」と聞かれた場合，「私は，○○です」と名前で答えるか，学生や会社員であればそれに所属組織を付け加えて答えることが多い．また，「○○の親です」というように家族との関係で答えることもあろう．「私は○○です」と答えることは，自らの「役割 (role)」を答えることになる．たとえば「看護師」「学生」「長男」「教員」「客」などがある．これらは，相手との関係において自分が担うことになる社会的カテゴリーとしての「役割」である．

　人間と役割の関係は一方的なものではない．また，人間は役割によって拘束されるものでもない．むしろ役割は，個人の自律性と自由の媒体でもある．ドイツの哲学者ハーバーマス（Habermas J, 1929-）は，このような資質を役割能力（rollenkompetenz）とよんでいる．

　人間と役割との関係には，さまざまな側面がある．たとえば同じ「看護師の役割」といってもその意味内容は1通りではない．常に親身に寄り添うケアを望む患者もいれば，つかず離れずの関係を求める患者もおり，また看護師に厳しく生活を律してもらうことを望む患者もいる．それぞれの患者が求める「看護師の役割」が複数あり，またその性質が互いに矛盾するため，看護師はどの役割をとるべきか迷いを生じることになる．このことを役割葛藤（role conflict）とよぶ．

　また，通常，1人の人間は複数の役割を担っていることが多い．それらの役割間に矛盾が生じることを「社会学的アンビバレンス」とよぶ．会社では皆から尊敬と畏怖の念をもって接せられる「上司」が，ひとたび家に帰れば妻に頭の上がらない「夫」であることや，優しさから多くの患者に慕われる「看護師」が，同時に厳しく子どもをしつける「母」であることなどがその例である．

　そして，これらのジレンマに対処する方法として「役割能力」がある．役割能力は，意識的に役割葛藤や社会的アンビバレンスに対処し，試行錯誤によって役割内または役割間の矛盾を取り除く能力のことをいう．役割能力により，自己の「役割」を柔軟に応用することが可能となり，また，自己のアイデンティティが確立される[4]．

3 ● 役割を生きる

　役割は，当人の意向にかかわりなく与えられるという一面もある．その役割を演じるということから，**役割演技**（role playing）ともいわれている．「私」とは関係なく，単なる与えられた役割として演じることと，「私」自らが進んで役割を引き受けて演じる**役割取得**（role taking）には，大きな違いがある[5]．舞台俳優の演じる役割の良し悪しは，役割取得をした演技であるか，単なる役割演技であるかの違いといえるだろう．それに加えて，舞台で演じる俳優が役になりきって，役割を生きているときに，アドリブ（即興）的に役割をつくっていく**役割形成**（role making）も時には起こるであろう．

　こうしたことは，日常の中にも起きていることである．看護師である自分が生き生きと仕事ができているときには，役割演技を超えた役割取得ができているということであり，時には，看護を受ける人たちとの間で，新たな役割がつくられていくこともあるだろう．役割に圧倒されてしまう「看護師が私」であるときには，看護を受ける人たちは事務的に作業をこなすだけの印象を受け，居心地がわるいだろう．自分らしさを保ちつつ，「私が看護師」として生き生きと看護しているときには，受け手も安心してケアを受けることができるのではないだろうか．それは，自己同一性と職業同一性が確立されている状態だといえる．

> **学習課題**
>
> 1．自分らしく生きるには，どのような自己の概念を必要とするか説明してみよう
> 2．役割と社会の関係について説明してみよう

●引用文献
1）廣松　渉ほか（編）：自己/他者．岩波哲学・思想事典，p.620，岩波書店，1998
2）青柳　肇，杉山憲司（編）：パーソナリティ形成の心理学，p.190，福村出版，1996
3）藤原喜悦：自己概念．乳幼児発達事典（黒田実郎監，伊藤隆二ほか編），p.177，岩崎学術出版社，1985
4）栗原　孝：役割能力論の考察—J・ハーバーマスの人格論によせて．社会学評論**34**（3）：309-326，1983
5）佐藤俊一：社会的役割と自己，人間世界の心理学（早坂泰次郎編），p.152-174，川島書店，1978

2 ストレス，コーピング

なぜこれらを学ぶのか

　人々が健康であるためには，身体だけでなく，こころの健康も重要です．ここでは，人間をこころの側面からとらえ，さまざまなストレスが人にかかったときの反応や，それにどのように対処していくのかを学びます．そのことによって，看護の対象である人間を理解することにつながり，ストレスを軽減させたり，適切なケアを考えるときの手がかりになります．また，看護を提供する看護職者にも同じようにストレスがあります．対象を理解するとともに，自分自身をみつめ，ストレスがかかったときの自分の傾向を知ることは，人間を対象とする看護職者には必要な姿勢です．しっかりと学んでいきましょう．

A. ストレスとは

　ストレス（stress）という用語は，もともと物理学や工学の分野で「外から力が加えられたときに物体に生じるゆがみ（不均衡）」を意味して用いられていた[1]．これが医学領域に導入され，嫌なことに対する不快な気持ちや圧迫感など心理的な意味を表すようになってきている．心身の安全を脅かす外部からの圧力を**ストレッサー**（stressor），環境や刺激に対応する心身の働きをストレス状態あるいはストレス対処，心身への変化を**ストレス反応**（stress response）という（**図Ⅲ-2-1**）．

　同じストレッサーを経験しても，ストレス反応には個人差がある．ストレスは，ストレッ

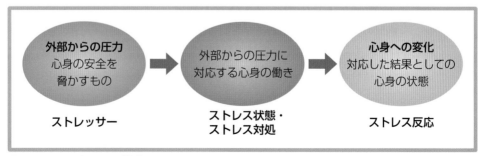

外部からの圧力
心身の安全を
脅かすもの

**外部からの圧力に
対応する心身の働き**

心身への変化
対応した結果としての
心身の状態

ストレッサー　　　　　ストレス状態・　　　　　ストレス反応
　　　　　　　　　　　ストレス対処

図Ⅲ-2-1　ストレスの構成

サーを個人がどう受け止めるかといった認知と深くかかわっている.

1 ● セリエ学説

セリエ（Selye H）は，ストレッサーに対する全身的な適応反応プロセスを一般適応症候群（general adaptation syndrome：GAS）とよび，3つの段階で説明している[2-4].

・第1段階：警告反応期

身体がはじめてストレッサーにさらされることで反応が現れる時期を「警告反応期」といい，ここでは，そのストレッサーと闘うか逃避するかの選択を迫られる．抵抗力が低下するショック相（体温・血圧の低下など）と，抵抗を示す反ショック相（体温・血圧の上昇など）に分けられる．ストレッサーがあまりにも強すぎると死にいたることもある

・第2段階：抵抗期

死にはいたらずストレッサーの刺激が続くと，「抵抗期」に移行する．この時期は，ストレッサーに対して身体の適応ができている状態である

・第3段階：疲弊期

「疲弊期」といって，ストレッサーが長期間持続した結果，身体の適応エネルギーが限界に達し，死にいたる時期とされている

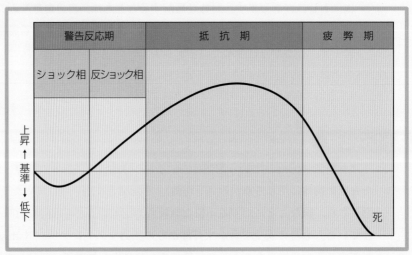

ストレスによる生体の抵抗力の変化
[Selye H：現代社会とストレス（杉靖三郎ほか監訳），法政大学出版局，1988より引用]

2 ● ホームズらのライフイベント研究

病気の発症を環境との関係から明らかにしようとしたものの代表が，ホームズ（Holmes TH）とラー（Rahe RH）によるライフイベント研究である．人間は，生理的・心理的・社会的統合体であり，精神疾患は，体質や遺伝によるものだけではなく，この3側面が生活環境と不調和を起こした場合に生ずると主張した[4].ホームズらは，この不調和の状況を病気の発症前の「生活上の出来事（ライフイベント）」によって明らかにし，「社会的再適応評価尺度」（social readjustment rating scale：SRRS）（**表III-2-1**）を作成した.

この尺度を用いて，たとえば「配偶者の死」のように，個人の人生上の出来事の変化が

表Ⅲ-2-1 社会的再適応評価尺度

ランク	ライフイベント	ストレス値	ランク	ライフイベント	ストレス値
1	配偶者の死	100	23	子どもの家離れ	29
2	離婚	73	24	姻戚とのトラブル	29
3	夫婦別居	65	25	すぐれた自己業績	28
4	受刑	63	26	妻が仕事を始める・やめる	26
5	親族の死	63	27	学校を終える・始める	26
6	自身の怪我や病気	53	28	生活状況の変化	25
7	結婚	50	29	習慣の修正	24
8	失業	47	30	上司とのトラブル	23
9	配偶者との和解	45	31	勤務時間・状況の変化	20
10	退職	45	32	転居	20
11	親族の健康状態の変化	44	33	転校	20
12	妊娠	40	34	レクリエーションの変化	19
13	困難なセックス	39	35	教会活動の変化	19
14	新しい家族の一員	39	36	社会活動の変化	18
15	ビジネス上の再適応	39	37	1万ドル以下の抵当	17
16	財政状況の変化	38	38	睡眠習慣の変化	16
17	親友の死	37	39	団らんに集まる家族の数の変化	15
18	配置換え	36	40	食習慣の変化	15
19	配偶者との口論数の変化	35	41	休暇	15
20	1万ドル以上の抵当	31	42	クリスマス	12
21	抵当流れ	30	43	小さな法律違反	11
22	仕事での責任の変化	29			

[Lazarus RS：ストレスと情動の心理学-ナラティブ研究の視点から（本明　寛監訳，小川　浩ほか訳），p.60，実務教育出版，2004より引用]

大きいほど，再適応には多大なエネルギーが必要であり，そのために病気に対する抵抗力が減少することを説明した[1]．

3 ● ラザルスらの研究

セリエの有害刺激に対する一連の生理的反応をストレスととらえる考え方や，日常生活上の変化をストレスととらえるホームズらの考え方に対し，個人と環境との相互関係の視点からストレスをとらえたのがラザルス（Lazarus RS）とフォルクマン（Folkman S）である．

人間は，ストレッサーにさらされると，それが自分にとってどのくらいの脅威となるかを評価する．これを「1次評価」という．次に，そのストレッサーを克服できるかどうか評価することを「2次評価」という．1次評価には状況や個人の認識が，2次評価にはストレス対処能力（ストレス・コーピング，stress coping）がそれぞれ関与している．

B. コーピングとは

ラザルスによれば，「コーピングとは，個人の資源に負荷を与えたり，その資源を超えると評定された外的ないし内的要請を処理するために行う認知的行動的努力であり，その努力は常に変化するものである」と定義されている[4]．すなわち，コーピングとはストレスに対する対処機制である．

ストレスは，個人と環境とのダイナミックなプロセスであり，コーピングはその一部で

ある．つまり，コーピングは安定したものではなく，状況に応じて変化するものである．また，コーピングは無意識に行われる防衛機制や適応機制とは異なり，意識的に行われる努力である．さらに，コーピングとコーピングの結果とは別個であるとみなされる[3,5]．

コーピングの主な様式

a. 問題焦点型コーピング

問題焦点型コーピングとは，ストレスの状況を解決するために，情報収集したり，計画を立てたり，具体的に行動したりすることである．

b. 情動焦点型コーピング

情動焦点型コーピングとは，ストレスの直接的な解決を図るのではなく，ストレスによって生じた情動の調整を目的としている．その問題について考えるのをやめたり，問題の意味を考え直したりする．また，人を責めたり怒りを発散する，飲んだり食べたりする行動などが，その表れである．

このほかにもさまざまな分類があるが，コーピングの様式を厳密な基準で分類することは困難である．なぜならば，問題焦点型か情動焦点型かは，それを用いる人の目的や視点によって異なり，また，人がストレス状態に対処する場合は，両方の様式を組み合わせて用いることが多いからである．たとえば，試験前に計画を立てて試験勉強をすることは，ある学生にとっては，ストレス状況の解決のため（問題焦点型）かもしれないが，別の学生にとっては，試験前の不安の解消のため（情動焦点型）かもしれない[6]．

また，「1次評価」「2次評価」に続いて，コーピングを行った結果がよかったかどうか評価することを「再評価」といい，これによって，適応（健康）か，不適応（疾病）につながっていく[7]．

コラム　東日本大震災の復興支援と心のケア

2011年に起こった東日本大震災は，一瞬にして人々の平穏な生活と多くの尊い命を奪い去り，被災者に心的外傷，心的外傷後ストレス障害（PTSD）をもたらした．このような未曽有の震災によるストレス反応を「惨事ストレス」というが，その被害者は，被災者とその家族・遺族だけでなく，その救援にあたった職業的災害救援者もまた2次的な被害者といえる．助けてくれと叫びながら流されていく人を助けられなかった救急隊員，自分の家族の安否もわからぬまま救護にあたった医師や看護師らも，また心のケアを必要としているのである．一方で，心のケアの専門的な知識や技術をもたない住民どうしがお互いをいたわり，支え合う場面も多くみられた．復興支援に欠かせない心のケアには，専門的な知識と技術を身につけるための教育やシステムが必要であるが，人々の心の中にもともと存在する思いやり，気遣い，そしてストレスからの回復力が基盤となることを忘れてはならない．

C. ストレスを軽減させる活動

　生きていくうえでストレスのまったくない生活は存在しないといってもよい．ある程度のストレスは，人間的な成長や生産的活動のために必要であるが，過度のストレスは健康を害することもある．

　ストレスを軽減させるには，まずストレスの原因となっていることに気づき，それらが健康にどのような影響を与えているのかを知る必要がある．そして，ストレスを予測し，対処する方法を知っておくことが大切である．

　ここでは，その代表的な対処方法であるストレスマネジメントとソーシャルサポートについて説明する．

1 ● ストレスマネジメント

　ストレスマネジメント（stress management）とは，健康増進活動の1つで，ストレスを受けることによって生じる悪影響を最小限にしたり，ストレス性の疾患を予防するために行う活動のことである[8]．ストレスマネジメントには，コーピングの様式である問題焦点型や情動焦点型の対処法のほかに，生理的な方法や認知的な方法がある．

　生理的方法は，呼吸法・身体的リラクセーションなどの技法により，ストレスによって変化した生理的反応を平常に戻し，ストレスの解消を図ろうとするものである．

　認知的方法は，ストレスに気づく，不必要なストレスを回避する，ストレスを予測し備える，時間を効果的に管理する，生活の中にユーモアを取り入れる，ものの見方を変えるなどの方法により，ストレスの認知を変え，その評価が適応的になるようにするものである．

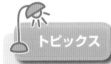

トピックス　ストレスへの理解

　ストレスのない現代生活は存在しないといってよいほど，人はなんらかのストレスを感じながら生活している．心理学的ストレス研究は，あらゆる生活領域と年齢層において行われている．たとえば，「職場環境とストレス」や「老年期とストレス」「育児とストレス」などがあげられる．

　看護においては，対象となる人の身体の痛みだけでなく，心の痛みにも注目して，ストレスがどのように人の心に影響するのか，そして，どのように対処していこうとしているのかを理解することが重要である．

2 ● ソーシャルサポート

　ソーシャルサポート（social support）とは，社会的関係において精神的・身体的健康を高めると考えられる特徴や機能，あるいは社会的ネットワークを通して得られる心理的・物資的資源を意味するものであるとされ[9]，情緒的ソーシャルサポートと道具的ソーシャ

ルサポートに大別される.

何か困ったことがあったり，ストレス状態になったときに，信頼のおける誰かに相談したり，情緒的に支えてもらっていると認識しているだけでストレスは軽減される．また，困っていることを実際に手伝ってもらったり，助言を得られることも同様にストレスを軽減させる.

たとえば，子育て中の母親が夫から「いつもありがとう」と声をかけられ，自分のしていることを認めてもらっていると実感することや，育児の相談にのってもらうことなどは情緒的ソーシャルサポートであり，育児や家事の手助けを得ることなどは道具的ソーシャルサポートである.

このソーシャルサポート量が多いほど，ストレス反応は減少し，疾患発症の危険率が低下することが明らかになっている．したがって，ソーシャルサポートは，疾患発症予防の観点から重要な概念であり[10]，ストレスが個人の健康に及ぼす悪影響を防ぐ効果をもつと考えられている.

〔 **学習課題** 〕

1. ストレスのモデルについて説明してみよう
2. ストレスを軽減させる活動にはどのようなものがあるか，あげてみよう

●**引用文献**
1) 原 信一郎：ストレスとホメオスターシス，ストレス研究の基礎と臨床＜現代のエスプリ別冊＞(河野友信ほか編)，p.125-138，至文堂，1999
2) Lazarus RS：ストレスと情動の心理学—ナラティブ研究の視点から（本明 寛監訳，小川 浩ほか訳），実務教育出版，2004
3) 小杉正太郎：ストレス研究の幕開け—生理的・疫学的ストレス研究の始まり．ストレス心理学—個人差のプロセスとコーピング（小杉正太郎編），p.5-29，川島書店，2002
4) Lazarus RS：解説—セリエ学説．ストレスとコーピング—ラザルス理論への招待（林 峻一郎編訳），p.81-108，星和書店，1990
5) Lazarus RS, Folkman S：ストレスの心理学—認知的評価と対処の研究（本明 寛ほか監訳），実務教育出版，1991
6) 島津明人：心理学的ストレスモデルの概要とその構成要因—コーピング．ストレス心理学—個人差のプロセスとコーピング（小杉正太郎編），p.31-58，川島書店，2002
7) 前掲5)，p.25-51
8) 玉瀬耕治：ストレスと心理的障害．心理学（無藤 隆ほか著），p.449-469，有斐閣，2004
9) 小杉正太郎：ソーシャルサポートと健康．ストレスと健康の心理学（小杉正太郎編），p.35-51，朝倉書店，2006
10) 小杉正太郎，種市康太郎：心理学的ストレスモデルに関連する諸要因—ソーシャルサポート．ストレス心理学—個人差のプロセスとコーピング（小杉正太郎編），p.74-84，川島書店，2002

セクシュアリティ

この節で学ぶこと

1. セクシュアリティ（sexuality）とは何かを理解する
2. セクシュアリティを構成するさまざまな側面とその意義を理解する
3. セクシュアリティの健康と権利の理解を深める

なぜこれらを学ぶのか

　人間にとってセクシュアリティとは何でしょうか.

　セクシュアリティとは，性にかかわる人間の考えや活動全般を示す用語ですが，いまだはっきりとは定義されていません. しかし，性の権利は，人間にとって大切な，基本的な権利の1つであることに違いありません. そのため，セクシュアリティについて学ぶことは，単に生殖に関する知識を得ることだけではなく，一人ひとりの人間が自分らしく生きていくうえで重要な自己尊重や多様性の理解などを学ぶことにつながります. また，看護職者としては，暴力や不平等のない性の健康と権利を獲得できる社会を築くために，あらゆるライフサイクルにある人間の性の健康と権利について，しっかりとした知識をもち，正しい情報を提供していくことが大切です. そのために，本節で改めて人間のセクシュアリティについて学んでいきましょう.

A. セクシュアリティとは

　1964年に米国でSIECUS（性情報・教育協議会）が設立され，創設者の1人であるカーケンダール（Kirkendall LA）は**セクシュアリティとしての性**を，「セックスとは，身体部分や，それにかわる行動の総称として考えてきたが，セクシュアリティでは，人間の身体の一部としての性器や性行動のほかに，他人との人間的なつながりや愛情，友情，融和感，思いやり，包容力など，およそ人間関係における社会的・心理的側面やその背景にある生育環境などもすべて含まれる」[1]と提唱した. また，同じくSIECUSのメンバーのカルデロン（Calderone MS）は，「セックスとは両脚の間にあるものであるが，セクシュアリティは両耳の間にあるものだ」[2]といい，生物学的な性という側面だけではなく，大脳の働きである思考をもとにした，人間関係豊かな性のとらえ方をした. このように，セクシュアリティを考える際には，人間の根幹をなす「思考」の1つとしてとらえ理解を深めていく必要がある.

　近年，セクシュアリティは性に関する自己表現としての意味で多く使われているが，性には**身体の性（セックス）**と**社会的な性（ジェンダー）**という視点がある. またそれぞれに多くの要素を含んでいる.

1 ● 生物学的性（セックス）

「性」とは，種の保存という目的をもち，連綿とした長い時間の営みの中の人類にとって重要な自然原理と考えられてきた．この**生物学的性**である**セックス**（sex）は，「女性あるいは男性としての人間のスペクトルを決定する生物学的な特性の総和である」[3]と定義されている．セックスの語源は"分ける""分断する"からきている．下のイラストに示すように，プラトンの『饗宴（きょうえん）』の中に，人間は本来男でもなく女でもない両方の性をもち合わせた"アンドロギュノス"という球体であったとするアリストファネスの言葉が残されている．あまりに活発で乱暴なので神々が分断をし，男と女にしたという神話があり，ラテン語のseco（分断する）がsexの語源といわれている[4]．

身体の性は，性染色体がXXの場合は女性，XYの場合は男性になることが知られている．性染色体の異常としては，XO（ターナー症候群）やXXY（クラインフェルター症候群）などがある．また，女性は卵巣，男性は精巣をもつことを性腺の性という．受精卵では，分化の過程で内性器の性が，男性ホルモンの刺激によって外性器の性が形成される．

一方，脳の性分化も同じく男性ホルモンに影響され，妊娠4〜7ヵ月から分化が始まる[5]．

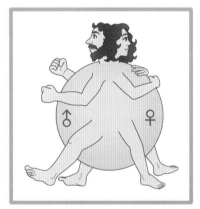

アンドロギュノスの神話

2 ● 心理・社会学的性（ジェンダー）

生物学的性に対して，**心理・社会学的性**を表すのが**ジェンダー**（gender）という概念であり，「セックスを基盤にした文化的価値，態度，役割，習慣および特徴の総和である．ジェンダーは歴史的に，文化的に，そして現在の社会において存在しており，その結果，男と女の特別の力関係を反映し，また永続させている」[6]と定義されている．生物学的な性と心理・社会学的な性の自己認知の不一致などがみられる場合もあり，今日では，**性同一性障害**として国際的な診断基準により治療の対象となっている[7]．

B. セクシュアリティを構成する要素

セクシュアリティを構成する要素を考察する視点は，学者によりさまざまで，ジェンダー論の視点[8]や，フェミニストの視点[9]，そして，性別基準の視点[10]などがある．また，ダイアモンド博士（1984/1984）の著書の題名ともなっている「Sexual Decision（性の意思決定）」という見方は，意思決定という基本的な権利にかかわる視点で性をとらえている[11]．

本項では，人間としての意思決定，尊厳と権利を主軸にヒューマンセクシュアリティを学んでいく．

コラム　性同一性障害

　性同一性障害（gender identity disorder：GID）とは，身体の性である「生物学的性」と，心の性である「性の自己認識：性自認」が一致せず，性別違和感をもち，自分の身体の性に対して強い違和感をもつ．生物学的性が男性であり，心の性が女性であることをmale to female（MtF），生物学的性が女性であり，心の性が男性であることをfemale to male（FtM）という．

　1996年，埼玉医科大学で倫理委員会の承認を得て，性転換手術（現在は性別適合手術）が行われ，その後，2003年には，「性同一性障害者の性別の取扱いの特例に関する法律」が成立し，この法律では，①20歳以上であること．②現に婚姻をしていないこと．③現に未成年の子がいないこと．④生殖腺がないこと又は生殖腺の機能を永続的に欠く状態にあること．⑤その身体について他の性別に係る身体の性器に係る部分に近似する外観を備えていること．のいずれにも該当するものについて審判を請求できることが決められている．1997年に，日本精神神経学会がガイドラインを出してから，改訂が行われてきており，2012年には思春期の子どもに対するホルモン療法の指針が示され，思春期の二次性徴抑制療法を開始することができるようになった．日本でも性同一性障害の治療が進みだしたと同時に，生活支援などの看護支援も行われるようになってきている[12,13]．加えて，2015年には，文部科学省が「性同一性障害などの児童生徒へきめ細かな対応を」を通知して，2016年同省から教職員向けの手引きも出されている．医療のみならず教育の面での整備ができてきているといえる[14]．

1 ● 性自認

　自分は男性である，あるいは女性であるという確信をもつことを**性同一性**（sex identity）という．ヒトは，2〜3歳ごろには自分が属する性を確信できるようになる．女性は自分にペニスがないことで男性ではないと認識するとされていたが，近年では，男性が，自分を養育する母親との身体の違いから女性ではないと認識することにより性自認するといわれている[15]．この性同一性は，社会の中で「男性である」「女性である」という，性役割として社会の期待と大きく関係することから社会的性同一性（gender identity）の基盤となる．男らしさや女らしさといった期待から自己認知される性である．社会的性同一性は，養育される環境や学習などの影響を受ける．また，現代では養育ばかりではなくメディアの影響も大きい．しかし，社会的性同一性が個人のもつ意識・認知に危機をもたらすような半陰陽*¹の場合や，生物学的な性別と性の自己意識・自己認知が一致しない場合もあり，男性と女性という二分された性としてのとらえ方ではなく，自己認知された性を表現できることが個人のもつセクシュアリティの尊重といえる．

---

*¹ インターセックス（intersex）ともよばれ，外性器，性染色体，性腺などの特徴から明確に男女を分けられない状態であること

2 ● 性役割

　フランスの作家であるボーヴォワール（Beauvoir SD）は，「人は女に生まれない．女になるのだ」とその著書『第二の性』で記している[16]．社会環境の中で女性としての思いやりや，優しさ，しとやかさを期待され「女性」となっていくのである．男性は，「男なら泣くものではない」とか，「男ならがまんせよ」などと幼いころから強さや責任感を求められ成長していく．これらの「男らしさ」「女らしさ」の規範により"一連の性格と態度"を身につけていく過程を，江原らは「ジェンダー化」とよんでいる[17]．**性役割**は広義の意味においてジェンダーと表現されることが多い．ジェンダーは生殖に関する語ではなく，あくまでも性別社会での自己認知を示した用語である．個人の養育環境や，学習などの社会との相互作用により獲得される心理・社会学的性のことを指す．

3 ● 性的指向

　どのような性に対して，恋愛感情をもち魅力を感じるかということを**性的指向**という．思春期ごろに顕在化する．生物学的な性別の男性が女性に，女性が男性に性的な魅力を感じることをヘテロセクシュアル（異性愛）という．男性が男性に，女性が女性に惹かれることをホモセクシュアル（同性愛）といい，ホモは「同じ」という意味をもつ．男性の同性愛をゲイ，女性の同性愛をレズビアンともいう．男性・女性の両方に性的な魅力を感じることを，バイセクシュアル（両性愛）とよぶ．さらに，アセクシュアル（無性愛）などもある．生殖の性という視点から，これまでは異性愛が多く認められてきた．しかし，人間の性は生殖にかかわる側面だけではない．そして，生物学的な性とジェンダーが一致しないこともある（トランスジェンダー）．性的指向は個人のもつ自由であり，人権であるということを忘れてはならない．

C. 性の意義

　人間にとっての性の意義について，黒川は3つの意義を示している．第1が，「生殖性」の意義である．生殖は人間だけにある意義ではなく，種の保存と子孫繁栄のためのあらゆる生物に共通の意義である．人間は性行動によりこの生殖の営みを続けてきている．それでは，性行動は生殖のためだけにあるのだろうか．第2に，性のもつ「快楽性」の意義がある．抱擁や愛撫は，性的な心地よさの体験であり欲求の充足に導いていく．これは，大

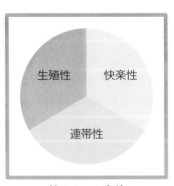

性の3つの意義

脳が発達している人間の性の特徴でもある．そして，性のもつ第3の意義は，「連帯性」の意義である．これは，性行動だけではなく，愛する気持ちやお互いを信頼してわかり合うという，深い人間どうしの結びつきのことである．

　子どもをもつかもたないかは，女性とそのパートナーが相談のうえ自己決定していく．これが「生殖性」の側面である．老年期には，「生殖性」としての側面は少ないが，「快楽性」の意義と「連帯性」の意義を継続的にもっている．性はこのように，さまざまな意義により，人間の生と共にあると考えられる．

D. 性の健康と権利

1 ● セクシュアル・ヘルス

　1978年に性に関する学術的な国際学会として立ち上げられた世界性科学学会（World Association for Sexology：WAS）は，隔年ごとに科学的な研究の成果の共有や，文化や価値観の相違を理解しながら人間の性について探求してきている．1997年の第13回世界性科学学会総会では，バレンシア宣言として，セクシュアル・ヘルスを推進するためには，それが基本的人権であるという考え方を推進する必要があるという考えを示した．また，1999年の第14回世界性科学学会総会において，「性の権利宣言」が世界に共通する基本的人権として採択された．**セクシュアル・ヘルス**とは，「セクシュアリティに関する，身体的，心理的，ならびに社会的・文化的ウェルビーイング（良好な状態）の進行中のプロセスの経験である．セクシュアル・ヘルスは，個人的・社会的生活を豊かにする，調和的で個人的，および社会的ウェルネスを育む性的能力の自由な，しかも責任ある表現である．それは単に機能不全や疾病，虚弱でないことと同じではない．セクシュアル・ヘルスが獲得され，維持されるためには，すべての人々のセクシュアル・ライツが認められ，擁護されることが必要である」[3]と定義している．

2 ● 多様な性の理解

　私たちは誕生のとき，医師や助産師から性別を告げられる．今日では画像診断の機器や

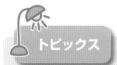

トピックス 日本のジェンダー不平等は変化したのであろうか？

　世界経済フォーラム（World Economic Forum）による，「The Global Gender Gap Report 2018」では，男女格差を測るジェンダー・ギャップ指数（Gender Gap Index：GGI）において，日本のジェンダー・ギャップ指数が世界の中において，低い順位であることを示している．この指数は，経済，教育，健康，政治の4つの分野のデータから作成されたものであり，0が不平等，1が完全平等を意味している．日本の総合スコアは0.662であり，順位は149ヵ国中110位であった[i]．

　日本の性差間の不平等，社会参加については，今後世界に学ぶ必要がある．

ⅰ）内閣府男女共同参画局総務課：行政施策トピックス—世界経済フォーラムが「ジェンダー・ギャップ指数」を公表．共同参画119：7，2019

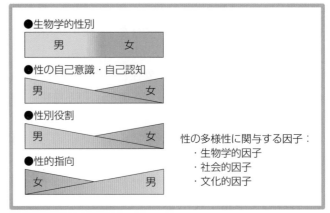

図III-3-1　性の多様性
[山内俊雄：性の境界―からだの性とこころの性＜岩波科学ライブラリー74＞，p.105，岩波書店，2000より引用]

技術の進歩から，胎内にある早いうちから性別を知ることもできる．これらは，外性器の形態から判断した性であり，多くはその生物学的な性を幼少期に自認することとなる．そして，女らしく，男らしく養育される．しかしながら，この「二分された性」という考え方は，必ずしも正しく現実の様相をとらえているわけではない．生殖という意味においては女性と男性に分けられるが，なかには半陰陽の人も存在する．また，生物学的な性，心理的・社会学的性や性的指向など，性の自己認識は多様である．「男性だから」「女性だから」という考え方ではなく，性にはグラデーションがあり（**図III-3-1**），性が連続したものであるという多様なとらえ方をする必要がある[18]．加えて，個人が行う自己決定が周囲の無理解のために阻害されることのないように，性の自己認識に関する個人の尊厳と権利を尊重する必要がある．

学習課題

1．ヒューマンセクシュアリティのさまざまな側面を基本的人権という視点で説明してみよう

●引用文献
1) 田能村祐麒（著），日本性教育協会（編）：現代性教育研究，創刊号，p.6，小学館，1972
2) 松本清一（監）：性―セクシュアリティの看護，p.14-16，建帛社，2001
3) PAHO & WAS：セクシュアル・ヘルスの推進―行動のための提言（松本清一ほか日本語版監），p.12，日本性教育協会，2003
4) 間宮　武：男と女―愛は女だけのものですか？＜性の科学シリーズ1＞，p.6-7，学校図書，1994
5) 大島　清：脳と性欲―快楽する脳の生理と病理＜ブレインサイエンス・シリーズ3＞，p.6，共立出版，1989
6) 前掲3），p.13
7) 山内俊雄：改訂版 性同一性障害の基礎と臨床，p.39-51，新興医学出版社，2004
8) 江原由美子，山田昌弘：ジェンダーの社会学―女と男の視点からみる21世紀日本社会，改訂新版，p.19，放送大学教育振興会，2003

9) 河野貴代美：セクシュアリティをめぐって＜シリーズ「女性と心理」第2巻＞, p.8-9, 新水社, 1998

10) 川野雅資, 武田 敏：看護と性―ヒューマンセクシュアリティの視点から, p.104-105, 看護の科学社, 1991

11) Diamond M, Karlen A：人間の性とは何か―性教育学講座（田草川まゆみ訳）, 小学館, 1984

12) 中塚幹也：性同一性障害診療における産婦人科医の役割. 産婦人科の実際 **62**（13）：2093-2097, 2013

13) 浦尾悠子, 江口のぞみ, 髙馬章江ほか：性同一性障害と看護. 性同一性障害の医療と法―医療・看護・法律・教育・行政関係者が知っておきたい課題と対応（南野知惠子ほか編）, p.135-151, メディカ出版, 2013

14) 中塚幹也：封じ込められた子ども, その心を聴く―性同一性障害の生徒に向き合う, p.39, ふくろう出版, 2017

15) 前掲9）, p.23-24

16) Beauvoir S：第二の性（生島遼一訳）, p.8, 新潮社, 1953

17) 前掲9）, p.30

18) 山内俊雄：性の境界―からだの性とこころの性＜岩波科学ライブラリー74＞, p.105, 岩波書店, 2000

4 スピリチュアリティ

この節で学ぶこと

1. スピリチュアリティの意味を理解する
2. 死別による喪失や悲嘆の過程を理解する
3. スピリチュアルケアの意味を理解する
4. 現代医療における癒し（holistic healing）の意味を理解する

なぜこれらを学ぶのか

　人間は，さまざまな側面をもって生きています．精神的あるいは心理的といわれる側面よりも，もっと深い側面，すなわち霊的・神秘的とも解される側面がスピリチュアリティです．理屈や論理では解決することのできない，最も人間的な側面ともいえます．それゆえ，その深い側面にかかわることのできる看護が，最も人間的な看護といえるでしょう．

　人間のスピリチュアリティにかかわることのできる看護は，その提供者である看護師を大きく成長させてくれるはずです．そうした看護の提供者に近づくための第一歩として，本節にじっくりと取り組んでいきましょう．

A. スピリチュアリティとは

　『広辞苑』によると，**スピリチュアル**（spiritual）は，「精神的な」「霊的な」「脱俗的な」「崇高な」「気高い」「神聖な」「宗教的な」の意味を示している．日本語で「霊的」というと，宗教的色彩が濃いように受け止められるために，近年「スピリチュアル」または「スピリチュアリティ」という語が用いられている．それは，WHO憲章（1998年）が強調するように，物質と身体性しか考慮しない近代（医学）の偏狭さに対して，伝統療法や代替医学などがもつ全人的医療が必要であること，さらに，医療と宗教の混同を危惧して，スピリチュアリティは，人間の尊厳の確保や生活の質（QOL）を考えるために必要な本質的なものであるということを意味している．

　スピリチュアリティは，「長い間に形成された信念やポリシーのような内的に向かう自己存在や魂であり，生きていく意味，生きていく力を考える傾向をも含めて広義にとらえていく必要がある」[1]といわれている．

　また，窪寺は，死にゆく人々の示すスピリチュアリティを「人生の危機に直面して生きる拠り所が揺れ動き，あるいは見失われてしまったとき，その危機状況で生きる力や，希望を見つけ出そうとして，自分の外の大きなものに新たな拠り所を求める機能のことであ

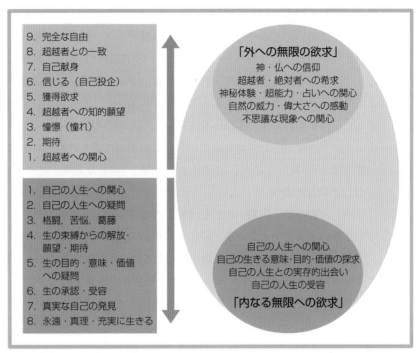

9. 完全な自由
8. 超越者との一致
7. 自己献身
6. 信じる（自己投企）
5. 獲得欲求
4. 超越者への知的願望
3. 憧憬（憧れ）
2. 期待
1. 超越者への関心

「外への無限の欲求」
神・仏への信仰
超越者・絶対者への希求
神秘体験・超能力・占いへの関心
自然の威力・偉大さへの感動
不思議な現象への関心

1. 自己の人生への関心
2. 自己の人生への疑問
3. 格闘，苦悩，葛藤
4. 生の束縛からの解放・願望・期待
5. 生の目的・意味・価値への疑問
6. 生の承認・受容
7. 真実な自己の発見
8. 永遠・真理・充実に生きる

自己の人生への関心
自己の生きる意味・目的・価値の探求
自己の人生との実存的出会い
自己の人生の受容
「内なる無限への欲求」

図Ⅲ-4-1　スピリチュアリティの構造
上向きの矢印は「自分の外の大きなもの」へ向かうことを，下向きの矢印は「自分の内面」に向かうことを示している．
［窪寺俊之：スピリチュアルケアとQOL．緩和医療学（柏木哲夫，石谷邦彦編），p.233，三輪書店，1997より引用］

り，また，危機の中で失われた意味や目的を自己の内面に新たに見つけ出そうとする機能のことである」[2]と述べている（**図Ⅲ-4-1**）．

　そのためには，死を迎えることの恐怖，死後の世界への不安，残される家族への不安といった苦悩を和らげようとしたり，その人の苦しみを否定したり，励ましたりするのではなく，その人の想いに耳を傾け，その人の言葉をありのままに受け入れ，患者のそばに座ってゆっくりと話を聴く態度で接することもスピリチュアリティに対するケアとして大切なことである．

B. 医療の場におけるスピリチュアリティ

1 ● スピリチュアリティと苦痛

　医療においてスピリチュアリティが注目され始めたのは，ナイチンゲール看護学校で教育を受けた経歴のあるイギリスの医師であるソンダース（Saunders C, 1918-2005）が，末期患者の苦痛を「身体的」「心的」「スピリチュアル」「社会的」という4要素からなるトータルペインとしての論文を発表（1982）してからのことである．臨床現場においては，その4要素を統合した全人的な苦痛を緩和することが求められている．たとえば，働き盛りの人生半ばに死を迎えると知ったとき，これまでの自分の人生にどのような価値があるのだろうかと，自らの人生への問いに苦悩することになる．こうした人のスピリチュアルペインへのケアが必要なのである．

2 ● 死別・喪失・悲嘆体験

　死別は，強い悲しみの感情をもたらす体験である．悲しみにくれることを悲嘆といい，これまで大切な存在であった対象を失う喪失の場合に直面し，理性的にまた情緒的に諦めるまでの過程を「死別・喪失・悲嘆の体験」といわれている．家族や友人の事故や病気による死別，また流産や死産からも喪失感を体験する．長期の不妊治療が実り，ようやく妊娠したにもかかわらず，流産・死産にいたった場合などはその喪失感をなかなか埋め尽くすことができず，自分自身を責め，長期にわたって苦しみ悩むことになる．

　悲嘆は，「予期した悲嘆」「予期しない悲嘆」「病的な悲嘆」に分けられる．

（1）予期した悲嘆

　予期した悲嘆は，実際の喪失を予期したときに起きる悲嘆反応であり，死が避けることのできない事実であることを知るときに現れる．終末期にある患者は自分の死を悟ることにより，予期した悲嘆の心理的過程をたどる[3]．終末期患者にとっての喪失とは，自分の喪失とともに愛する家族・友人・知人，そして社会との別離である．**キューブラ・ロス**（Kübler-Ross E）は，苦悩に満ちた人生最大の危機状態である**死の受容過程**を5段階に示した[4]．

コラム　スピリチュアルペイン

　スピリチュアルペインとは，解決しがたい問題に直面し，人生の価値や目的を見失い苦悩することである．とくに死に直面した人は，他者との通常の人間関係や信頼関係を結ぶことが難しくなり，孤立し，苦悩することもある．罪悪感や悔い，人への憎しみの感情から解き放たれることなく，苦しみの中で死を迎えようとする過程の中で，スピリチュアルペインがみられる．「私は，何も悪いことはしていないのになぜ，こんなつらい病気にならなければならないのか」「まだ，やり残したことがあるのに，なぜ死ななければならないのか」「愛する家族を残して，死ぬなんて」などといった問いを自分自身に向け，自らを責める．また，「自分の人生は，意味があったのだろうか」といったような思いを抱くようになる．そうした自分の存在の意味を問うことにより，5つの和解を求めるようになる．

死に直面した人の求める5つの和解

・**自己との和解**：病気の自分を受け入れること，死に直面して恐れている自分を受け入れること，自分の存在の意味をみつけること，苦難の中で生きる意味・目的・価値を発見することで，自己の劣等感や高慢さ，挫折感や自己嫌悪などと和解し，それから解放されること
・**他者との和解**：家族・友人・上司・知人・社会などとの憎しみ・怒り・嫉妬などを伴った否定的関係から解放されて，信頼のある，自由で愛のある関係を形成すること
・**絶対者との和解**：罪責感・遺棄感から解放され，絶対者の意思・愛，あるいは計画の中に自分の存在を見ることによる，価値観・信頼感・基本的生き方に関する和解
・**自然との和解**：自然の中での「自分の存在」に気づき，安心や平安をもつことで，自然・宇宙の法則から乖離（かいり）した自己存在から，自然の一部，全体の中の一部としての自己存在に気づくことから得られる
・**時間との和解**：残された時間，限られた時間，短縮された時間を受け入れ，その中で自分を生かすことは，死を感じつつ残された生命と苦しみを伴う時間を受け入れることから始まる

この5つの関係の回復は，死にゆく人ばかりではなく，思いがけない人の突然の死に直面する家族の場合も同様に当てはまる．

［窪寺俊之：スピリチュアルケア入門，p.35-37，三輪書店，2000より引用］

キューブラ・ロスの5段階

・第1段階：否認

予後不良の宣告を受けた患者は「間違いだ，真実でない」という心理反応を示す．これは健全な心理反応である．このとき医療者は，患者の訴え，態度をありのまま受け入れることが大切である．

・第2段階：怒り

否認という心理反応が維持できなくなると，あらゆる方向に怒りが向けられる．医療者は，患者の怒りを個人的・感情的に受け取らず，かつ避けることなく理解するように努めることが大切である．

・第3段階：取り引き

善い行いや，何かがまんすることで死が先に延びることを願う気持ちである．

・第4段階：抑うつ（準備的悲嘆）

取り引きがかなわないと悟り，失うものに対し心の準備をするための防衛機制である．患者は何も言わず，ふさぎ込むようになる．このとき，医療者は励まさず，ただ黙ってそばにいることが大切である．

・第5段階：受容

すべてを失う悲しみも終え，死という現実を受け入れる時期をいう．精神的に落ち着き，周囲への感謝の言葉が聞かれる．

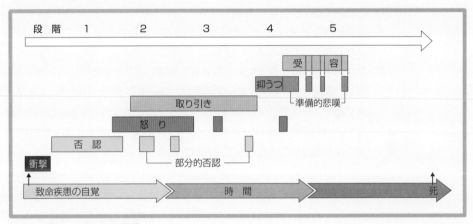

キューブラ・ロスの5段階

[前滝栄子：がんサバイバーの心理とケア．精神看護学　精神保健，第3版（太田保之ほか編）p.150，医歯薬出版，2007より許諾を得て改変し転載]

（2）予期しない悲嘆

予期しない悲嘆は，予測していない突然の喪失に直面したのちに引き続く悲嘆の過程である．非現実的な悲しみの感覚から，亡くなった人に対しもっとしてあげられることがあったのではないかといった罪悪感をもったり，他者から強い非難を浴びることによって無力を感じたりする．

（3）病的な悲嘆

悲嘆が長期化し，悲嘆を抑制することでなんとか安定を維持している状態から，なんらかのきっかけで悲嘆がうつ病や他の精神疾患に発展するものを病的な悲嘆という．病的な悲嘆は，死別体験者が喪失の現実に適応するのが困難だと感じているときに現れやすい[5]．

3 ● 死の準備教育

　哲学・宗教学の立場からデーケン（Deeken A）は，死の準備教育を提唱している．家族にとって愛する人の喪失がもたらす悲嘆は，人生の厳しい試練であるとして，ただ受動的に耐え忍ぶだけではなく，積極的に挑戦することが重要であり，それによって人間的に成長することができるという．典型的な12段階の悲嘆のプロセスについては，次のように記されている[6]．

1. 精神的打撃と麻痺状態：愛する人の死という衝撃により，一時的に現実感覚が麻痺状態になる．一種の防衛機制と考えられる．
2. 否認：相手の死という事実を否定する．
3. パニック：身近な死に直面した恐怖から，極度のパニックに陥る．
4. 怒りと不当感：不当な苦しみを負わされたという感情から，強い怒りを覚える．
5. 敵意とルサンチマン（うらみ）：周囲の人々あるいは故人に対し，敵意というかたちでやり場のない感情をぶつける．
6. 罪悪感：悲嘆の行為を代表する反応で，過去の行いを悔やみ，自分を責める．
7. 空想形成，幻想：空想の中で死者がまだ生きているかのように思い込み，実生活でもそのようにふるまう．
8. 孤独感と抑うつ：健全な悲嘆のプロセスの一部であるが，早く乗り越えようとする努力と周囲の援助が大切である．
9. 精神的混乱とアパシー（無関心）：日々の生活目標を見失った空虚さから，どうしていいかわからなくなる．
10. あきらめ：受容，現実に勇気をもって直面しようとする積極的努力が始まる．
11. 新しい希望：ユーモアと笑いの再発見，ユーモアと笑いは健康的な生活に欠かせない要素であり，その復活は悲嘆のプロセスをうまく乗り切ったしるしでもある．
12. 立ち直りの段階：新しいアイデンティティの誕生，苦痛に満ちた悲嘆のプロセスを経て，より成熟した人格として生まれかわる．

　このように，死別などによって愛する人を失うと，大きな悲しみ（悲嘆, grief）を感じ，長期にわたって特別な精神状態の変化を経る．悲嘆を体験した遺族がやがて故人のいない環境に適応して，新しい心理的・人間的・社会経済的関係を構築していくであろう過程を，医療者らはサポートする必要がある．遺族が体験し，乗り越えなければならないこの悲嘆のプロセスを**グリーフワーク**といい，遺族だけでなく援助者の人間的成長を促すといわれている．

C. スピリチュアルケアと癒し

1 ● スピリチュアルケアとは

　スピリチュアルケアは，「精神的側面から気を配る」「宗教的関心から配慮する」「人間の霊的側面への配慮」[2]とされ，一般には，チャプレン（牧師），カウンセラー，担当医，看護師，家族，ボランティアなどの保健医療チームやその他のコミュニティが連携することによって，人生の危機に直面している人が見失われた意味を新たに見出せるように支援することである．

　このように「スピリチュアルケア」は多くの場合，死を間近にした人々に対するターミナル（終末期）ケアを指すものであった．しかし，最近では，スピリチュアルケアを終末期に限定せず，また医療現場や福祉の現場など困難を抱えた人へのケアにも限定せず，普通の暮らしを送る人々が，自らよりよく生きるための手がかりと位置づける傾向にある．日々なにげなく暮らしている自己の生への気づきを基に，他者の生への気づきを育てることもスピリチュアルケアと考えられている．

2 ● 癒し（ホリスティックヒーリング）とは

　ホリスティック（holistic）という言葉は，ギリシャ語のholos（全体）を語源とする．派生した言葉にwhole（全），heal（癒），holy（聖），health（heal＋th，癒された状態）などがあり，「健全な状態」「健康」という言葉自体にもともと「全体」という意味合いが含まれている．的確な訳語がないため，そのまま「ホリスティック」という言葉が使われているが，意味する内容は決して新しいものではなく，もともと東洋文化の中にある，自然現象と人間とが分かちがたく一体であるような全体的・包括的な考え方に近いものといえる．身体的苦痛だけでなく，全人的苦痛をも東洋医学の視点からholistic（全体的）に，身体への癒しの対象とすることも考えられている．たとえば，鍼や灸，またアロマテラピー

コラム　ホリスティック医学とは

　日本ホリスティック医学協会では，「ホリスティック医学」を次のように定めています．

1．ホリスティック（全的）な健康観に立脚する
　　人間を「体・心・気・霊性」等の有機的統合体ととらえ，社会・自然・宇宙との調和にもとづく包括的，全体的な健康観に立脚する．

2．自然治癒力を癒しの原点におく
　　生命が本来，自らのものとしてもっている「自然治癒力」を癒しの原点におき，この自然治癒力を高め，増強することを治療の基本とする．

3．患者が自ら癒し，治療者は援助する
　　病気を癒す中心は患者であり，治療者はあくまでも援助者である．治療よりも養生，他者療法よりも自己療法が基本であり，ライフスタイルを改善して患者自身が「自ら癒す」姿勢が治療の基本となる．

4．様々な治療法を選択・統合し，最も適切な治療を行う
　　西洋医学の利点を生かしながら中国医学やインド医学など各国の伝統医学，心理療法，自然療法，栄養療法，手技療法，運動療法，などの各種代替療法を総合的，体系的に選択・統合し，最も適切な治療を行う．

5．病の深い意味に気づき自己実現をめざす
　　病気や障害，老い，死といったものを単に否定的にとらえるのでなく，むしろその深い意味に気づき，生と死のプロセスの中で，より深い充足感のある自己実現をたえずめざしていく．

［日本ホリスティック医学協会：ホリスティック医学の定義〔http://www.holistic-medicine.or.jp/holistic/definition/〕（最終確認：2020年1月30日）より引用］

など，今日の代替医療といわれているものがこれにあたる．

　ヒーリング（healing）は，治療・癒しの意味を示す．狭義には，癒すことと癒されることの両方を意味する働きを指し，病気や傷を治し，飢えや心の悩みなどを解消すること，また解消されることをいう．

　癒し（ホリスティックヒーリング，holistic healing）にある人の状況は，その人にとって人生への満足感をもち，周囲にいる家族や知人などへの感謝の気持ちをもてるときの状況でもある．また，死生観をもち，自分の死後も，周囲の人々の心の中で自分が生き続けるだろうという気持ちや，人は宇宙や自然の中の小さな存在で，与えられる命には限りがあるという気づきのあるときの状況でもある．自己の生命は閉じられても，輪廻^{りんね}など，なんらかのかたちで存在し続けるといった思いや，死を積極的に受け入れた平安な心にいたる気持ちのとき，癒し（holistic healing）の状況にあるといわれている[7]．

3 ● 日本文化における癒し

　21世紀に入り，さまざまな価値観が混沌と存在する時代となり，日本人に見合った癒し（holistic healing）の意味が考えられるようになった．その中で，癒しは「日本文化に根ざした自己を統合する力」として意識されている．大下は，『癒し癒されるスピリチュアルケア』の中で，「祈り」と「回想」という心の営みが，「魂の癒し」（スピリチュアルケア）になると述べている．「祈り」は，希望をかなえるための橋渡しとなり，「回想」経験は，自分の魂の和解につながり，また，自らの苦難の人生に意味を見つけるという変性意識をもたらすと考えられている[8]．このようなことから日本では，癒し（holistic healing）は，スピリチュアリティの同義語として使われるようになりつつある．

学習課題

1．死別による喪失や悲嘆には，どのような過程があるか，それらについて説明してみよう
2．現代医療において癒しは，どのような意味に使われているか説明してみよう
3．スピリチュアルケアにはどのような意味があるか，それらについて説明してみよう

●引用文献
1）宇都宮輝雄：人生物語としてのスピリチュアリティ．スピリチュアリティの現在─宗教・倫理・心理の観点（湯浅泰雄監），p.255，人文書院，2003
2）窪寺俊之：スピリチュアルケア入門，p.13，三輪書店，2000
3）Burnell GM, Burnell AL：Clinical Management of Bereavement；A Handbook for Healthcare Professionals, p.84-100, Human Sciences, 1989
4）Kübler-Ross E：死ぬ瞬間─死とその過程について（鈴木　晶訳），中央公論社，2001
5）川野雅資（編著）：精神看護学＜看護学基礎講座＞，改訂新版，p.58-60，真興交易医書出版部，1999
6）太田保之（編著）：精神看護学　精神保健，第2版，p.140-141，医歯薬出版，2001
7）宮原伸二（編著）：癒し．福祉医療用語辞典，p.224，創元社，2006
8）大下大圓：癒し癒されるスピリチュアルケア─医療・福祉・教育に活かす仏教の心，p.13-15，医学書院，2005

第 **IV** 章

看護実践の基盤

この章を学ぶにあたって

　看護を実践するにあたって心得ておかなければならないこと（看護実践の基盤）は何でしょうか．それは，実践を具体化するための技術であり，技術を支える安全性です．加えて，看護は，生命維持のために必須であり，かつ人間の最も基本的な生活行動である「食べる・眠る・排泄する」にかかわっていきますから，常に倫理が問われます．

　また，社会の中でさまざまな役割をもった人々への看護の実践に際しては，同じく社会の中で看護の提供という役割を担う看護職として，社会を成り立たせている法や政策，経済に看護がどのようにかかわっているかについて知ることも必要です．

　これらの基盤がしっかりしたものであればあるほど，その上には豊かな看護が展開されていくでしょう．

看護実践における技術

この節で学ぶこと

1. 看護実践の対象となる人々が生命をもつ人であるという意味を理解する
2. 看護技術は目的と根拠をもって提供される技であり，個別性をもった人間対人間のかかわりの中で用いられるものであることを理解する
3. 看護技術における安全性・安楽性・自立支援について理解する

なぜこれらを学ぶのか

　　看護実践は，「保健師助産師看護師法」という法律によって，国家資格を与えられた看護職者だけができる行為であり，その業務は「療養上の世話」と「診療の補助」と定められています．これらは他の職者が行うことは認められず，保健師・助産師・看護師という名称も他の職種では使えないという，業務独占および名称独占が国によって認められています．これはつまり，社会に対して看護を実践するための知識・技術を，看護職者は絶えず確かなものにしておかなければならないということです．

　　業務を独占し名称を独占している看護職者が，看護実践において提供する技術とはどういうことなのか，また他職種とは異なる看護独自の技術とは何かを，本質的に具体的に理解することは，専門職者として誇りをもって進んでいくための最も重要な基盤になります．

A. 看護技術とは

　「技術」とは，『広辞苑』によると「物事を巧みに行う業」「科学を実地に応用して自然の事物を改変し，加工し，人間生活に利用する技」とある．それでは看護実践における技術とは何かを考えてみよう．まず，看護実践の対象となる人々について考えると，自然の事物ではなく「生きている身体（living body）」であり，「生きている心（living minds）」であり[1]，それらを併せもつ存在であるということができる．看護が向かう相手はモノではなく，それぞれに固有な生きた存在であり，変化し続ける存在であるところが特徴である．ウィーデンバック（Wiedenbach E）は，「**看護技術**は知識と技能を適用して援助を要する患者のニードを満たすこと」[2]と述べている．看護職者には，対象となる人々の個別のニードに合わせて働きかける内容や方法を変化させ，創造することが求められる．その過程では，看護職者の人間性や生活そのものが反映されることになる．その意味において，提供される技術は1つとして同じ内容はないのである．川島はこのような看護技術の特徴をまとめて，「人間愛に基づいて行う技である」[3]と説明している．

　看護技術は，日本看護科学学会（『看護学を構成する重要な用語集』）[4]によると，「看護の問題を解決するために，看護の対象となる人々の安全・安楽を保証しながら，看護の専門的知識に基づいて提供される技であり，またその体系をさす.」と記述されている．看護技術の分類はさまざまであり，看護学事典[5]によれば，① 認知的技術，② 対人技術，③ 手技的技術と大別される．① の認知的技術とは，人々の健康上の問題を抽出し，判断し，問題を解決するための能力で「看護過程を展開する能力」「認知・情動へ働きかける技術」といえる．これは，看護技術を系統的に提供するうえで重要な能力である．② の対人技術とは，相手の思考や感情をとらえ，自分のそれらを相手に伝え，対人関係を調整できる能力を含み，人間対人間のかかわりを通じて提供される看護の基盤となる[5]．③ の手技的技術とは，清潔・摂食・排泄・運動などの「生活援助技術」，手術・検査などの医療処置を受けるにあたっての「診療に伴う援助技術」である（『看護学事典』，p.106）．このほかに，日本看護科学学会の分類では「身体ケアを提供する技術」「環境に働きかける技術」がある．

　看護実践における技術とは，すなわち，看護者自身の頭（知識）と手と身体を使って行われる行為であり，対象となる人々の健康上の課題や起こっている現象を判断し，解決する技である．

B. 看護技術の特性

1 ● サイエンスである看護技術

　サイエンス（science）とは，文字どおり科学であり，看護技術のもたらす結果が科学的に証明できるものであり，一貫性をもつということを意味する．看護学は科学を拠り所として発展し，学問として体系化されてきた歴史がある．

　医療の世界では**科学的根拠に基づく医療**（evidence-based medicine：EBM）の考え方が広く認識されるようになり，看護実践においても**科学的根拠に基づく看護**（evidence-based nursing：EBN）が求められる機運が高まってきた．看護職者がこれまで経験的に実践してきた行為1つひとつの成果が科学的根拠をもって証明され，実績として

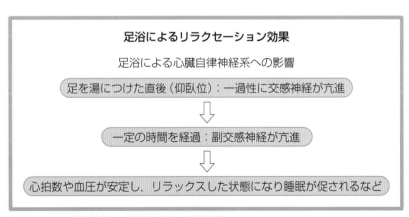

図IV-1-1　看護技術の科学的証明（実験例）
［清水祐子，佐藤みつ子，永澤悦伸ほか：仰臥位足浴による心臓自律神経活動の変化-若年健康女性を対象に．山梨医科大学紀要**18**：33-34，2001より引用］

示されてきている．たとえば，清潔ケアの一環として行われている足浴が，患者にとっては清潔さを保てると同時に，爽快感や安らぎの得られるケアであることが科学的に証明されている[6,7]（**図IV-1-1**）．

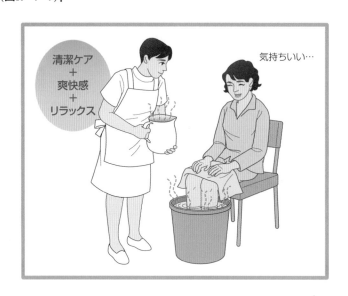

また，解剖学的側面に焦点を当てた看護技術の研究においては，たとえば，筋肉注射などの安全な刺入部位について多くの研究成果が報告されている[8]．看護職者は筋肉注射の部位を選択する際に，これまではテキストに示された手順どおりに行ってきたが，刺入部位の選択方法があいまいで根拠が得られにくいことが指摘されていた．近年，損傷の危険性の高い神経や血管，またその走行などが明確に示され[9]，これまで実施してきた筋肉注射部位の選択方法において，安全性が十分検討されていなかったことが証明されている．

このように，看護技術を科学的に証明することは看護の安全性を高めることにつながり，看護の質を高めることにも貢献している．

2 ● アートである看護技術

看護技術はサイエンスであると同時に，看護職者という人間と，その対象となる人間との関係の中で実践されるという主観的な側面をもっている．看護実践の場では，対象となる人々の状況は身体的にも心理的にも刻々と変化している．そこにかかわる看護職者も一人ひとり異なっている．その両者の関係の中で実践される看護技術は，看護職者と対象となる人との相互関係が影響し合うために，それによってもたらされる結果も変化していく．ある一定の状況のもとで，同じ条件で看護技術を実施しても，看護職者が違えば，対象となる人々の反応も一様ではない．たとえば，Aさんにとって毎日の注射が，B看護師が行うと痛くないが，C看護師が行うと痛くて耐えられないということが起こる．それは，単に手技の問題だけではなく，Aさんとの日ごろの信頼関係が，看護技術に対する反応に大きく影響するという側面をもっているのである．

こうした主観的側面をもつ看護技術について，看護はアート（art）であるともいわれ続けてきた．「アート」は，芸術的な要素を含む複雑な概念であるため言葉に出して説明しにくく，学問的に十分に説明されてこなかった．谷津は，看護における「アート」という言

葉には，芸術という意味と，技術という意味が含まれていると述べている[10]．

　それではサイエンスを基盤として発展してきた看護学は，アートである部分をどのようにとらえてきたのだろうか．池川は，「看護はどのような時代にあっても人間がよく生きるという価値の実現にかかわる行為（実践）として存在しており，従来から科学的思考の範疇から除外しなければならない価値や行為の領域にかかわっていることを認識する必要がある」[11]と述べている．

　すなわち，看護の対象となる人々は，「生きている身体（living body）」と「生きている心（living minds）」を併せもつ全体としての人間であり，一人ひとり異なる存在である．看護の提供者としての役割をもつ看護職者もまた，一人ひとり異なっている．その両者の関係の中で具体化される看護技術は，価値の実現にかかわるアートとしての特性をもっているのである．

3 ● サイエンスでありアートである看護技術

　ナイチンゲール（Nightingale F）は1893年に「看護はサイエンスであり，そしてアートである」[12]と述べている．

　看護職者がこれまで経験的に実施してきたさまざまな看護技術について，その因果関係をすべて科学的に証明することは，不可能であるというよりも非論理的ということができる．本質的に主観的側面をもつ看護技術に対して，主観性を排する科学（サイエンス）で，すべての看護技術を証明することはできない．看護技術がアートであることを大切にしつつ，サイエンスとしての側面を明らかにしていくときに，看護・看護学の独自性が確立していくのである．

　医学が疾患の治療という健康問題そのものに視点があり，普遍性・客観性の追求により今日の医科学の発展をもたらしたのに対して，看護は健康問題に対する人間の反応に焦点があるがゆえに，医学や他の諸科学が取り残してきた人間のおかれている状況や個別性，価値の実現を大切にしていく．とくに，看護技術という具体的行為の中に，サイエンスでありアートであるという看護の特性が生かされている．

C. 看護における実践知と看護技術

　生命をもつ人間そのものに焦点を当てた学問である看護学は，その実践において看護を提供する人間が，その対象となる人間に働きかけるという点から，看護は**対人関係**を基盤にしているといえる．

　看護職者はさまざまに異なる条件下で，対象となる人々にとってよりよい結果をもたらす（安楽になる，気分がよくなる，病気が回復するなど）ために，知識と技術と経験をもって看護を実践する．看護技術はテクニックやスキル以上のものであり，看護職者の看護観，道徳観，生き方までもが反映される．看護職者の手によって，病む人は気持ちが安定し，痛みすら軽減することがあると報告されている[13]．看護職者の手がそのような効果を発揮するまでには，対象となる人々の人間性に深く入り込む密接な対人関係の形成過程があり，創造的な援助を積み重ねてきた過程がある．

　メイヤロフ（Mayeroff M）は『ケアの本質』で，この関係性について次のように述べて

いる.「ケアにおいて私たちは相手の人を,自分とは別個の対象となる人々と感じとらえているのであるが,同時に,私たちと一体をなしているともとらえている.この関係は"差異の中の同一性"ということができる.私たちは相手と一体である(同一性)と感じると同時に,相手のもつかけがえのない独自性,または自分自身のもつ独自性(差異)をよりしっかりと意識するのである」[14].すなわち,看護の対象となる人を1人の人間として,その尊厳に敬意を払いながらも,看護職者はあたかも自分の身に起こっているかのようにその人のおかれた状況を感じとる.それは,単なる同情ではなく,看護職者が1人の人格ある人間として,凛(りん)として自らを大切にしているからこそ,他者であるその人を尊重することができる.そこに共感が生まれ,相手の身になって看護することができる.その具体的表現が,看護技術なのである.

　看護実践は,従来から経験が大切であるといわれている.とくに看護技術は,実践を積み重ねることによって,洗練され安全で安楽な看護技術を提供することができるようになる.こうしたことは,看護職者なら誰もが経験的に熟知しているが,それを臨床知として明確に定義づけ,看護における実践経験の重要性を表明したのがベナー(Benner P)である.これまで看護学がサイエンスに当たる「科学的知」を拠り所に発展してきた中で,アートともいえる「臨床知」の明確化は,看護職者に大きな誇りを与えている.ベナーは**実践知**を,「技能を習慣的に使い実践に従事しながら得られた知識」[15]と定義している.すなわち,看護技術は,単なるテクニックやスキルではなく,知識と看護職者の人間性に裏づけされ,「実践知」として育まれていく看護の具体的表現なのである.

D. 看護技術を実践するプロセス

　看護職者が臨床場面で行う技術は,前述の分類のとおりである.ここでは,看護職者が技術を実施するプロセスに沿ってどのように看護技術が実施されるのかを述べる.

1 ● フィジカルアセスメントの技術

　看護職者が対象となる人々に技術を施すまでのプロセスで考えると,まず,最初に対象となる人々に対してどのような現象が起こっているのか,なんらかの判断(対象となる人々を理解する)が必要となる.たとえば,どこが痛いのか,熱があるのか,障害があるか,障害のために生活上困難なことはあるか,などを把握する必要がある.健康上の問題を抽出し,判断する技術は**フィジカルアセスメント**に始まる.このアセスメント技術は,対象となる人々の問題を明らかにし,分析し,対処方法を決め,個別的な看護ケアを計画して実施する流れの中で,最も基本となる技術である.看護におけるフィジカルアセスメントは,頭部から足先まで全身の状態を系統的に把握するために,健康歴の聴取から,視診,触診,打診,聴診のあらゆる技術を用いて行う身体査定である[16].一般的に知られている技術としては,血圧測定や体温測定,聴診器による呼吸音の聴取などがこの技術にあたる.

　このアセスメントを実施する際に医師と異なるのは,身体査定に乗じてヘルスアセスメントの視点で患者状態を把握するところが看護独自のアセスメント法である.

2 ● 対人関係の技術

　前述したように，看護の対象となる人々はあらゆる健康状態にある「人」である．看護技術が人と人とのかかわりであることから，看護職者の**対人関係技術**が重要視されることはいうまでもない．看護職者が臨床で出会う対象となる人々は病む人であり，苦痛や不安，生活上の不自由さ，困難さを抱えている．そのような対象となる人々を全人的にとらえるためには，看護職者としてかかわるときの**コミュニケーション**の特徴について理解しておく必要がある．

　まず，看護者と患者のコミュニケーションによる関係性構築のプロセスについて考えてみよう．看護理論家ジョイス・トラベルビーは，著書「人間対人間の看護」で看護の目的は病気や苦悩の体験を予防したり，対処するのを援助すること，そうした体験に意味を見出せるように助けること[17]とし，それを達成するためには看護師–患者関係が確立されていなければならないと述べている．看護の目的を達成するためには，患者との**信頼関係**を構築する（ラポールを形成する）必要があるということである．ラポールとは心理学用語で，人と人との間の相互信頼の関係で「心が通い合っている」と感じられる関係である．

　そして，患者との信頼関係を結ぶためには，まず自分自身を知らなければならない．ペプロウ（Peplau H）は，「看護は，重要な治療的プロセスである」と述べ，「患者が成長できるようにケアするためには，看護師が自らを知り，自分自身の感情を理解し，それに対処できるとともに，自らの人生に肯定的・生産的であることが望まれる」と述べている[18]．看護師が自分自身の感情やコミュニケーションの特徴を理解して患者に接することで，相互の関係性が成り立つことになる．**援助的関係**とは，患者その人が達成しようとする目標（病気が治癒する，病気をコントロールできる，など望んでいること）を明確にし，達成できるよう支援することである．

　コミュニケーションの2つ目の特徴は，患者の自律性や自己決定にかかわるという点である．医師のインフォームド・コンセントや治療内容について，対象となる人々の理解を深める支援は看護職者の役割である．相手の状況や心理状態を十分把握したうえで，必要なことをわかりやすく説明できる技術，積極的に治療やケアに参加できるように促せる技術が求められる．患者・家族の代弁者として，医師とかかわることも看護職者の役割である．

　近年の医療は高度化，専門化，細分化しており，患者は高齢化，疾病の重症化が進んでいる．このように複雑・多様化した社会の医療に対するニーズに応えるためには，専門職者どうしがチームで**協働関係**を築き，能動的に患者にかかわる必要がある．これは，多職種連携（interprofessional work：IPW）[19]とよばれ，複数の専門職者が患者・家族をチームの中心において，病気の治療という共通の目標に向かって「協働」することで，より質の高い医療が提供できる．

3 ● 健康教育と学習支援の技術

　学習支援の場や形態はさまざまで，地域や家庭（在宅），職場，病院という「場所」で行われる学習支援，個を対象とする場合や糖尿病教室や母親教室のように同じ状況の人々（集団）を対象とする場合など異なる学習支援の形態がある．地域（地域保健）や職場（産業

保健）で行われる学習支援には，健康を維持するための「**健康教育**」がある．厚生労働省では，健康教育について「健康の保持・増進を目的とする働きかけとして行われるとし，健康問題が起こらないようにする（予防），起こってもすぐ対処できるようにする（早期発見・早期治療），健康問題を解決する（治療），完全に解決して社会復帰する（リハビリテーション），よい方に向かわせるという意味あいを含む」と定義している[20]．つまり，一人ひとりが自分の身体の状態を知って，健康的な生活習慣を身につけ，健康を保持・増進するためにセルフケアとセルフコントロールができること，そのように行動が変容することが目標となる．**行動変容**を促すためには，「学習主体を白紙状態とみる」や「学習者の既有知識を考えない」という行動主義的学習理論や教え導かれるという子どもの教育（ペダゴジー）ではなく，対象の経験や既有知識を生かした成人の学習方法（アンドラゴジー）が効果的である．アンドラゴジーとは，自ら計画を立て日常生活や自身の計画を基盤に問題解決のために学習することで，1960年代にマルカム・ノールズ（Knowles MS）が発表した学習理論である[21]．

　病院で患者に向けて行われる学習支援には入院時オリエンテーションに始まり，治療や検査に伴う支援，退院に向けた学習支援がある．これらの学習支援は，患者や家族の個別性に合わせた内容で行わなければならない．糖尿病や腎疾患などの慢性疾患は，治療は長期にわたり，疾患によっては生涯治療を続ける必要がある．そのため，患者が自立して自身の闘病生活をコントロールすることが重要である．従来は，「患者が医療従事者の指示を遵守して（守って）治療を受ける」ことを意味する「**コンプライアンス（compliance）**」という概念でアプローチをしてきた．しかし，医療従事者の指示を遵守するという受動的な姿勢ではなく，「患者が治療に積極的に参加する」という，より主体的な姿勢を示す意味の**アドヒアランス（adherence）**という考え方に変化している[22]．たとえば，抗菌薬の内服について8時間ごとの指示があった場合，血中濃度を一定に保つために正確に8時間ごとの時間を設定するのは従来の考え方である．アドヒアランスは，患者が自身の生活様式から多少時間がズレても忘れずに服薬できる時間帯を設定するなど，患者が自分自身を支えるために，自分自身が責任をもって主体的に参加して継続できる方法を選択するという考え方である．行動やライフスタイルは個人の考え方や価値観，文化，社会的背景や生活環境などのさまざまな要因に基づいて長年構築されてきたものであり，行動変容を起こす意志があるうえで，その人の生活に合った条件や環境に沿って実施する必要がある．

　一方で，集団を対象とした支援では，同じ疾患（糖尿病，腎不全，慢性閉塞性肺疾患など）をもつ人の集団，認知症の介護など同じ状況におかれた家族の集団などがある．同じ状況や体験をした人の集まりは，情報を共有したり，体験によるアドバイスを受けたりと個人で学習するよりは大きな効果が得られる．

4 ● 日常生活援助の技術
a. 援助技術の考え方

　健康問題の次に明らかにすることは，病気によって阻害されている**日常生活行動**である．生活の援助は看護の役割の最も重要な1つである．したがって看護職者は，対象となる人々を生活を営む人としてとらえる視点をもつことが重要である．

　看護を実践する際には，対象となる人々がどのような状況にあるのか（生命の危機的状況か，苦痛があるのか，生活行動が阻害されているのか）などを見極め，優先順位を判断しなければならない．優先順位については，**マズロー**（Maslow AH）の「5段階欲求階層説」が参考になる[23]．マズローは人間の欲求（ニード）を5つに分類した（p.36〜37参照）．その最も基本的な欲求が生理的欲求で，飢えや渇き，排泄・睡眠・性などの生命維持にかかわることである．2段階には安全のニード（危険から保護され，安全でありたいなど），3段階は社会的ニード（愛し愛されたいという愛と所属のニード），4段階が他人から認められたいという自我のニード・価値のニード（社会的に認められたいなど），5段階が自己実現のニードとなっている．しかし，人々の考え方や価値観が多様化している現代では，この諸段階が必ずしもすべての状況に順番に適用されるわけではないことを知っておく必要がある．

　対象となる人々に健康問題が生じた場合（あるいは予測される場合），それらによって引き起こされる反応は生活上の変化をもたらす．生活環境を整え，対人関係を調整し，自分らしさを表現し，主体的に活動することが制限されてしまうのである．このような生活上の変化は，マズローのニードの諸段階では価値のニードが満たされないことになる．また，主体的活動が制限されることは，自分の存在を否定されたほどの衝撃でありダメージを受ける．

　その人らしさを維持するためには，日常性を維持することがどれほど大切なことか，その場に身をおいてみないとなかなか実感できない．対象となる人々の立場に限りなく自分を近づけ，共感しながら，互いの独自性を認めてケアできる能力は，優れた看護実践である．

　ナイチンゲールは，「自分自身は決して感じたことのない他人の感情のただ中へ自己を投入する能力を，これほど必要とする仕事はほかには存在しないのである．（中略）そしてもしあなたがこの能力を全然もっていないのであれば，あなたは看護から身を退いたほうがよいであろう」[1]と述べている．池川はこの言葉の意味を，患者に直接手を差し伸べるというケアの特質が述べられていると前置きし，明らかに単なる理論の適用ではない看護職者の**自己活用**が語られ，看護職者はそこで相手と出会うものとして，そして相手の立場に身をおいて感じとるという体験を伴うものとして描かれている，と解釈している[24]．これはメイヤロフが伝えようとした"ケアの本質"に通じるものである．

b. 日常生活援助技術

　看護の対象となる人々の，基本的欲求を満たすための**日常生活援助技術**とは，私たちが普段，特別意識することなく行っている行動（食事，排泄，清潔，移動など）を助ける技術である．入浴できない人に対する全身清拭や洗髪などの「清潔援助」，自分で排泄行動がとれない人に対して行う「排泄の介助」，食事が自分で摂取できない人への「食事の介助」，身だしなみを整えることができない人に対して髭剃りや髪の手入れなどを援助する「整容への援助」，車椅子や杖歩行を援助する「移動の援助」などがある．これらの援助は，その人個別の日常性に近づくことができるほど，受け手の満足度は高くなる．また，いかなる看護状況においても，この日常生活援助技術なしには成立しないのである．

5 ● 医療処置・介助の技術

　看護職者は日常生活援助を行いながら，同時に医療処置に対する補助や援助を行う．手

技的技術の**診療の補助**にあたる技術である．医療処置は，対象となる人々である患者への侵襲を伴う．看護職者は，医師の治療が安全にスムーズに実施できるよう援助をするとともに，患者の苦痛が最小限となるよう働きかける．その焦点は，患者の安全・安楽であることはいうまでもない．

6 ● 看護技術における安全性と安楽性

医療現場には，以上に述べるように安全を脅かされる多くの危険が潜んでいる．医師や看護職者など直接，患者の身体に触れて処置をする業務は，相手に危険を及ぼす可能性が高い．また，医療従事者自身がこうむる危険も多いことが報告されている[25]．したがって，自身を守り，患者の安全を守るために，より確実な知識と高度な技術が求められる．

a. 安全性

健康を回復するために医療機関に入院している患者は，基本的な欲求が十分に満たされない状況に加え，身体に侵襲のある治療を受けなければならないことが多い．看護職者はすべての処置やケアが**安全**に実施されるよう，配慮しなければならない．たとえば，すでに述べたが筋肉注射では部位の選択を間違えば神経障害をきたしたり，薬の効果が十分得られない結果をまねく．また，日常生活援助においても健康である人に接する方法と異なり，細心の注意を払う必要がある．高齢者や，骨へがんが転移した患者などは，身体の向きを変える際の力の加減で，簡単に骨折してしまうことがある．

日本医療機能評価機構の調査では2018年の医療事故では療養上の世話が最も多く33.3％，ヒヤリ・ハット（ハッとしたりヒヤッとした事例で重大事故にいたらない）では薬剤によるものが38.7％と報告されている[26]．輸血や点滴の間違いは命にかかわる重大事故になる．そのため，臨床の場では薬剤の「3回確認ルール」（① 薬剤を取り出すとき，② 薬剤を詰めるとき，③ 詰め終わったアンプルやバイアルを捨てるとき）および「**6つのR**（right）[*1]」をふまえたうえで，さらに与薬直前に患者自身に名前を確認してもらうなど，安全確保のために細心の注意が払われている．

b. 感染防止

入院治療を受けている患者は，病気そのものによる体力低下や手術，抗がん薬，免疫抑制薬などの投与によって感染しやすい状態，易感染状態にある．不十分な手洗いや不完全な技術は，院内感染を発症させる原因となる．医療処置の際の医師や看護者自身への感染も，生命への危険を及ぼす可能性があり，深刻である．そのため，患者や医療従事者の安全を守るために感染防止対策を徹底する必要がある．最も重要な感染防止対策は，未知の病原体の存在を想定してすべての患者に対して日常的に実施する**標準予防策（スタンダードプリコーション）**である．標準予防策には手袋，ガウン，マスク，ゴーグルなどの個人防護具の準備が欠かせない．また，石けんと流水による手洗いや速乾性アルコール製剤による手指消毒は最も重要な感染対策となる[27]．標準予防策に加え，すでに知られている病原体に対して行う感染予防策が**感染経路別予防策**である．これは接触感染予防策，飛沫感染予防策，空気感染予防策の3つがある．ヒトからヒトへ感染する感染症はワクチンを受

[*1] 誤薬防止のための具体的な確認事項：① 正しい患者（right patient），② 正しい薬剤（right drug），③ 正しい目的（right purpose），④ 正しい用量（right dose），⑤ 正しい時間（right time），⑥ 正しい用法（right route）のこと．

けることで流行を抑制する効果がある。医療従事者は，自身が感染源とならないようワクチン接種を心がけ抗体価を把握するなどの努力義務がある。CDC（米国疾病管理センター）は職業感染対策の1つとしてワクチンで予防できる疾患をVPD（vaccine preventable disease）としてB型肝炎，麻疹，風疹，水痘，流行性耳下腺炎，インフルエンザの6疾患についてワクチン接種を推奨している[28]。

c. 安楽性

看護技術の**安楽性**については，リラクセーションや疼痛の緩和など安楽そのものを期待する技術と，侵襲を伴う処置の苦痛を最小限にとどめるための技術がある。

（1）安楽そのものを目的とする技術

川島は**安楽**について，その人個人の日常的な習慣や生活様式とも深くかかわっていると指摘している[29]。入浴に近い爽快感を得るために熱い湯で絞ったタオルを腰や背部に当てる方法は，その一例といえる。身体の各部位への温罨法や足浴などの温熱効果を期待する技術，そしてマッサージによる循環を促進する技術なども，安楽を得られる技術である。指圧法が神経系，循環器系，筋肉・骨格系に影響を与え，リラクセーション効果があることはよく知られている。また，人の手による「タッチ」が，温もりというメッセージと「気持ちよさ」という快感刺激となり，ドパミンの分泌を促すことも検証されている[30]。

（2）苦痛を最小限にとどめる技術

苦痛を伴う医療処置のときに，看護職者は患者にとって欠かせない存在である。患者は何をされるのかわからない恐怖にさらされているとき，看護職者が処置の説明をして励ますことで安心感を得ることができる。また処置に対する心構えができることで恐怖心が和らぐのである。患者が病気によって慢性的な疼痛に苦しんでいるとき，薬剤に頼らない「苦痛の緩和」は看護職者の責務であり，重要な役割である。心理的ストレスは闘病意欲を低下させ，免疫機能にも影響を与えるため，看護職者のかかわりは重要である。

7 ● 自立を支援する看護技術

すべての看護援助には，対象となる人々の自立を視野に入れる必要がある。オレム（Orem DE）のセルフケア理論では，人が病気や障害によって**セルフケア**を侵され，新たなセルフケアニードが生じたとき，この不足した部分に看護の専門的技術が提供されると説明している[31]。

これまで自分でできていた部分への援助と，病気や障害によって新たに生じたニードへの援助が必要になるということである。患者のもつ能力（残存機能や回復の可能性）を的確にアセスメントする技術と，将来的な予測を立てて段階的に援助内容を変化させていく判断力など，高度な専門的知識を必要とする。これは必要以上に援助することによって，その人が自立する可能性を奪ってしまう結果につながるからである。

メイヤロフは，「1人の人をケアするとは，最も深い意味で，その人が成長すること，自己実現することを助けることである」[32]と述べている。患者が看護職者への依存度を高めないためには，患者もケア計画に参加し，協働して目標に向かうよう導くことである。このことが患者の自立心を高めることにつながるのである。

学習課題

1. 看護が「アートである」という意味について，ナイチンゲールやメイヤロフの言葉を参考にして自分の考えを述べてみよう
2. 看護実践における安全，安楽，自立とはどのようなことを意味するのか説明してみよう
3. 病気療養中の患者の日常生活に視点を当てた退院のための学習支援は，どのようなことに留意すればよいのか述べてみよう

●**引用文献**

1) 薄井坦子：ナイチンゲール言葉集―看護への遺産，p.64，現代社，1995
2) Wiedenbach E：臨床看護の本質，患者援助の技術，p.20，現代社，1969
3) 川島みどり：新訂 生活行動援助の技術―人間として生きてゆくことを，看護の科学社，1987
4) 日本看護科学学会看護学学術用語検討委員会（第9・10期）：看護学を構成する重要な用語集，日本看護協会，2012
5) 見藤隆子，児玉香津子，菱沼典子（編）：看護学事典，日本看護協会出版会，2005
6) 古島智恵，井上範江，長塚智子ほか：不眠を訴える入院患者への就寝前の足浴の効果．日本看護技術学会誌**15**（1）：56-63，2016
7) 工藤由紀子，佐々木真紀子：健康な人を対象とした足浴の効果に関する英語文献レビュー，秋田大学保健学専攻紀要**25**（1）：53-59，2017
8) 中谷壽男，稲垣美智子，須釜淳子ほか：三角筋への筋肉内注射―腋窩神経を損傷しないための適切な部位．金沢大学医学部保健学科紀要**23**（1）：83-86，1999
9) 佐藤好恵，成田　伸，中野　隆：殿部への筋肉内注射部位の選択方法に関する検討．日本看護研究学会雑誌**28**（1）：45-52，2005
10) 谷津裕子：看護のアートにおける表現―熟練助産師のケア実践に基づいて，p.2-3，風間書房，2002
11) 池川清子：看護における癒しの技術（わざ）とは何か―実践知としての癒しの諸相．看護**53**（3）：36-43，2001
12) 前掲1），p.97
13) 小板橋喜久代：指圧，マッサージ技法のエビデンス．臨床看護**28**（13）：2070-2077，2002
14) Mayeroff M：ケアの本質―生きることの意味（田村　真ほか訳），p.186，ゆみる出版，1987
15) Benner P, Hooper-Kyriakidis PL, Stannard D：ベナー 看護ケアの臨床知―行動しつつ考えること（井上智子監訳），p.765，医学書院，2005
16) 小野田千枝子（監）：実践！フィジカルアセスメント―看護者としての基礎技術，第2版，p.3，金原出版，2001
17) Joyce Trarelbee：人間対人間の看護（長谷川　浩，藤枝知子訳），p.3，医学書院，1974
18) アニタW．オトゥー，シェイラR．ウェルト（編）：ペプロウ看護論，看護実践における対人関係理論（池田明子，小口　徹，川口優子ほか訳），p.197，医学書院，1996
19) 水本清久，岡本牧人，石井邦雄：実践チーム医療論 実際と教育プログラム，p.4，医歯薬出版，2011
20) 厚生労働省：健康教育〔https://www.mhlw.go.jp/bunya/shakaihosho/iryouseido01/pdf/info03k-05.pdf〕（最終確認：2020年1月30日）
21) Knowles MS：Andragogy, not pedagogy. Adult Leadership **16**（10）：350-352, 386, 1968
22) 和田　功，南　裕子，小峰光博：看護大事典，第2版，p.164，医学書院，2010
23) Maslow AH：人間性の心理学―モチベーションとパーソナリティ，改訂新版（小口忠彦訳），p.56-116，産業能率大学出版部，1987
24) 池川清子：看護の実践知―経験の意味するもの．神戸市看護大学短期大学部紀要**24**：1-7，2005
25) 白鳥さつき，早出はるみ，中畑千夏子ほか：長野県の医療施設に勤務する看護職者の労働安全衛生に関する知識と予防行動．長野県看護大学紀要**14**：73-85，2012
26) 日本医療機能評価機構：医療事故情報収集等事業，第55回報告書，p.15，19，2018
27) 松下由美子ほか（編）：医療従事者の安全を脅かすリスクと対策．ナーシング・グラフィカ―看護の統合と実践（2）医療安全，第3版，p.184-189，メディカ出版，2018
28) 立花亜紀子：抗体検査の必要性と検査の実際，INFECTION CONTROL **20**（6）：2011
29) 前掲3），p.15

30）木村　裕，堀　哲郎（編著）：脳と免疫—脳と生体防衛系との関わりあい，p.110-196，共立出版，1995
31）Orem DE：オレム看護論—看護実践における基本概念（小野寺杜紀訳），第4版，p.12-22，医学書院，2005
32）前掲14），p.13

② 医療安全

この節で学ぶこと

1. 医療安全の概念を理解し，看護業務との関連を把握する
2. 医療事故の概念を理解し，看護業務との関連を把握する

なぜこれらを学ぶのか

　看護の実践にあたり，第一に考えるべきは，看護の対象となる人たちの安全を守ることです．そのためには，医療安全の知識が必要です．医療安全の知識をもつことは，患者の安全確保だけでなく，質の高い看護サービスの提供にもつながります．医療安全の実践者としては，医療事故調査体制や医療安全を推進する組織・しくみを知ることも大切です．

　加えて，医療事故防止には，看護職者一人ひとりのリスク感性が求められます．リスク感性を磨くには，"危険"と判断できるための知識が必要ですし，看護業務における「するべきこと」「してはならないこと」を知ることも必要です．そして，なぜ危険なのか，なぜするべき/してはならないのか，その理由まで理解していなければなりません．

　事故はなぜ起こるのか，どう防ぐのか，看護職として患者の安全を守るという責務をどうしたら果たせるのか，ここで考えてみましょう．

A. 医療安全の必要性

　医学の急激な進歩，医療技術や機器・医薬品の高度化などにより，医療は目覚しい発展を遂げている．しかし一方では，医療の発展の陰で患者安全が脅かされていることが指摘されている[1]．たとえば，薬剤の進歩は，薬の副作用や誤薬の危険性をはらみ，医療の高度化・複雑化は，医療事故増加の危険性を増大させている．

　日本においては，1999年に起きた大学病院での患者取り違え事件が契機となり，医療事故への社会的関心が高まり，医療安全への本格的な取り組みが始まった．

　厚生労働省は，2002年に「医療安全推進総合対策」をまとめ，医療機関における安全対策は，緊急に取り組まれるべき最も重要な課題であると指摘している[2]．また，「医療安全推進総合対策」に基づく対策を強化するとともに，新たな課題への対応を図る必要がある，という考え方に基づき，「今後の医療安全対策について」の報告書をとりまとめ，安全対策の課題を次のようにあげている．

厚生労働省による「今後の医療安全対策について」（2005年）
1. 医療の質と安全性に関する管理体制の充実・強化
2. 医療機関における院内感染対策の充実
3. 医薬品の安全確保
4. 医療機器の安全確保
5. 医療従事者の資質向上
6. 行政処分を受けた医療従事者に対する再教育

　2013年には，厚生労働省の検討部会において医療事故の原因究明・再発防止のため「医療事故に係る調査の仕組み等に関する基本的なあり方」がとりまとめられた[3]．また，2014年に公布された「地域における医療及び介護の総合的な確保を推進するための関係法律の整備等に関する法律」により医療法の一部が改正[4]され，院内事故調査中心の新たな**医療事故調査制度**[5]（2015年施行）が創設された．

　このように医療安全は，医療事故の予防を含めて医療全体の問題であり，事故が起こる前の段階での予防や，個人ばかりでなく組織全体での取り組みが強く推奨され，国家的事業として対策すべき深刻な課題である．

B. 医療安全と医療の質

1 ● 医療安全と患者安全

　医療安全（medical safety）とは，良質な医療の提供における患者の安全を守ることを目的とし，そのための予防や改善活動である．そしてそれらを管理することをセーフティマネジメントという．この医療安全の語は，**患者安全**（patient safety）とほぼ同じ意味に用いられるが，医療安全には，「患者の安全」を第一とし，「医療従事者の安全」も含まれている[6]が，このほかに「医療関係者の安全」「地域の安全」「不特定多数の安全」の観点がある．「患者の安全」を確保するためにも，患者安全を包含した医療安全という広い概念の取り組みが重要である[7]．

　医療における安全確保は社会の強い要請であり，安全対策や事故防止に取り組むことは，医療への信頼と国民の健康を保証することになる．

2 ● 医療の質向上と安全性

　医療安全は，**医療の質**を構成する重要な要素の1つであり，医療の質向上により安全性は確保される．医療の質向上には，質の管理が有効である[8]．

　質の管理は，業務を行うにあたって**PDCAサイクル**を用いることである．plan（計画）では情報収集および分析をし，明らかにされた問題の解決方法を検討する．do（実施）ではこの解決策を試み，check（評価）ではその方法がうまく機能しているか評価する．action（対応）では実施した対策の中で効果があったものを正式に取り入れ，明らかにされた新たな問題点については，再びplan（計画）に回され，このサイクルは継続されていく[9]（**図IV-2-1**）．たとえば，誤薬を例にとると，防止対策立案がplan，防止対策を実施するのがdo，対策実施後の誤薬の発生件数や発生要因を分析するのがcheck，分析結果に応じて防止対

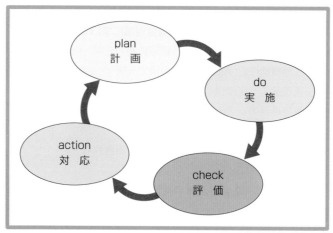

図Ⅳ-2-1　PDCAサイクル（マネジメントサイクル）

策を追加・変更を検討するのがactionである．追加・変更が必要とされる場合には，plan
に新たな防止対策を加え，さらにサイクルを回すことになる．このサイクルが有効に機能
しているとき，医療の質が保たれ，安全性が確保されることになる．

　医療の質を考えるうえで「質の保証」と「質の改善」の視点がある．「保証」は最低限の
質を確保しようというものであり，基準をクリアすることに焦点がある．「改善」は相対的
に質の高いものも低いものも，改善を目指し，より高いレベルへ向上[10]させる考え方であ
る．この2つの視点をもち，質の管理を考える必要がある．

C. 医療事故と看護職の責務

1 ● 看護実践と医療事故

　日本医療機能評価機構の報告[11]によると，2018年に医療機関から報告のあった医療事故
の件数は4,030件で，事故の内容別に見ると「療養上の世話」に関連した事故が1,366件
（全体の33.9％）で最多であった．「療養上の世話」に関連した事故の内訳としては「転
倒」が765件で最も多く，「転落」（87件）と合わせると，全体の21.1％を占めている．ま
た，発生場所別で最も多いのは「病室」（1,784件）で，全体の42.8％を占めていた．

　看護師らの医療安全への意識のあり方においては，日常行われている看護の行為を見つ
め直すことが大切である．学生も同様に経験や知識の習得状況は異なるが，ともに医療安
全に留意しエラーを回避しなければならない．学生が，実習中に起こしやすい事故として，
誤薬，転倒・転落，チューブ・ライントラブル，針刺し事故などがあげられる．看護基礎
教育の実習においては，看護や医療の技術や知識が未熟であることを謙虚に受けとめ，ケ
アに取り組むことが求められる．

　2007（平成19）年4月1日から，改正医療法が施行され，日本における医療機関での院
内感染対策が義務づけられた．ほとんどの病院で院内感染マニュアルが作成され，感染対
策はエビデンス（科学的根拠）[12]に基づいて行われており，医療従事者の手洗い励行など
をはじめ院内感染予防の徹底が図られている．患者や家族においても，看護師が行う手洗い
や咳エチケットなどの啓蒙活動を通し，感染予防の重要性が認識・共有される必要がある．

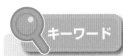

医療事故と医療過誤

　医療事故は，期待に外れて起きたあらゆる有害な事象で，過誤の有無にかかわらず使われる言葉である．

　医療過誤は，医療者のエラーにより発生した有害な事象を指し，医療事故の中に含まれる[13]．

2 ● 業務上の責任と注意義務

　実践現場では，多くの医療職が協働しチーム医療を展開している．看護師は，チーム医療のメンバーとして活動しているが，「療養上の世話」や「診療の補助」にかかわる多くの業務を行っており，行った業務に対して刑事責任に問われる場合がある．

　注意義務とは「他人の生命・身体・財産などを損なわないよう注意を払う（必要な予防措置を講ずる）べき法律上の義務」（『広辞苑』）であり，それを怠った看護行為が注意義務違反，いわゆる看護師の過失となる．注意義務は結果予見義務[*1]と結果回避義務[*2]に分けられている．看護師は，人の生命や身体に危険を及ぼすこともあり，また専門職者としてより注意義務が課せられているのである．

　注意義務違反による行政処分とは，保健師助産師看護師法第14条において，免許の取消，業務停止，戒告の処分のことをいう．行政処分の件数は，2005年までにおいて，とりわけ，医療事故による業務上過失致死（傷害）による処分が増加している現状があった[15]．看護職の行政処分は，2006年の保健師助産師看護師法改正により戒告処分が加えられた後の2008〜2019（平成20〜令和元）年の件数[16]は，計264件で年平均11件となっている．

D. 医療事故とヒューマンエラー

　人はミスを犯すものであるという前提に立って，医療事故を考えていかなければならない．すなわち，人間の特性や能力に関係して発生するエラーを，**ヒューマンエラー**とよぶ．

1 ● ヒューマンエラーと人間の特性

　ヒューマンエラーは，人間が本来もっている生理学的特性，認知的特性，社会心理学的特性などの特性と，作業環境（機械，手順書，チーム，教育システムなど）が合致していないために起こる[17]．

a. 生理学的特性

　人員配置数が十分でない場合は，看護師の夜勤時，**サーカディアンリズム**の働きにより明け方にエラーを引き起こしやすくなる．人は**加齢**とともに身体的機能が下がってくる．また，**疲労**は看護師が行う業務の安全にとってリスクになる大きな要因である．看護職は常時緊張を伴う職種であり，疲労しやすいといってよいだろう．ヴィジランスとは，注意

[*1] 危険を認識・予見すべき義務のこと．薬を間違えて投与すると人が死ぬことがあることをあらかじめ知っている注意義務のこと[14]．

[*2] わるい結果を回避すべき義務のこと．医療上の処置を適切に行って救命を図ったかなどの注意義務のこと[14]．

を持続して信号（徴候）を見張っている状態をいうが，有用な信号を見逃すことがエラーにつながる．その防止策としては，適当な時間ごとに強制的に休息や作業転換をすることが効果的である．また，常日ごろから看護師はストレス対処やタイムマネジメントなどを工夫して，心身の健康を管理することが重要である．

b. 認知的特性

認知的特性は，人間の情報処理の段階でのエラーに関係する特徴である．人間は，外の物理的刺激をそのまま理解しているのではなく，「見たいもの」を見て，「聞きたいもの」を聞いている．看護師が医師の指示を聞き間違ったりするのは，このエラーである．また，**正常化の偏見**という明らかな根拠がないと行動しない傾向があり，看護師がたいしたことがないと思い，重要な徴候を見逃すこともこれにあたる．

こじつけ解釈は，情報を都合のいいように解釈して，説明できる物語をつくり安心する傾向がある．医療の場でも多数あると考えられ，1999年の患者取り違え事件も，取り違えた情報があったが，何人もの医療者が自分たちの納得できる解釈を行い，手術まで行ってしまった結果であった．

人間の記憶が完全でなく，いかに残らないものであるかは，経験的にも知られている．また，記憶違いもあり，緊急時には覚えていたことを思い出せないこともある．注意は，看護師が基礎教育においてもトレーニングされてきているが，注意の特徴は，① 容量に限界がある，② 選択的で方向性がある，③ 強度が変化することにあり，注意すればよいという安全対策には限界がある．

c. 社会心理学的特性

社会心理学的特性に，「思っていても言えない」ことがある．たとえば，新人看護師が先輩看護師の処置がおかしいと思っても，意見を言えば叱られると思い言えなかった結果（権威勾配），事故が起こった，などがある．また，「みんなが言うからいいや」（同調行動），「誰かがやるだろう」（社会的手抜き），「われわれは絶対に正しい」（集団浅慮），「赤信号，みんなで渡れば怖くない」（リスキーシフト）の特性があげられる．これらのことは，人間が生まれながらにもっている特性であり，教育や訓練では変えることが難しい．特性をふまえてエラーを引き起こさないしくみを考えていく必要がある．

2● ヒューマンエラーと看護業務の特性

ヒューマンエラーを引き起こす人間の特性のほかに，看護業務の特性も事故を起こす危険性を増大させる．看護師の仕事は，頭脳労働と肉体労働の2つの労働を絶えず切り替えている[18]．また，医療施設は24時間365日稼働し続けており，看護ニーズに応えるための勤務体制として夜勤・交代制勤務など[19]がとられている．さらに看護師は，複数の患者を担当しながら1つの業務の途中でほかの業務を実施し，その後中断していた作業を再開するというような多重課題の労働[18]を行っており，分業の程度も他職種と比べると高い[20]．多くの看護業務は複数人で分担しており，業務の中断や分業はヒューマンエラーにつながりやすい．

ヒューマンエラーの防止策としては，業務に用いる安全な機器や医療システムの改善である．それには，① 使いやすい機器（ユーザビリティ，usability），② 誤りにくい機器

（フールプルーフ，foolproof），③ 誤っても事故につながらないシステム（フェイルセーフ，failsafe)[21])の導入が重要である．

3 ● 看護業務とコミュニケーションエラー

　看護ケアや技術の提供以外にもコミュニケーションがうまく機能しない場合に，看護師はエラーに直面しやすい．それを，看護師の情報伝達の失敗である**コミュニケーションエラー**[22]）という．対策としては，重要な伝達ツールであるカルテ・処方せんの電子カルテ化や書き方の統一などで，情報を共有することが有効である．

　看護師は，チームのメンバーが起こしたエラーに気がつくことがある．チームで活動する場合のコミュニケーションの役割の1つは，個人が起こしたエラーをチームで回復することである[23]）が，回復に失敗したときに，これをチームエラーとよぶ．このように「エラーを回復させるコミュニケーションがうまくいかない場合」は，小さなエラーが回復されずに最終的に医療事故につながる可能性がある．対策としては，チーム全員が事故を防止する意識をもつこと，間違いの確信がもてない場合は，できるだけ専門的な知識を学習すること，コミュニケーションにおいて相手も自分も不快に感じにくい表現を工夫することなどがあげられる．

コラム　ヒヤリ・ハット，インシデントとハインリッヒの法則

　医療事故と区別して臨床現場ではヒヤリ・ハットやインシデントとよばれる事例がある．
　ヒヤリ・ハットは，実際には，医療事故は発生しなかったが，危うく発生しそうになった事例である．これらの事例は，間違いを起こしやすい要因を分析していくうえで重要な情報となるため，施設での報告が推進されている．
　インシデントは，患者に誤った行為が実施されたが，患者に医療事故が発生しなかった事例をいう[24]）．
　ハインリッヒ（Heinrich HW）は1件の重大な事故に対し，インシデントに該当する軽微な事故が29件あり，ヒヤリ・ハット的な事故にならなかった事例が300件あるとしている．

E. 医療における安全文化

　日本では，「医療における安全文化とは，医療に従事するすべての職員が，患者の安全を最優先に考え，その実現を目指す態度や考え方およびそれを可能にする組織のあり方」[25]）と定義されている．

　リーズン（Reason J）は，安全文化を情報に立脚した文化であるとし，要素として，① 報告する文化，② 公正な文化，③ 柔軟な文化，④ 学習する文化をあげ，それぞれについて，次のように述べている[26]）．

① **報告する文化**：当事者に罪を問う文化の場合には過失は報告されない場合が多いため，この対策には，報告する人間が保護されるシステムや報告への動機づけが重要である．

② **公正な文化**：安全に関する重要情報の提供が奨励され，受け入れられる行動とそうでない行動が明確に理解されており，信頼が確立している．

③ **柔軟な文化**：変化する状況に効果的に対応していける文化でもある．この文化では医療従事者に共有された価値観や行動がすでにあるので，必要に応じ臨機応変にやり方を変えることができる．

④ **学習する文化**：報告，医療従事者の行動に対する明確な価値・規範や変化に対する柔軟さは，組織として障害・リスクへの対応を発見し，医療従事者にこれらの情報がフィードバックされ安全に対する動機づけとなっていく．

　安全文化は，これらが互いに結びつき一体となって組織を動かしていくのである．もし医療事故が発生した場合には，看護師個人を責めるのではなく，看護師が自らエラーを話し学び再発防止へ生かしていくために，エラーについてお互いに非難することのない文化の確立が必要である．個人を責めてしまうと，事故隠しの心理が働いたり，事故・インシデントの報告が停滞する．その結果，正確な事故分析や対応が遅れ，当事者本人のやる気をそぎ，ストレスを高めるなどの弊害が生じる．

F. 医療安全への対策

　医療安全は本来患者安全でもあり，医療従事者が医療の安全を確保するためには，常に安全が最優先であるという安全文化に対する意識と文化の確立が必要である．そのためには，人間は間違いを起こすものであるという前提のもとに，誤りが起きにくく，起きても重大な事故にいたらない医療環境の整備と，多職種が協働して安全文化を形成することである．具体的な医療事故防止の取り組みについて，個人における実践対策と組織としての防止対策の観点から述べる．

1 ● 個人における実践対策

　日本医療機能評価機構の報告[27]によると2018年にヒヤリ・ハット事例として医療機関から報告があったもののうち，看護師がヒヤリ・ハット事例の当事者であった件数は全体の77.4%であった．また，事例の概要としては，「薬剤」にかかわるものが全体の37.9%と最も多く，次いで「療養上の世話」に関するものが18.3%であった．これらの結果から，看護師は個人的な知識・技術の自己研鑽の継続とともに，臨床現場で個人が具体的に行う対応策が必要となる．**復唱確認，指差呼称（換呼），ダブルチェック，1患者1行為の方法**[*3]などが用いられている．

2 ● 組織としての防止対策

　専門職である看護職は，医療の高度化や国民の意識の変化などに伴いますます責任を問

[*3] 1患者1トレイの原則からきており，患者のベッドサイドに持参する薬剤などは，1名の患者の薬剤を1つのトレイに準備する考えである．また，行為が1名の患者と他の患者と重ならないように実施することである．

われるようになっており，患者安全の見地からも看護職者はもとより組織や行政側のシステム構築が必要である．

　院内報告制度として，医療安全の状況把握に用いられるのは，インシデントレポートを報告件数（月別，分類別，職種別，部署別，診療科別など）としてまとめ，医療安全管理委員会やリスクマネジャー委員会などで報告している．さらに情報を基に検討・分析し，医療安全に関する最上位の医療安全管理委員会で情報共有し対策が決定される．この決定は，リスクマネジャー会議や実践現場の看護部門をはじめとする各専門分門の責任やすべての医療従事者に伝達される．

3 ● 患者参加の医療安全

　安全で質の高い医療が行われるには，患者による医療への参加が必要である．患者参加の医療安全においては，患者が自分の疾患や治療に関心をもつことによって，治療の過程で起きる危険，医療従事者のエラーや薬剤の副作用などにいち早く気づく可能性がある．また，医療従事者もよりていねいに説明し，より慎重に治療の選択を行うようになるためエラーの減少につながる．

　この患者参加の医療安全を進めるためには，①「患者参加」の意味，またその意義が，患者と医療従事者双方に理解されていること，② 具体的に何をするのかが双方に示されていること，③ 患者参加の方法・アイデアをもっていることが必要である．医療における患者参加は，患者と医療従事者の対話により患者との理解が深まるとともに，医療を安全に提供していくうえで重要である．すなわち，医療の質を保証するには，患者や家族と医療従事者の協働が重要なのである．

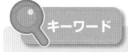
キーワード

リスクマネジメント

　リスクマネジメントは，広義の意味では事故防止活動（リスクを把握・評価して組織的に対策を立てること）と事故後の対応（事故が発生したら適切に対応して損害を最低限にすること）の両方の取り組みである．前者をセーフティマネジメント，後者をクライシスマネジメントともいう．最近では，リスクマネジメントの語に替わり医療現場ではセーフティマネジメントを用いるほうが適切であるとする見解もある[28]．

G. 医療安全教育

　医療安全への意識が高まるなか，世界保健機関（WHO）は「医療系の学生に患者安全教育を行う必要がある」として，『WHO患者安全カリキュラムガイド　多職種版2011』を出版し，詳しい指針を示している．

　米国医学研究所（Institute of Medicine：IOM）は，2003年に「医療専門職者教育のあり方が医療の質向上への架け橋になる」と題した報告書の中で，医療専門職者が安全文化を理解し安全管理に関する知識をもって，実践に望むための5つのコンピテンシー（能力）

を示した．① 患者（対象者）中心のケア，② チームワークと協働，③ 根拠に基づいた実践，④ 質の改善，⑤ 情報科学であり，これらの能力を身につけるための教育が，基礎教育の中に統合されるべきとしたのである．看護教育においては，2005年にQSEN（quality and safety education for nurses）プロジェクトを発足し，IOMのコンピテンシーに「⑥ 安全を保つ能力」を加えて，6つのQSENコンピテンシーとして，全米の看護教育機関への普及を図ってきた[29]．

日本の看護基礎教育においては，カリキュラムの改正により2009年度から「統合分野」が創設され，「看護の統合と実践」の中に「医療安全」が明示されることによって，教育者らの明確な認識のもとで医療安全教育が開始された．近年，とくにQSENの取り組みに注目が集まり，安全教育に関する普及活動が続いている．

日本での実践現場の医療従事者に対する継続教育としての医療安全教育として，① 看護職者への継続教育（全職員，個人，新人看護師），② 医療安全管理者教育，③ 看護管理者教育[30]が推進されている．看護師への教育は，医療安全の知識の蓄積はもとより，知識と看護ケアを生かして看護の質向上を担保できることが重要であり，臨床現場での必須の教育プログラムに位置づけられる．

学習課題

1．医療安全の概念とその必要性について説明してみよう
2．医療の質の概念について説明してみよう
3．医療事故の最近の傾向を説明してみよう
4．看護職の業務上の責任について説明してみよう
5．ヒューマンエラーの要因について説明してみよう
6．安全文化の概念について説明してみよう
7．医療安全における看護職の安全について説明してみよう

●引用文献
1）東京医科大学医学教育学・医療安全管理学（訳）：WHO患者安全カリキュラム多職種版2011，p.22，2012
2）厚生労働省医療安全対策検討会議報告書（2002）．医療安全推進総合対策；医療事故を未然に防止するために，〔https://www.mhlw.go.jp/topics/2001/0110/tp1030-1y.html〕（最終確認：2020年1月30日）
3）厚生労働省「医療事故に係る調査の仕組み等に関する基本的なあり方」に関する検討部会：「医療事故に係る調査の仕組み等に関する基本的なあり方」に関する検討について，〔https://www.mhlw.go.jp/stf/shingi/2r985200000339xk-att/2r98520000033a1k.pdf〕（最終確認：2020年1月30日）
4）厚生労働省：地域における医療及び介護の総合的な確保を推進するための関係法律の整備等に関する法律の一部の施行（医療事故調査制度）について，〔https://www.mhlw.go.jp/topics/bukyoku/isei/i-anzen/hourei/dl/150508-1.pdf〕（最終確認：2020年1月30日）
5）一般社団法人日本臨床医学リスクマネジメント学会（監修）：医療安全管理実務者標準テキスト，p.14，へるす出版，2016
6）山内桂子，松浦知子，原田賢治：看護における医療安全の推進—医療安全に関する概念の整理．看護管理学習テキスト　看護マネジメント論，第2版（木村チヅ子ほか編），p.120，日本看護協会出版会，2014

7) 飯田修平:なぜ医療安全か─医療安全概論として. 医療安全管理者必携 医療安全管理テキスト, 第3版 (飯田修平編), p.15, 日本規格協会, 2015

8) 長谷川友紀:安全に関する取組みの現状. 医療安全管理者必携 医療安全管理テキスト, 新版 (飯田修平編), p.83-90, 日本規格協会, 2010

9) 中島和江:事故防止の手法. ヘルスケアリスクマネジメント;─医療事故防止から診療記録開示まで(中島和江ほか編), p.67, 医学書院, 2000

10) 今中雄一:医療システムと医療の質─医療の質の保証とその改善. からだの科学増刊, p.116-123, 1997

11) 日本医療機能評価機構:医療事故情報収集事業 報告書 2018年10月～12月, 〔http://www.med-safe.jp/contents/report/html/shihannki/2018/4Q/index.html〕(最終確認:2020年1月30日)

12) 日本医学教育学会/医療の質・安全学会合同ワーキンググループ教材作成部会 (監修):医療安全学, p.131, 篠原出版新社, 2010

13) 安藤恒三郎 (監):実践 これからの医療安全学 看護学生と新人看護師のために, p.19, ピラールプレス, 2015

14) 厚生労働省:医道審議会 保健師助産師看護師分科会看護倫理部会─看護師等行政処分関係審議 〔http://www.mhlw.go.jp/stf/shingi/0000036247.html〕(最終確認:2020年1月30日)

15) 厚生労働省:第4回「医療安全の確保に向けた保健師助産師看護師法のあり方に関する検討会 資料」行政処分を受けた保健師助産師看護師の再教育に係わる論点〔https://www.mhlw.go.jp/shingi/2005/06/s0608-11/1l.html〕(最終確認:2020年1月30日)

16) 厚生労働省:医道審議会 保健師助産師看護師分科会看護倫理部会 議事要旨, 〔https://www.mhlw.go.jp/stf/shingi/shingi-idou_127798.html〕(最終確認:2020年1月30日)

17) 河野龍太郎:医療におけるヒューマンエラー なぜ間違える どう防ぐ, 第2版, p.30, 医学書院, 2014

18) 山内隆久:ヒューマンエラーの心理学 医療・交通・原子力事故はなぜ起こるのか (大山 正ほか編), p.16, 麗澤大学出版会, 2014

19) 日本看護協会 (編):看護職の夜勤・交代制勤務に関するガイドライン, p.21, メヂカルフレンド社, 2013

20) 前掲19), p.15

21) 前掲19), p.37

22) 山内桂子:医療事故防止に心理学はどのように貢献できるか─医療事故とコミュニケーションの失敗. 事故と安全の心理学─リスクとヒューマンエラー (三浦利章ほか編), p.217, 東京大学出版会, 2007

23) Sasou K, Reason J:Team Errors;definition and taxonomy. Reliability Engineering and System Safety **65** (1):1-9, 1999

24) 上白木悦子:用語の定義, 医療事故初期対応 (前田正一編), p.7, 医学書院, 2008

25) 厚生労働省医療安全対策検討会ヒューマンエラー部会:安全な医療を提供するための10の要点 〔http://www.mhlw.go.jp/topics/2001/0110/dl/tp1030-1a.pdf〕(最終確認:2020年1月30日)

26) 木村眞子:安全文化の醸成のために:看護管理学習テキスト 看護マネジメント論, 第2版 (木村チヅ子ほか編), p.147, 日本看護協会出版会, 2014

27) 日本医療機能評価機構:医療事故情報収集事業 報告書 2018年1月～12月 2018年年報分, 〔http://www.med-safe.jp/contents/report/html/nennzi/2018/index.html〕(最終確認:2020年1月30日)

28) 前掲6), p.121

29) 渡辺八重子, クローズ幸子:米国看護大学における質と安全教育の改革 "QSEN" の取り組み. 看護教育 **56** (1):56-63, 2015

30) 日本看護協会:医療安全推進のための標準テキスト, p.51-52, 〔http://www.nurse.or.jp/nursing/practice/anzen/pdf/text.pdf〕(最終確認:2020年1月30日)

3 看護実践と倫理

この節で学ぶこと

1. 倫理とは何かを理解する
2. 倫理の前提である尊厳と人権を理解する
3. 看護職の第1に重要な倫理的責任の歴史を理解する
4. 「徳の倫理」「原則の倫理」「ケアの倫理」を理解する
5. 事例から倫理の学びをより具体的に理解する

なぜこれらを学ぶのか

　倫理は看護を実践する者の思考と行動を支える幹です．そして，倫理の根源に，人権と尊厳があります．看護行為の1つひとつに倫理があり，それらは究極的に，尊厳と人権の尊重につながっているのです．医療では，治療やケアに対する関係者の意見の相違など，さまざまな問題が生じます．看護倫理はそれらを看護と倫理の眼で見る学問として，よりよい行動を導く道筋を示します．看護倫理がなければ，看護の意義と大切さを社会に伝えることはできないでしょう．

　倫理について学び，あなた自身の"幹"を育みましょう．

A. 倫理とは，看護倫理とは

　倫理とは，人としての生き方の基本となる「価値」を念頭に，よいか，よくないか，それはなぜか，どうするべきかを考える営みである．その価値には，命，健康，安らかな死，尊厳，安全，プライバシー，正直，公平，心身の安らかさなどがあり，これらは「**道徳的な価値（moral value）**」とよばれる．倫理の「倫」は仲間・間柄，「理」は理法・筋道という意味である．倫理は人として「よく生きる」拠り所であり，太古の昔から人々の暮らしとともに存在してきた．

1 ● 倫理の前提：人権と尊厳

　世界人権宣言は，「すべての人間は生まれながらにして自由であり，かつ，尊厳と権利とについて平等である」と述べている（第一条）．国際看護師協会（ICN）や日本を含む各国看護協会の倫理綱領も，人権と尊厳を尊重する重要性を記しており，この2つは倫理の最も基本的な前提である．

a. 人　権

（1）人権とは

人権とは，すべての人間が本来もっており，どんなことがあっても絶対に尊重しなくてはならない権利であり，憲法はこれを「基本的人権」として保障している．

（2）人権と看護実践

人権はさまざまな権利を含んでいるが，ICN や日本看護協会の倫理綱領の前文は，生存の権利，（治療やケアを受ける/受けないなどを）選択する権利，尊厳を保つ権利，敬意のこもった対応を受ける権利，平等な看護を受ける権利などを記している．

b. 尊　厳

（1）尊厳は最も基本的な価値[1]

たとえば，清拭を行う看護職者（以下，看護師）はカーテンを閉めて患者のプライバシーを守る．尊厳が根源的に大事であるからこそ，「プライバシー」が価値あることとなる．

（2）尊厳は目に見えにくい

近年，患者の放置や虐待など，医療や介護現場での尊厳無視の事実がしばしば報道されている．尊厳は目に見えにくく，それが失われたときにようやく実感される．すなわち，人材不足や多忙などの問題を抱える実践の場では，尊厳という見えないものは軽視・無視されやすく，尊厳が失われたことは，その状況を作り出している側（たとえば看護師）は気づきにくいのである[2]．

（3）尊厳に配慮したケアとは

最近の研究[2]によると，尊厳に配慮したケアとして患者は次のような行為を望んでいる．

- ・医師や看護師はしっかりと私の話しをきくなどの「人間性の尊重」
- ・医師や看護師は私の個人情報を守るなどの「プライバシーの尊重」
- ・医師や看護師はていねいな言葉を使うなどの「礼節と配慮」
- ・医師や看護師はどの患者も平等に扱うなどの「正義と公平」
- ・医師や看護師は家族に知らせる前にまず私に病状を伝えるなどの「自律性の尊重」

c. 看護師自身の人権と尊厳

人権と尊厳はすべての人間に平等であり，それは看護師も同じある．看護師が，同僚や組織が自分の尊厳と人権を尊重していないと感じれば，それは患者ケアに影響する[1]．

2 ● 看護倫理

看護倫理は，倫理の考え方を看護に応用しさらに発展させて，看護実践におけるさまざまな倫理問題を考察する学問である．その考察では，「看護とは何か」と「看護師は何をするのか」の両方をふまえる[3]．看護師は，日々の実践でしばしば倫理的な問題に遭遇する．それは，看護は道徳的実践（nursing as a moral practice）であるといわれ，実践そのものが人間の道徳的な価値に手を差し伸べる活動だからである．看護倫理は，ナイチンゲールが近代看護を創始して以来，常に看護実践とともに歩み，看護の意義とアイデンティを探求し記述してきた．なお，2020 年はナイチンゲール生誕 200 年にあたる．

B. 看護における倫理上の問い

　次の4つの問いがとくに重要である.

① 看護師の第1の責任は誰に対するものか?

② 看護師はどのような人であるべきか?

③ 看護師としてなすべきこと,なすべきでないこととは何か?

④ 目の前の患者が真に求めていることは何か?

1● 看護師の第1の責任

　第1の問い,「看護師の第1の責任は誰に対するものか?」に対する答えは明白だろう.「それはケアの受け手である患者」と誰でも答えるに違いない.しかし,看護師は患者をケアし,同僚や医師とともに働き,患者の家族ともかかわりをもつ.そういう多様な関係性の中で,自分が果たすべき第1の責任は誰に対するものなのかということを,頭ではわかっていてもしばしば見失いがちになる.事実,「看護師の第1の責任は患者」であると**倫理綱領**が明言したのは比較的最近のことである.看護は長い間,医師に対して第1の責任を果たすという,**医師中心の看護**の時代を経験した.**国際看護師協会**（International Council of Nurses：ICN）が1953年にはじめて**倫理綱領**（p.229,付録3参照）を発表し,1965年までは,「看護師は医師の指示を知性と忠誠をもって履行する」と述べていた.しかし,1973年に重要な転換を行い,以降一貫して,「看護師の専門職としての第一義的な責任は,看護を必要とする人々に対して存在する」と明記している.この転換の背景には,患者の尊厳を守るために医師の指示や院内ルールに逆らい,有罪や免許剥奪,あるいは解雇などの処分を受けた多くの看護師がいる.看護の連帯組織がそのような看護師を守り,倫理綱領を変え,医師中心の看護から**患者中心の看護**へと,看護の歴史を変えたのである.

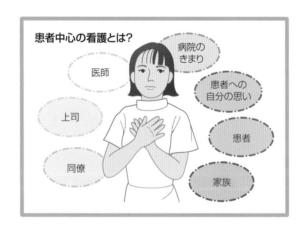

　ナイチンゲールの著作は,看護師の第1の責任は患者であるという精神で貫かれている.その中に次の一節がある.

「責任をもっている」ということは，単に自分自身が適切な処置を行うだけでなく，他の誰もがそうするように手はずを整える，という意味である．すなわち，誰かが，故意にせよ過失にせよ，その処置を妨害したり中止したりしないように手はずを整えることなのである．…（中略）…以上が，（とくに病人に対して）「責任をもつ」という言葉がもっているべき意味であって，それは病人が集団であっても個人であっても変わらない[4]．

　ここでいう「誰か」とは，医師であるかもしれないし，家族かもしれない，同僚の看護師のこともあるだろう．あるいは「いつもの看護業務」そのものの場合もある．患者のために責任をもつことが，看護師としての行動を導く拠り所なのだと，彼女は150年前に述べたのである．そのナイチンゲールの精神が1970年代以降のICNの倫理綱領に生きている．看護師の倫理綱領は，看護という職業がどのような**倫理的責任**を果たすのかを，社会と看護職者に対して公式に示した文書である．

2 ● 徳の倫理

　第2の問い「看護師はどのような人であるべきか？」は，看護師としての倫理的なあり方への問いであり，**徳の倫理**とよばれる．徳の倫理は古代から発展してきた倫理理論である．かつて，看護師が倫理について考えるには徳の倫理しかなかった．「徳の倫理」の中心課題は，人間の「徳」である．徳とは人がもつよい資質のことで，生育環境や職業生活で培われ，「よい/よくない人」の態度や行動を観察することなどを通して育まれる．そしてそれが当人の内的基準となり，行動や態度として外に現れる．

　かつての「医師中心の看護」の時代は，看護師は医師の従属者とみなされていたので，従順さ，寡黙，控えめ，自己犠牲などが重要視され，看護学生はそのような徳を身につけるように教育された．日本でも，終戦後，保健婦助産婦看護婦法（当時）が制定されて「看護倫理」が必修科目となった当初は，医師によって教科書が書かれ，上記のような「よい女性」としての資質が強調されている[5]．このように，看護倫理を「礼儀作法」[6]のようにとらえる考え方は1970年代ごろまで続き，看護が独立した専門職として発展することを阻んでいた．

　しかし，「医師中心の看護」を「患者中心の看護」へと看護の歴史を変えた看護師は，それらの受動的な美徳では患者のための真の看護はできないと気づいていた．

コラム　タスキギー梅毒研究（1932-1972年，Alabama）

　米国アラバマ州タスキギー地区のアフリカ系米国人400名の梅毒患者に対し，梅毒の自然経過を調べる医学研究のため，治療をせず，薬も与えず，経過観察だけが行われた．この地区出身のアフリカ系米国人保健師Rは，その患者たちと顔なじみで，みんな彼女を信頼していた．Rはこの研究に雇われ，研究の全期間を通じ，医学研究者と患者との連絡・調整役を忠実に務めた．1947年に梅毒の治療薬のペニシリンが発見された後も，依然として何も治療せずに経過を観察する研究が続けられた．

　また，米国でも，前頁のコラムのように，保健師が非倫理的な医学研究のために医師の助手として働く例があった．そのような経験から，看護を含む世界の医学界は，人間の内的基準に頼るだけでは，人間による非倫理的な行為を防ぐことはできないと結論づけた．

3 ● 原則の倫理（原則に基づく倫理）

　1970年代に，徳の倫理だけが倫理の拠り所であったことの反省や，人々の人権意識の高まりなどを背景に，新たに，**原則の倫理**が台頭した．原則の倫理は，第3の問い「看護師としてなすべきこと，なすべきでないこととは何か？」の答えを導くために，個人の内的基準に頼るのではなく，個人の外に外的基準である倫理原則を設定し，それに照らして正しい行為か否かを判断する．

　法は外的基準の最たるものである．たとえば保健師助産師看護師法（以下，保助看法）は，「正当な理由がなく，その業務上知り得た人の秘密を漏らしてはならない」と**守秘義務**を定めている．守秘義務はもともとは法にはなく，看護が個人のプライバシーに立ち入る仕事であることから，個人の秘密の保持は看護師の倫理的な義務とされてきた．現在は，守秘義務は**倫理的な義務**であるとともに，**法的な義務**でもある（p.130「看護と法」参照）．

　その倫理的な義務の基にあたるのが，**倫理原則**である．医療一般では，生命倫理学者のビーチャム（Beauchamp TL）とチルドレス（Childress JF）による4つの倫理原則，「**自律・自己決定**」「**無害**」「**善行**」「**公正**」が広く使われている．看護実践で重要な原則としては，看護倫理学者のフライ（Fry ST）らが，上記に加えて「誠実」と「忠誠」をあげている[7]．

看護実践における重要な倫理原則

1. 自律・自己決定：判断能力のある成人は，自分の生活と身体に影響を及ぼすことについて自己決定することができる．
2. 無害：相手に精神的・身体的・社会的な危害を加えてはならない．
3. 善行：他者のためによい行いをする．
4. 公平：人的・物的資源を公平に分配する．
5. 誠実：真実を伝える，嘘を言わない．
6. 忠誠：約束を守る，秘密を守る（守秘義務）．

　この中の，「自律・自己決定」「誠実」「忠誠」について，以下に説明する．

a. 自律・自己決定尊重の原則

　判断能力のある自律的な人間は，自己の信条や価値観に基づいて，自身の生き方に関する重要な決定を下すことができる[8]．したがって，自律・自己決定尊重の原則は，「個人の価値観と信条に基づいて自分の意見をもつ権利，選ぶ権利，および行動する権利を認め，尊重する」という原則である．患者は，自分にとって何が害で，何が善であるかを自己決定する権利がある．医療者はその権利を支える義務がある．すなわち，患者の病気や健康にかかわる情報を，医療者は正直にまた十分に，患者本人に伝えなくてはならない．この原則に関する看護師の役割が，「看護者の倫理綱領」に述べられている．

b. 誠実の原則

　これは，次の忠誠の原則とともに，看護師と患者との信頼関係にかかわる重要な倫理原則である．

　誠実とは，「正直である，嘘をつかない，だまさない」ことを指す．自律尊重の原則が機能するためには，医療者は患者に誠実でなければならない．しかし，看護師は，真実とは異なることを患者に言わざるをえない状況に直面することがある．たとえば，患者の家族が，深刻な病名は患者には言わないで欲しいと頼んだり，医師が病気の真実を患者に話していないこともある[9]．そのような患者から「自分の病気は本当はどうなのか」と尋ねられた時，看護師はどう行動するべきだろうか．

c. 忠誠の原則（promise keeping）

　忠誠とは，「約束を守る」「相手の秘密を守る」という意味である．約束には2つの意味があり，1つは，ナースコールに「すぐ行きます」と答えるなどの，患者に対してある具体的なことをする，という約束である．もう1つは，患者や社会が専門職としての看護師に対してもっている期待に応えるという約束であり[10]，その1つに相手の秘密を守るという「守秘義務」がある．

4 ● ケア倫理

　第4の問い「目の前の患者が真に求めていることは何か？」はケア倫理の中心的な問いである．**ケア倫理**はケアを提供する者（以下，看護師）とケアを受ける人（以下，患者）との相互的な関係を重視する．

a. ケアは感情ではない

　ケア倫理学者の多くは，ケアとは，ケアするうえで必要な心の感情的な状態ととらえている[11]．しかし，政治学・倫理学者のトロント（Tronto JC）[12]は，ケアを感情ととらえれば，ケアが個人的で偏ったものになったり，あいまいなものになったりするだろうと批判し，「単に相手に同情するなどはケアではない」と述べている．

b. トロントのケア倫理：ケアは実践

　トロントは，「ケアする意図があり，それが行動を伴ってはじめてケアである，ケアは実践である」と明言している．そして，次の5つの段階からなるケア実践の枠組みを示している．

①「注意深い関心，Attentiveness」：看護師は患者を気遣い，注意深い関心をよせる．こうすることによって，当人がおかれている真の状況を理解し，患者のニードを知る．この段階はケアの出発点として非常に重要で，看護師が相手を気遣い，注意深い関心を向けることがなければケアは起こらない．

②「責任，Responsibility」：看護師は，患者のニードに対する自身の責任を自覚し，行動案を列挙し，それぞれの行動をとるとどうなるかを考え，よりよい行動を見つける．

③「能力，Competence」：看護師は，よい行動を見つけたならば，物的・人的資源配分の公平性を考慮して諸条件を調整し，ケアを提供する．

④「応答性，Responsiveness」：患者は，ケアを受け取ったことに対する反応（「ありがとう」という，しぐさで表すなど）を表現する．それが，よいケアであったことの証拠と

なる．その反応から，看護師はケアが満足できるものであったか，新たなニーズはある
かなど，ケアの効果を評価する．

⑤「連帯，Solidarity」：ケアのゴールである．患者のニードが満たされ，看護師との間に相
互信頼と連帯が築かれ，ケアが完結する．

◗ C.　**いまの医療で求められている看護実践の倫理**

1 ● かつての医療

医学がまだ十分に発達していなかった20世紀前半は，治療手段は限られており，治療は
「よいこと」「ありがたいこと」だった．治療を施すという「施療」，薬を投げ与えるかのよ
うな「投薬」などの言葉はその時代の名残である．当然ながら医師の権力は絶大だった．
一方，看護師の学問基盤である看護学は未発達で，医師に服従するしかなかった．この時
代の看護師は，ものごとの良し悪しを判断する主体（**道徳的主体**，moral agent）ではな
かったのである．

2 ● いまの医療

医学技術が進歩したいまは，治療手段は数多くあり，治療の意味も多様である．たとえ
ば，死を間近にして口から飲食することができなくなった患者に輸液をするという状況を
考えると，輸液により栄養・水分が補給され，患者の命を人為的に延ばすことが可能とな
る．しかし，患者の心臓は弱っており，尿もほとんど出ないので，全身が浮腫となり，苦
しみがさらに増す可能性がある．そこから，次のような多くの問題が派生する．

> ・命は数日延びるかもしれないが，延ばされた命の質はどうなのか？
> ・輸液によって命を延ばすことが「よい」といえるのか？
> ・「よい」とすれば誰にとって「よい」のか？　患者にとってか，家族か？　それとも医師に
> 　対して「よい」のか？
> ・そもそも，患者は何を望んでいるのか？　　　　　　　　　　　　　　　　　　　など

このように，「治療＝よい」とは単純にいうことはできない．個々の医療行為に対し，よ
いか/よくないかを問い，もしよいとすれば誰にとって，なぜよいといえるのかと，治療の
意味を考えなければならない．また，医療資源は限られており，特定の患者に際限なく人
的・物的資源を投入することはできない．医療資源の公平な配分という視点からも，治療
の意味を点検する必要がある．

看護学の発展と看護教育の高度化が進むいま，看護師は患者に最も身近な道徳的主体と
して，よいか/よくないかを判断し，発言し，倫理的に行動する人であることが求められて
いる．

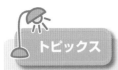

2018年「人生の最終段階における医療・ケアの決定プロセスに関するガイドライン」

　人生の最終段階は多くの倫理問題を投げかけている．国内法にはこの時期の医療に関する明確な規定はなく，過去には，医療・ケア行為を開始する/しない/中止するなどをめぐって多くの混乱があり，刑事事件となることもあった．2007年に，厚生労働省（厚労省）ははじめて「終末期医療の決定プロセスに関するガイドライン」を策定した．2015年に，「終末期医療」を「人生の最終段階における医療」に変更し，そして2018年に，現行のガイドラインを発表した．ガイドラインは倫理と法のつなぎ役として，倫理的問題の解決のための筋道を示し，問題が刑事事件以外の形で解決されることを助けている．

【2007年ガイドラインから一貫している基本的な考え】
① インフォームドコンセントに基づく患者本人の意思決定が基本である．
② 患者の意思決定のために，医療者は，病状，治療の選択肢や対処の仕方，予後の見通しなどについて，患者に十分に知らせる．
③ 医師の独断ではなく，看護師を含む多職種チームと患者・家族との話し合いをとおして，共に納得できる合意形成を目指す．
④ 病状等から，患者の意思確認ができない場合は，患者が書いたリビングウィル等や，患者が近しい人に語ったことをとおして，患者の真意を探求する．
⑤ 患者の苦痛を緩和することが極めて重要である．

【2018年ガイドラインの主な改訂点とその背景】
① 近年の高齢多死社会の進行，在宅や施設での療養や看取りの需要の増大，および地域包括ケアシステムの構築を背景に，病院だけでなく在宅医療や介護現場でもガイドラインを活用できるように，名称を「医療の決定プロセス」から「医療・ケアの決定プロセス」に変更し，また，医療・ケアチームに介護従事者を含むことを明確にした．
② 患者の意思は変化しうることをふまえ，医療・ケアの方針やどのような生き方を望むかなどを話しあうACP（アドバンス・ケア・プランニング）を繰り返し行うことの重要性を強調した．
③ 患者が自分の意思を伝えられない状態になる前に，本人の意思を推定する者について，家族等（親しい友人等）の信頼できる者を前もって定めておくことが重要であるとした（ここで，「家族等」には，今後の単身世帯の増加をふまえ，「親しい友人等」も含めている）．
⑤ 本人，家族等と医療・ケアチームで話し合いを繰り返し行っても合意にいたらなかった場合は，複数の専門家からなる話し合いの場を設定し，その助言により，医療・ケアのあり方を見直し，合意形成につとめることが必要であるとした．
⑥ 話し合いの内容はそのつど記録し，本人，家族等と医療・ケアチームで共有することとした．

D. 事例にみる看護倫理の実際

1 ● 看護師の第1の責任

> **事例 1**　あるプリセプター
>
> 　入職4ヵ月目の新人看護師Bは，まだ2日しかプリセプターについてもらっていない．さらに，プリセプターから「私，自分の生活で精いっぱい」などといわれ，話を聞いてもらう気にもなれないでいる．何よりいま，自分の中で許せないことがある．それは，プリセプターが高齢の患者の傍で「死んじゃってもいいよー」などといい，寝衣が汚れていても「そのままにしておこう」など，考えられないことを次々にBにいうことだ．Bは人間関係がわるくなるのを恐れて，「はい」としかいえないでいる[13]．

　新人看護師のBは，プリセプターの非倫理的な言動に気づいている．倫理的にものごとをみる目をもち，将来が楽しみだ．しかし，この看護師の中では患者よりもプリセプターとの関係のほうが大きな位置を占め，人間関係がわるくなるのを恐れて「はい」といっている．新人看護師Bはどう行動するのが正しいのだろうか．下は，このような倫理的問題に直面した場合の行動戦略である．看護師には先輩や組織の支えが非常に大事であり，その支えがあることで安心して働くことができる．

ベッドサイドナースの行動戦略[14]

1. **問題の波及を考える**：その問題が，患者，家族，同僚，資源，また看護という職業に対してどのような結果をもたらすかを考える．
2. **問題を個人化しない**：看護師にとって，問題をもち出して発言することは個人的には恐い．しかし専門職（プロ）である以上，恐いという個人的感情で問題を個人化してはいけない．
3. **「できること」と「できないこと」を区別し，できないことまでする必要はないし，してはならない**：たとえ医師や先輩の指示であっても，自分の人生観・価値観に照らして倫理的にできないと思ったならば，本来はやるべきではない．ただしその場合は，患者の安全は必ず確保し，自分の人生観・価値観からそれができるという他の人にケアを委譲する．
4. **記録する**：現に起こっている状況を詳細に書く．記録は力となる．
5. **組織に訴える**：それでも効果が得られなければ，孤軍奮闘ではなく，先輩，主任，師長，看護部長，倫理委員会などに訴える．それでもなお解決しなければ，看護協会が支えるだろう．

2 ● 本当の患者自己決定と表面的な自己決定

> **事例 2**　ケアを拒否する患者と新人看護師
>
> 　Cは新人看護師．受け持ち患者Sさん（70）が吐き気を訴えており，NGチューブでドレーンすることとなり，患者に説明することになった．「そんな難しい操作は恐いし，いやだなー」と思いながらSさんに説明に行くと，挿入を拒否された．「ああよかった，挿入しなくてす

む．だって患者の自己決定だもの」と考え，「それでいいですよね」とプリセプターのDに報告した．DがSさんをみると，腹部は著しく膨満し，呼吸もとても苦しそうで，臨床上，NGチューブを入れ，内容物を排出する必要があると思った．　　　　　　　　［文献15)より改変］

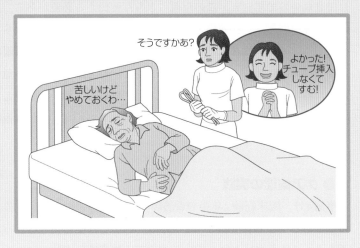

　プリセプターのDは，この新人Cをどのように指導すべきだろうか．患者は新人Cが提案したケアを拒否している．したがって，これは「自己決定尊重の倫理原則」に該当するということで，「ではそれなら」とすませてよいだろうか？　患者が自己決定できるためには，「患者に十分にわかる説明をすること」が不可欠である．その点はどうだろうか．新人Cの関心はどこにあったのだろうか？　吐き気を訴えている患者よりも，「難しい操作は恐いし，いやだなー」と思う自分に関心が向いていたのではないか．患者は看護師のそのような気持ちを敏感に感じとり，拒否した可能性がある．ベナー（Benner P）は，患者の見かけ上の自己決定を**表面的な自己決定**（thin autonomy）とよび，それに対する看護師の働きかけの重要性を述べている[15]．看護師が耳を傾けるべきは，患者の表面的な自己決定ではなく，患者の真意である．

3 ● 忠誠の倫理原則と徳の倫理，ケア倫理

事例 3　小児病棟で

　小児病棟で，A子，B子の母親どうしが親しくなった．B子は軽快退院し，その後A子が亡くなった．それを知らなかったB子の母親は，A子の母親に会いに病棟を訪れ，A子のことを尋ねた．応対した看護師Yは，相談する人もいなかったので，「A子ちゃんは退院されました」と，最初にいった．しかし，B子の母親が「それはよかった，ではこれからA子ちゃんのお母さんに連絡してみてもいいですかね」と嬉しそうにいうので，Yは，自分は嘘をついているような罪悪感にかられた．そこで，「A子ちゃんはとても残念ですが亡くなったんです」と答え直した．B子の母親はショックを受けた様子だった．そこでまたYは，自分は間違った判断をしてしまったのではないかと後悔した．このことについて，Yは後で師長に報告した（仮想事例）．

　この事例では，病棟を訪れたB子の母親に，看護師Yが，A子は退院したと伝えたことから問題のこじれが始まっている．看護師は，まず何をしなければならなかったか．看護師は，「私たち医療者には法のきまりがありまして，患者さんの情報を外にお伝えすることはできないのです」と，この母親にきちんと伝える必要がある．それが，看護における忠誠の倫理原則と，守秘義務という法規定に基づいて看護師がなすべき第1の行動である．

　だが，この事例はそれだけでは完結しないだろう．B子の母親はわざわざ病棟に来て看護師の目の前にいる．その相手を思いやり，看護師としての誠意を示す行動が必要だ．そこで求められるのが，徳の倫理やケア倫理である．相手に配慮した行動として，どのようなことが考えられるだろうか．また，この件について，Yから報告を受けた師長は何をなすべきだろうか．

4 ● ケア倫理の実践

　事例4は，臨床経験2年半の看護師Mが発語障害のある患者のニードをキャッチできた事例である．この看護師は「ケア倫理」のことは全く知らなかったが，患者を気遣い，関心をよせることで，トロントのケア倫理を無意識に実践していた．

事例 4　発語障害患者の思いをキャッチ

　口唇の動きとか見て，患者さんが言いたいと思っていることを，「こうですか？」って聞けたとき，すごい嬉しそうに「そうそう！」みたいに喜んでくれて，「患者さんと通じた，いい看護ができたのかな」って．患者さんの求めているものを的確にとらえて，そこから多分看護が展開されて，技術であったり，何かまた違うものに展開されていくと思うんですけど，とりあえずはまず，その患者さんが求めているニードとか，聞きたいこと，不安に思っていることが的確に自分でとってこれたとき，「それが始まりかな」って思うと，それが最近うまくいくようになってきていて．（臨床経験2年半の看護師Mの語り）[16]

　この看護師の語りを，トロントの実践の枠組みで分析してみよう．

　患者には発語障害があり，「思いを看護師に伝えたい，その気持ちをわかって欲しい」というニードがあったに違いない．看護師Mは患者を気遣い，注意深く関心を向けて，そのニードを察知した．これは，トロントのケア倫理の「注意深い関心」の段階であり，そこから，患者-看護師の相互的な関係に基づくケアが始まっている．

　看護師Mは，看護師としての「責任」を自覚し，自分の「能力」を動員して，患者の口唇の動きなどから患者のニードを読み取ろうと試行錯誤し，「こうですか？」と，ニードを確認できた．

　患者は，自分の思いを看護師がキャッチしてくれた喜びを，「『そうそう！』みたいな」しぐさで表した．それが患者の，「思いを看護師に伝えたい，その気持ちをわかって欲しい」というニードが満たされたことに対する「応答性」である．それにより，看護師は「患者さんと通じた，いい看護ができた」と自分のケアを評価することができた．そして，看護師と患者は共に喜び，「連帯」が築かれた．

　さらに看護師Mは，患者が求めているニードや，聞きたいこと，不安に思っていること

を「的確に自分でとってこれた」ことについて,「それが始まりかな」と述べ,「そこから多分看護が展開されて,技術であったり,何かまた違うものに展開されていく」と,次のケアを見据えている.

このように,トロントのケア倫理は理論の難しさを超えて,看護師が日々行っていることに倫理的な意味づけと筋道を与えている.その筋道をたどってこの看護師Mの行為を改めて吟味すると,一見ささやかな行動の中に本当のケアが実践されていると感じることができる.さらに,この看護師Mはたくさんの可能性をもったよい若手看護師であることも,実感できる.

5 ● 正しいと判断した行動がとれない苦悩

事例 5　ある看護師の語り[17]

「患者さんは,点滴の針の穴からむくんでいる液が出てきてしまうくらいむくんでいたんです.ご家族も,『このむくみは何とかならないか』といっておられました.でも医師の指示は末梢点滴続行でした.何もいわない患者,いつも顔をしかめていました.点滴を減らしたほうがいいとは思ったんです.でも主治医は看護師から意見をいわれるとへそを曲げるんです.同僚にまで被害が及ぶ.だから言い出せなかった.結局,ご家族には『ご家族で先生のところに行って直接話してください』と伝え,私は医師の指示に従って点滴を続行しました.…私,いつも頭にクエッションマークがありながらやっている」

看護師の第1の倫理的責任は,患者の最善の利益のために行動することである.しかしこの看護師は,患者以外の相手(ここでは医師)との関係を重視して行動した.その行動は倫理的に正しいとはいえず,家族もこの看護師に不満を抱いたに違いない.

では,この看護師は「よくない看護師」だったのだろうか.看護師の**よい面に注目**して,この事例に別の見方を加えてみよう.この看護師は,患者の状態を観察し,「点滴を減らしたほうがいい」とアセスメントした.臨床の目を備え,よい面をもっていることがわかる.だが,医師は点滴続行を指示していた.看護師がそのことに意見をいうと医師は「へそを曲げ」,同僚にも被害が及ぶ.それを思うと,自身が正しいと判断した行動がとれなかった.そしてこの看護師は,「いつも頭にクエッションマークがありながらやっている」と,悩む気持ちを述べている.ここにも,この看護師のもう1つのよさが表れている.なぜなら,もしこの看護師が,患者を思う気持ちも安楽を願う気持ちもなかったなら,このような悩みはもたなかったに違いないからだ.

この看護師は,自身が正しいと判断した行動をとることができなかったためにつらい気持ちを抱いている.このような体験を**道徳的苦悩**(moral distress)とよぶ.道徳的苦悩は,看護師の性格などの個人的要因のほか,職場環境や協働チームの上下関係などの大きな要因がかかわっていることが多く,看護管理上の重要な課題としても注目されている.

道徳的苦悩から看護師を守るにはどのようなことが必要だろうか.また,道徳的苦悩の体験をバネに,看護師が専門職者として成長していく可能性[18]はどうだろうか.

6 ● よさを認め合う職場環境

倫理は，よくないこと，間違ったことだけでなく，よいこと，正しいことも検討する．上記の事例からもわかるように，1つの状況を倫理的にみるには，問題志向の目だけではなく，よいことをみる目も大切である．

実践の場は，隠れたカリキュラムといわれ[19]，看護師や看護学生は，他の看護師の実践を観察し，患者から感謝の言葉をもらい，あるいは自分が行ったよいケアを振り返ることなどを通して，生きた倫理を学んでいる．以下の事例は，そのことを示す看護師の語りである．

事例 6　流れの読める先輩

「私のプリセプターさんですけど，患者さんに向ける素敵な笑顔をみて，あー素敵と思いました．（中略）その先輩をみてると，やっぱり先のことが，たとえば検査にしても，この検査をしたら吐き気が出るとか，あるいは，輸血のために採血をしたら，その帰りは車椅子ですとか，何かをこうして，その後の流れっていうのを適切に，必要な情報をあげられるっていうのがすごいなって思います」[16]

この例のように，看護師が示すよさは患者に伝わり，そして同僚の看護師をも感化して，生きた倫理の学びとなっている．看護の職場はそのような学び合いを育てる環境でありたい．

事例 7　患者さんからの言葉の贈り物

「オペ後でずっと寝たきりで，とても不安の強いターミナルの患者さんがいて，そのときに，私はゆっくり訴えを聞いていて，のちに退院されるときに，『ゆっくりと優しい笑顔で話を聞いてくれたことがとても励みになった，ここまでこれたのもあなたのおかげです』というような手紙をいただいたことがあって，それはとても嬉しかったです．（中略）脳腫瘍の患者さんだったので，自分がもし同じ状況だったらということを考えて，なるべく意識して患者さんのベッドサイドに行って話を聞くことを意識していたと思います」[16]

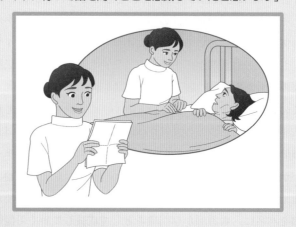

　この看護師は，患者から感謝の言葉をもらって，自分が「よい看護」をしたことに気がついた．よさを認めた言葉をもらうことは，「よいこと」とは何かということに気づく大事な機会である．また，相手のよさに気づけるのはその人の倫理的感性の表れでもある．看護の職場は，同僚の「よさ」を認め合う環境であることが望ましい．よさを認められた喜びは，当人をエンパワーさせる．

学習課題

1．人権にはどのような権利が含まれるのか調べてみよう
2．自律・自己決定尊重の原則に関する看護師の役割として，看護者の倫理綱領は何と述べていますか
3．タスキギー梅毒研究にかかわった保健師についてどう考えるか，話し合ってみよう
4．事例1のプリセプターの行為で非倫理的だと思われることをあげてみよう
　また，あなたが新人看護師Bであったなら，プリセプターはどんな人であって欲しいですか．またそれはなぜですか
5．事例5の看護師は，患者のために，どう行動するべきか，行動の選択肢をできるだけ多く列挙してみよう．その中でどの行為が最も倫理的と考えられますか，またその理由はなぜですか

●引用文献

1) Gallagher A：看護倫理における尊厳の意味，その発展の経緯と看護者に与える影響．日本看護倫理学会誌**7**（1）：95-109，2015
2) 長谷川奈々子，太田勝正：患者尊厳測定尺度日本版の開発と信頼性・妥当性の検討．日本看護倫理学会誌**9**（1）：12-21，2017
3) Davis AJ, Tschudin V, de Raeve L：看護倫理を教える・学ぶ―倫理教育の視点と方法（小西恵美子監訳），日本看護協会出版会，p.78，2008
4) Fナイチンゲール：看護覚え書―看護であること，看護でないこと（湯槇ますほか訳），p.66，現代社，1983
5) 橋本寛敏，石原　明：看護倫理．看護史＜高等看護学講座2＞，p.13，医学書院，1952
6) 前掲3），p.14
7) Fry ST, Johnston MJ：看護実践の倫理―倫理的意思決定のためのガイド，第3版（片田範子ほか訳），p.65，日本看護協会出版会，2010
8) ドローレス・ドゥリー，ジョーン・マッカーシー：看護倫理，p.18，みすず書房，2006
9) 小西恵美子：看護倫理を考える言葉，p.9，日本看護協会出版会，2019
10) アン・デービス，太田勝正：看護とは何か―看護の原点と看護倫理，p.106，照林社，1999
11) 前掲3），p.134
12) Tront JC：Moral Boundaries；A Political Argument for an Ethic of Care, p.185, Routeledge, 1993
13) 小西恵美子：看護実践と看護の倫理，虹のブックレットNo. 68，p.22，日本生活協同組合連合会医療部会，2005
14) 前掲13），p.26
15) Benner P, et al.：Learning to see and think like a nurse；Clinical reasoning and caring practices. 日本看護研究学会雑誌**30**（1）：23-27，2007
16) 小西恵美子，小野美喜：喜び・苦悩・学び；若手看護師のよい・よくない看護師体験から．日本看護倫理学会誌**3**（1）：11-18，2011
17) 前掲9），p.79
18) 前掲9），p.102
19) 前掲3），p.191

4 看護と法

この節で学ぶこと

1. 看護にかかわる主な法律を理解する
2. 法律に定められた看護職者の業務と役割を理解する
3. 看護職者として，医療の高度化に伴う新たな問題とその法的解釈について理解する

なぜこれらを学ぶのか

　皆さんにとって，「看護」と「法」はとても遠いもののように感じるかもしれません．しかしながら，看護職者の資格や業務，そしてその果たすべき役割の多くは，法律で定められており，その結びつきを学ぶことはとても重要なことです．また近年，医療の高度化に伴い，医療現場では以前は想定もできなかったさまざまな法的問題が発生しています．これらの問題については，すでに解決が図られたものもありますが，依然として課題が残るものもあります．日進月歩の医療現場で働く看護職者は，常にこのような新たな問題にアンテナを張り，自分なりに考える姿勢をもつことが重要です．

　本節での学習を通し，看護と法の結びつきや課題をしっかりと学んでいきましょう．

A. 看護実践にかかわる法

　看護にかかわる法律にはさまざまなものがあるが（**表Ⅳ-4-1**），本項では，看護職者が専門職としてとくに知っておくべき法律について解説する．

1 ● 保健師助産師看護師法（1948年制定）

　看護職者にとって最も重要な法律は，**保健師助産師看護師法**（以下，保助看法）である．この法律は，保健師，助産師および看護師の資質を向上し，それによって，医療・公衆衛生の普及向上を図ることを目的とし（保助看法第1条），それぞれの**資格の定義**や免許，国家試験，**業務**などについて規定している．

a. 保健師，助産師，看護師，准看護師の定義

　保助看法では，看護職について，それぞれ**表Ⅳ-4-2**のように定義されている．

b. 看護師の業務

　保助看法は，看護師の業務について，**療養上の世話**と**診療の補助**の2つであると定めている（保助看法第5条）．

　療養上の世話とは，患者の状態の観察，環境整備，食事の世話，清拭・排泄の介助，生

表Ⅳ-4-1　看護をめぐる法律

医療職者に関する法律	医療に関する法律	薬に関する法律
・保健師助産師看護師法 ・看護師等の人材確保に関する法律 ・医師法 ・他の医療職種に関連する法律　など	・医療法 ・臓器の移植に関する法律　など	・医薬品，医療機器等の品質，有効性及び安全性の確保等に関する法律（医薬品医療機器等法，旧薬事法） ・麻薬及び向精神薬取締法 ・毒物及び劇物取締法　など
公衆衛生に関する法律	社会福祉・保険に関する法律	その他
・地域保健法 ・母体保護法 ・母子保健法 ・健康増進法 ・がん対策基本法 ・感染症の予防及び感染症の患者に対する医療に関する法律（感染症法）　など	・生活保護法 ・老人福祉法 ・介護保険法 ・児童福祉法 ・健康保険法 ・国民健康保険法　など	・労働基準法 ・労働安全衛生法 ・個人情報保護法　など

表Ⅳ-4-2　保健師，助産師，看護師，准看護師の定義

保健師	厚生労働大臣の免許を受けて，保健師の名称を用いて，保健指導に従事することを業とする者（第2条）
助産師	厚生労働大臣の免許を受けて，助産又は妊婦，じょく婦若しくは新生児の保健指導を行うことを業とする女子（第3条）
看護師	厚生労働大臣の免許を受けて，傷病者もしくはじょく婦に対する療養上の世話または診療の補助を行うことを業とする者（第5条）
准看護師	都道府県知事の免許を受けて，医師，歯科医師又は看護師の指示を受けて，前条に規定することを行うことを業とする者（第6条）

活指導などの業務のことであり，看護師がその専門性を発揮し，主体的判断により行う，看護師の本来的な業務である．

　それに対し，診療の補助とは，看護師の知識・技術などという能力に応じて，「医師の指示に基づき」看護師に委ねられる一定の範囲の医行為のことをいう（保助看法第37条）．

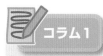

コラム1　特定行為に係る看護師の研修制度

　2013年，保助看法の一部が改正され，「特定行為に係る看護師の研修制度」が創設された（保助看法第37条の2）．これは，団塊の世代が75歳以上となる2025年に向けてさらなる在宅医療の推進を図るため，医師の判断を待たずに，「手順書」により，一定の診療の補助を行うことができる看護師を養成する制度である．

　特定行為研修を受けた看護師は，事前に，医師から患者を特定されて，「手順書」により特定行為を実施するように指示を受ける必要があるが，実際に行為を行う際には医師の指示を受けることが不要になる．2015年10月1日に制度が開始されており，今後の動向が注目される．

本来，医師でなければ医業を行うことはできないが（医師法第17条），例外的に一部の医行為に限って看護師が行うことが認められている．この看護師が行うことができる医行為のことを**相対的医行為**という．それに対し，身体に及ぼす影響の重大性や技術的困難性に照らして医師のみにしか行うことができない医行為（診断，手術，処方など）もあり，それらは**絶対的医行為**とよばれている．

c. 看護職者の守秘義務

保助看法は，保健師・看護師・准看護師について，「正当な理由が無く，その業務上知り得た人の秘密を漏らしてはならない」と規定している（保助看法第42条の2）．これを業務上の秘密を守る義務，すなわち「**守秘義務**」という（助産師については，同様の規定が刑法第134条1項にある）．守秘義務違反には，懲役や罰金といった罰則も定められている（保助看法第44条の3）．

過去には，夫に担当患者の情報を話した看護師が守秘義務違反に問われた事例［福岡高等裁判所平成24年7月21日判決（判例秘書掲載）］がある．看護職という専門職として働く以上，たとえ家族に対してでも，職務上で知った患者の情報を話してはならない．

2 ● 医療法（1948年制定）

医療法は，**国の医療を提供する体制**について定めた法律である．具体的には，① 医療の適切な選択の支援に必要な事項（医療に関する情報の提供など），② 医療安全の確保に必要な事項，③ 病院，診療所，助産所の開設・管理に必要な事項，④ これらの施設の整備などを推進するために必要な事項を定めている．

医療法は，時代の変化に応じてこれまでに8回の改正がなされており（2019年時点），看護職者にとって重要な規定も追加されている．ここでは，1997年の第3次改正の医療情報提供の推進（**インフォームド・コンセントの導入**），2011年の第6次改正の**医療事故調査制度**について扱う．

a. インフォームド・コンセント

1997年の医療法第3次改正で，次の規定が追加された．

医療法1条の4第2項
医師，歯科医師，薬剤師，看護師その他の医療の担い手は，医療を提供するに当たり，適切な説明を行い，医療を受ける者の理解を得るよう努めなければならない．

これは，いわゆるインフォームド・コンセントに関する規定である．インフォームド・コンセントとは，医療者が患者の病状や治療について**適切な説明**を行い，患者や家族がそれらについて十分に理解したうえで，治療行為などに**同意すること**である．患者には，自分で自分のことを**知る権利**（憲法第21条）や自分のことを自分で決める権利，すなわち，自己決定権（憲法第13条）があり，医療者はこれらの権利を尊重しなければならない．

看護職者もこのインフォームド・コンセントの重要な担い手である．適切な説明と十分な理解は，医療者と患者との信頼関係につながり，逆に，不十分な説明は患者の不信感にもつながりかねない．看護職者には，自身が行う看護行為について適切な説明を行うほか，各医療職者と患者の間に立ち，患者・家族の権利に配慮した適切な説明がなされているか，

患者が説明に不安を感じていないかなどに気を配り，必要に応じて医師などに追加の説明を求めるよう働きかけるといった役割が期待されている．

b.　医療事故調査制度

2015年の医療法第6次改正で，医療の安全確保のため，**医療事故調査制度**の規定（医療法第6条の10〜第6条の27）が盛り込まれた．

医療事故調査制度は，医療事故が発生した医療機関において院内で調査を行い，その調査報告を民間の第三者機関（日本医療安全調査機構［医療事故調査・支援センター］）が収集・分析をすることで**再発防止**につなげるための制度である．この制度には，医療機関や**遺族**からの調査依頼により，医療事故調査・支援センターが直接調査を行うしくみも設けられている（これをセンター調査という）．

3 ● 看護師等の人材確保の促進に関する法律（1992年制定）

看護師等の人材確保の促進に関する法律（以下，看護師等人材確保法）は，急速な高齢化の進展，保健医療を取り巻く環境の変化によって，看護師等の確保の重要性が著しく増大している社会的背景を受けて制定された．

この法律は，看護師等の確保促進のための措置に関する基本方針を定めるとともに，看護師等の**養成，処遇の改善，就業の促進，資質の向上**などを図る措置を講ずることにより，高度な専門知識と技能を有する看護師等を確保し，それにより，国民の保健医療の向上に資することを目的としている（看護師等人材確保法第1条）．

a.　ナースセンターの設置

看護師等人材確保法は，国や都道府県知事が，看護師などの就業促進，確保対策などの活動を行う**ナースセンター**を設置することを規定している（看護師等人材確保法第14条〜第22条）．この法律を受け，中央ナースセンターが1ヵ所，都道府県ナースセンターが47ヵ所に設置され，無料職業紹介や再就職支援などの研修といった事業を行っている．

b.　看護師の卒後臨床研修制度

以前から，看護基礎教育の終了時点で身についている能力と，臨床現場で求められる能力との乖離が，看護の質，医療安全，看護職の早期離職などの問題につながっていることが指摘されていた．そこで，保助看法（第28条の2）と看護師等人材確保法の改正（第4条，第5条，第6条）により，2010年4月から，看護師の**卒後臨床研修制度**が**努力義務化**された．

これによると，病院などの開設者は，新人看護職員の研修の実施や研修を受ける機会の確保のため，必要な配慮を行うように努めなければならず（看護師等人材確保法第5条），他方，看護職員本人もその責務として，免許取得後も研修を受けるなど，自ら進んで能力の開発・向上に努めることが求められている（看護師等人材確保法第6条）．

c.　離職時の届出制度

少子高齢化が進む中，看護職員の人材確保のため，潜在看護師（看護師免許を保有しつつ，現在看護師として働いていない者のこと）の復職支援の強化が必要とされているが，潜在看護師の実態を把握する方法がなかった．そこで，看護師等人材確保法の改正により，**2015年10月**から看護職者の退職時などの**届出制度**が開始された．これにより，保健師，

表Ⅳ-4-3　医療機関が守るべきルール

1. 個人情報を取得・利用するときのルール
個人情報を取得した場合は，その利用目的を本人に通知，または公表すること（あらかじめ利用目的を公表している場合を除く）
2. 個人情報を保管するときのルール
情報の漏えいなどが生じないように安全に管理すること
3. 個人情報を他人に渡すときのルール（第三者提供のルール）
原則として，あらかじめ本人の同意を得ること
4. 個人情報を外国にいる第三者に渡すときのルール
あらかじめ外国にいる第三者への提供を認めるという本人の同意を得ること
5. 本人から個人情報の開示を求められたときのルール
本人からの請求に応じて，個人情報を開示，訂正，利用停止などすること

　助産師，看護師，准看護師は，病院などを離職した場合などにおいて，住所，氏名などの情報を都道府県ナースセンターに届け出るように努める（努力義務）ことが必要となった（看護師等人材確保法第16条の3）．

4 ● 個人の情報の保護に関する法律（2003年制定）

　看護職者が扱う情報は，患者の病名，既往歴，治療内容などを含み，とくに守られる必要がある情報（センシティブ情報）である．よって，看護職者は，常に患者の重要な個人情報を扱っていることを意識し，その保護に努めなければならない．とくに，看護記録などの記録の取り扱いには細心の注意を払う必要がある．

　個人情報の保護に関する法律（以下，個人情報保護法）は，これらの個人情報を保護するために**守られるべきルール**を定めるものである．医療機関で順守されるべきルールは**表Ⅳ-4-3**のとおりである．

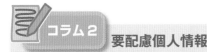
コラム2　要配慮個人情報

　個人情報保護法が改正され，2017年5月30日に全面施行された．改正点の1つとして，とくに慎重な取り扱いを要する個人情報が新たに「要配慮個人情報」（第2条の3）として類型化され，新たなルールが設けられた．要配慮個人情報とは，本人の人種，信条，病歴など，本人に対する不当な差別または偏見が生じる可能性のある個人情報である．看護職者が扱う情報の多くは，この「要配慮個人情報」に含まれる（具体的には，病歴，診療情報など）．この改正で，要配慮個人情報を取得する際には，原則として本人の同意を得ることが義務化された．

B. 現代医療と法

　近年の科学技術の発展に伴い，医療の高度化・複雑化が進み，医療現場では，これまでにはない倫理的・法律的な問題が生じるようになってきた．そこで，ここではこれらの現代医療を取り巻く法的問題について扱う．

表Ⅳ-4-4　生殖補助医療の種類

人工授精	精液を直接子宮腔に注入し，妊娠を図る治療法
体外受精	採卵手術により，排卵前に体内から取り出した卵子と精子の受精を体外で行う治療法
代理懐胎	代理母や借り腹など，子宮摘出などの理由で妻が妊娠できない場合に，夫の精子や受精卵を別の女性の子宮に注入し，妊娠・出産してもらうこと

表Ⅳ-4-5　日本の関係団体における生殖補助医療の容認・否認状況

生殖補助医療	配偶者間	非配偶者間
人工授精	容認	容認
体外受精	容認	容認する団体あり*
代理懐胎	否認	否認

*厚生労働省生殖補助医療部会，日本生殖医学会は容認．日本産科婦人科学会，日本弁護士連合会は否認．
〔内閣府：選択する未来 人口推計から見えてくる未来像，2015年10月28日，p.107，〔https://www5.cao.go.jp/keizai-shimon/kaigi/special/future/sentaku/pdf/all_03.pdf〕（最終確認：2020年1月30日）より引用〕

1 ● 生殖補助医療

生殖補助医療とは，体外受精をはじめとする，現代医療の中で進歩した新たな不妊治療のことをいう．日本では，晩婚化が進み，高齢で出産を望む人が増えたことなどにより，この生殖補助医療の重要性が高まっている．

a. 生殖補助医療の種類

生殖補助医療には，人工授精，体外受精，代理懐胎の3種類がある（表Ⅳ-4-4）．

b. 生殖補助医療と法

現在，日本には，生殖補助医療を規制する法律はない．日本産婦人科学会は，配偶者間の人工授精（artificial insemination of Husband：AIH）と体外受精，非配偶者間の人工授精（artificial insemination of Donor：AID）は認め，その他は否認している（表Ⅳ-4-5）．

この生殖補助医療においては，第三者（非配偶者）の精子や卵子を用いる場合に，法的な親子関係をめぐり問題が生じる．なぜなら，現行の民法は，生殖補助医療を想定しておらず，「妻が婚姻中に懐胎した子は，夫の子と推定する」（民法第772条）と規定し，婚姻中に分娩した女性が母親，その夫が父親であると推定されることになっている．それゆえ，たとえば妻が夫と別居中に，生殖補助医療により，夫以外の精子を用いて妊娠・出産した場合にも父子関係が推定されるかなど，難しい問題をはらんでいる．

諸外国では，卵子や精子などの提供者については「父母とならない」と規定する法律が多くみられ，日本においても立法的な解決が求められている．

2 ● 臓器の移植に関する法律（1997年制定）

a. 臓器の移植に関する法律とは

1997年に施行された臓器の移植に関する法律（以下，臓器移植法）は，臓器移植を行う場合に限り，脳死を人の死とし，本人（15歳以上の者）の書面による意思表示と家族の承

諾により，臓器提供を可能とする法律である．この法律により，脳死後の臓器の提供が可能になったが，15歳未満の者や本人の意思が不明な場合には，臓器の提供ができないという問題があった．

b. 改正臓器移植法（2009年改正）

これらの問題を解消するため，臓器移植法の見直しが進められ，2010年に**改正臓器移植法**が施行された．改正法では，脳死を心臓死と区別することなく，本人の反対の意思表示がないときには，**家族が同意**をすれば臓器を摘出できるようになった．また15歳未満の者からの脳死後の臓器提供も，家族の書面による承諾をもって可能となった（ただし生後12週未満では脳死判定を行わない）．

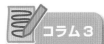
脳死は人の死か

　　従来，「呼吸停止」「心臓停止」「脳機能停止（瞳孔散大と対光反射の消失）」（これらを死の三徴候という）が認められる状態をもって，人の死と考えられてきた．しかしながら，人工呼吸器など医学の発達によって，脳の機能は停止していても呼吸だけが維持されるという状態がありうるようになった．このような状態を脳死といい，自力での呼吸・循環機能の調節や意識の伝達など，生きていくために必要な働きを司る脳幹を含む，脳全体の機能が失われた状態である（これに対し，植物状態とは，脳幹の機能が残り，自ら呼吸できる場合も多く，回復する可能性もある状態をいう）．

　　では，この脳死は人の死なのか．いまや人の死とするのが国際的な合意であるが，日本ではいまだ反対論も存在し，社会的合意が成立しているとは言い難い．そしてこのことが移植医療の進展を遅らせる要因の1つであるともいわれている．

　　看護職者も，それぞれの価値観の中で葛藤を抱えることもありうるが，臓器移植において尊重されるべきは本人（時には家族）の意思であることを忘れず，専門職として，その責務を果たさなければならない．具体的には，患者や家族に寄り添い，家族との調整役を担う移植コーディネーターなどと連携し，その意思決定支援を行うことが求められている．

3 ● 終末期医療について

a. 終末期医療について

回復の見込みのない病を抱えた人が，残された時間をどのように生きるか，そしていかにその生を終えるかは，個人の考え方や価値観に直結する問題である．終末期と判断された場合に，最期まで積極的な治療を望む人もいれば，自然な死を迎えたいと望む人もおり，それぞれの**意思は尊重されなければならない**．

医療現場においては，終末期の医療やケアの方針を決定する場面で，医療関係者が患者の意思を適切に把握することができるように，「**人生の最終段階における医療・ケアの決定プロセスに関するガイドライン**」（厚生労働省，2007年5月作成・2018年改訂，p.123，「トピックス　2018年『人生の最終段階における医療・ケアの決定プロセスに関するガイドライン』」参照）などのガイドラインが公表されている．終末期の患者の意思はゆれ動くものであり，患者と医療・ケアチームは話し合いを繰り返すことが重要である．人生の最終段階の医療・

ケアについて，本人が家族等や医療・ケアチームと事前に繰り返し話し合うプロセスをアドバンス・ケア・プランニング（ACP）といい，近年，その重要性が強調されている．また，決定的な時点で意思表明ができない患者もおり，医療・ケアチームはそのような患者の意思も尊重されるように，ガイドラインなどに沿って慎重な判断をすることが求められている．

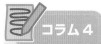

コラム4　安楽死と尊厳死

　（積極的）安楽死とは，瀕死の状態にある者の苦痛をとり除くためにその者の死期を早める措置[1]であり，具体的には医師が薬などを投与して患者の命を直接的に終わらせるものである．オランダ，ベルギーなど安楽死が法律で認められている国もあるが，日本では認められていない（過去，日本の終末期医療の現場において，治療中止に及んだ医師が殺人罪などに問われた事例は，ほぼこの積極的安楽死の事例である）．

　それに対し，尊厳死とは，死期を単に引き延ばすためだけの延命措置を行わず，自然の経過のまま迎える死のことである．尊厳死は一般的に認められており，過剰な延命治療を拒否する宣言を事前に一定の文書に託しておくこと（このような文書を「リビング・ウィル」「事前指示書」などという）などの重要性も注目されている．

b. 終末期医療と法

　上記のとおり，終末期医療における治療方針決定の場面においては，**患者の意思が尊重されるべきこと**は明らかである．しかしながら，過去には，がんなどで末期状態だった患者の意思を尊重し，人工呼吸器を取り外した医師らが殺人容疑で書類送検された事例などもいくつかあり（いずれも不起訴），延命措置を望まない患者の明確な意思があるにもかかわらず，医師が治療行為の中止などに及ぶことを躊躇するような事案が生じていた．このような背景を受けて，厚生労働省の検討会は，上記のガイドラインを公表するにいたった．

　現在は，終末期医療において，延命措置に関する患者の意思が十分に尊重されるように，**適切な患者の意思表示**と**複数の医師による終末期判定**があれば，医師の法的責任（民事上・刑事上・行政上の責任）を問わないとする法律の制定も検討されており，今後の動向に注目する必要がある．

学習課題

1. 保健師助産師看護師法に定められた看護師の業務や義務をあげてみよう
2. インフォームド・コンセントとは何か，説明してみよう
3. 現代医療を取り巻く法的問題について自分なりに考えてみよう

●引用文献
1）金子　宏，新堂幸司，平井宜雄（編）：法律学小辞典，第4版補訂版，p.9，有斐閣，2008

5 看護と経済

この節で学ぶこと

1. 看護サービスに求められる経済的視点を理解する
2. 日本の医療保険制度と診療報酬のしくみを理解する
3. 看護の経済評価を理解する

なぜこれらを学ぶのか

　皆さんは「経済」という言葉を聞いて，どんなことを思い浮かべますか．

　「お金」「労働」「儲け（もうけ）」「節約」などいろいろな言葉が思い浮かぶでしょうが，これらに共通するのはいずれも明るいイメージというよりは，ややネガティブで，金銭問題が絡むイメージが先行するような印象をもつのではないでしょうか．さらに，医療や看護は「経済」とはあまり関係がないと感じている方が多いのではないでしょうか．私たち看護職が提供するサービスに対しては，当然その対価としてお金が支払われます．それによって，治療にかかる費用，医師や看護師の給料などが賄われます．医療や看護というサービスにもそこには必ず金銭が介在しています．一見，経済とは結びつかないように思える医療や看護も，実は「経済」と密接につながっているのです．

A. 医療における経済とは

　病院の経営者や看護管理者でもないかぎり，看護職者が日常の業務の中で「経済」を意識しながら働くということはほとんどないだろう．従来は，看護職者として患者に質の高い看護ケアを提供することは求められても，ケアに経済的な視点が求められることはほとんどなかった．しかし，最近では，看護部長兼副院長として病院経営に関与する看護職者や，訪問看護ステーションの管理者として経営に携わる看護職者なども増えており，看護の立場で経済を理解しておく必要性は高まっている．

　そもそも「経済」とは，辞書（『大辞林』，第2版）によると，「① 物資の生産・流通・交換・分配とその消費・蓄積の全過程，およびその中で営まれる社会的諸関係の総体，② 世を治め，民の生活を安定させること，③ 金銭の出入りに関すること，やりくり」などとされている．

　このように「経済」には金銭や物を扱うというイメージがあり，患者の生命を扱う「医療」は，経済という「物」を扱う観点からはとらえにくい．しかし，私たちが「医療」という1つのサービスを提供する際に，その対価として必ず，病院や診療所の窓口では保険

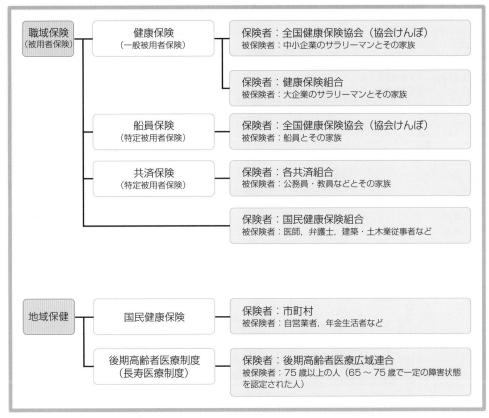

図Ⅳ-5-1　日本の医療保険制度

料や患者の自己負担というかたちで金銭の出し入れが行われている．このように「医療」
は，患者と医療提供者の間で行われる「物」ではなく，「サービス」を介した一種の「経
済」過程であるといえる．

1 ● 医療制度のしくみと医療経済

a. 日本の「医療保険制度」

　日本の**医療保険制度**は，「**国民皆保険制度**」となっている．これは，思いがけない病気や
けがに備えて，安心して医療を受けることができるように，すべての人が必ずいずれかの
医療保険制度に加入しなければならないという制度である（**図Ⅳ-5-1**）．

　日本のように，すべての人が公的な保険に加入するシステムをとっている国は世界でも
少なく，米国など公的医療保険制度をもたない国の場合，国民のほとんどは民間の保険会
社が運営する私的保険に加入している．

　一方で，英国で行われている，国民保健サービス（National Health Service：NHS）は，
全国民を対象とした公的医療保険である．しかし，住んでいる地域によって利用できる病
院が決められているなど，日本のように誰でも自由に自分のかかりたい病院にかかること
はできない．また，検査や手術の待ち時間が長いことなどの諸問題を抱えている．同様に，
カナダでも全国民を対象とする医療保険があるが，やはり病院を受診するまでの待機時間
が長く，さらに保険で給付が受けられる範囲が日本より狭いという問題がある．

表Ⅳ-5-1　医療保険制度の患者一部負担の推移

			~1972年12月	1973年1月~	1983年2月~	1997年9月~	2001年1月~	2002年10月~	2003年4月~	2006年10月~	2008年4月~
			老人医療費支給制度前	老人医療費支給制度（老人福祉法）	老人保健制度						後期高齢者医療制度
国保	3割	高齢者 なし			入院 300円/日　外来 400円/月	→1,000円/日　→500円/日（月4回まで）＋薬剤一部負担	定率1割負担（月額上限付き）＊診療所は定額制を選択可　薬剤一部負担の廃止　高額医療費創設	定率1割負担（現役並み所得者2割）		定率1割負担（現役並み所得者3割）	75歳以上 1割負担（現役並み所得者3割）
被用者本人	定額負担										70～74歳以上 2割負担（現役並み所得者3割）
被用者家族	5割	若人 国保		3割　高額療養費創設（1973~）		入院3割　外来3割＋薬剤一部負担（3歳未満の乳幼児2割2002.10月~）					70歳未満 3割（義務教育就学前2割）
		若人 被用者本人		定額　→1割（1984~）　高額療養費創設		入院2割　外来2割＋薬剤一部負担			3割　薬剤一部負担の廃止	3割	
		若人 被用者家族		3割　→入院2割（1973~）（1981~）　高額療養費創設　外来3割（1971~）		入院2割　外来3割＋薬剤一部負担（3歳未満の乳幼児2割2002.10月~）					

注1　1984年に特定療養費制度を創設．将来の保険導入の必要性等の観点から，従来，保険診療との併用が認められなかった療養について，先進的な医療技術等にも対象を拡大し，2006年に保険外併用療法費制度として再構成

注2　1994年10月に入院時食事療養費制度創設，2006年10月に入院時生活療養費制度創設

注3　2002年10月から3歳未満の乳幼児は2割負担に軽減，2008年4月から義務教育就学前へ範囲を拡大

［厚生労働省：我が国の医療保険について，〔https://www.mhlw.go.jp/stf/seisakunitsuite/bunya/kenkou_iryou/iryouhoken/iryouhoken01/index.html〕（最終確認：2020年1月30日）より引用］

　　また，米国には2種類の公的医療保険制度がある．1つは65歳以上の高齢者を対象とした「medicare（メディケア）」，もう1つは低所得者や障害者を対象とした「medicade（メディケイド）」である．公的医療保険制度に入らない人たちは，民間の医療保険に加入するか，無保険者でいるかのどちらかとなる．現在，米国の全人口の約15.4％にあたる4,795万人が無保険者といわれており，米国医療の大きな問題となっている．

　　日本では，いつ，どこでも，自由に医療機関を受診することができる「フリーアクセス」制をとっている．このような日本の皆保険制度は，日本人の平均寿命［女性87.32歳，男性81.25歳（2019年時点）］の長さや，WHO（世界保健機関）の発表する世界の「健康達成度」において総合評価第1位（2002年）であることなどから，最も優れた医療を行っている国とされる評価につながっている．

b. 医療の財源

　　医療は，「税」「保険料」「自己負担」の3つの財源から成り立っている．「保険料」には，加入している保険の種類や所得によって保険料率が定められている．また「自己負担」は，私たちが医療機関を受診した際，窓口で支払う金額である．表Ⅳ-5-1のように年齢や加入している保険などによって決められており，その金額は，経済の成長，賃金の動向，人口

構成などの時代の流れによって変化してきている.

　かつて老人医療費が無料だった時代があった.無料化は高齢者の医療へのアクセスを容易にし,病気の早期発見・早期治療を目的としていた.しかし,無料化によって高齢者の過剰な受診や社会的入院(医学的には入院の必要性がないが病院で生活をしている状態)が問題視されるようになった.結果,医療費は高騰し,入院を必要とする人が入院しにくくなるなど弊害が生じたため,この制度は廃止された.

　国民皆保険制度は,誰でも安価に医療サービスを受けることができるという大きなメリットがある一方,限りある財源の中で皆保険制度を維持していくためには,「保険料」や「自己負担」のあり方が重要な意味をもっている.

c. 診療報酬とは

　診療報酬とは,日本の医療保険制度における医療サービスの「値段」であり,私たちが医療機関を受診した際に支払われる治療費のことである.診療報酬点数「1点」が「10円」に相当し,医療機関で行われるすべての医療行為について全国一律の値段が決められている.つまり,診療報酬は,どの医療サービスをいくらで提供するか,医療サービスの「値段」と「内容」を決めているものであり,その項目は4,000項目にも及ぶといわれている.

　診療報酬は,経済や物価の動向などをふまえ,おおむね2年に1回の割合で改定され,新たに保険収載とする項目を追加したり,既存の項目の点数の見直しが行われる.その際,医療政策の方向性に応じて必要性の高いサービスには重点的に配分される一方,必要性が低いサービスは点数を下げられたり,算定数の低いサービスは対象外とされることがある.これは,医療資源を適正に配分し,診療報酬は,単に医療機関の収入(儲け)というだけではなく,私たちが受ける医療と密接にかかわっている.

◉「出来高払い」方式から「包括払い」方式へ

　診療報酬の算定方法は,「出来高払い」と「包括払い」に大別される.「出来高払い」とは,提供した医療サービスの量に応じて,かかった分だけすべての医療費が支払われるしくみである.すなわち,「出来高払い」方式のもとでは,行われる医療行為が多ければ多いほど医療機関は収入が増えることになる.

　これに対して「包括払い」方式とは,疾患ごとにあらかじめ1日の医療費を定め,定額の医療費だけを支払うしくみである.つまり,医療機関はその額以上の薬や医療材料を使ったり,患者が合併症を起こすなどして入院期間が延びた場合は,すべて医療機関が負担することとなる.医療機関においては,いかに効率よく標準的な医療を提供するかが求められることになる.「包括払い」方式では,過剰診療(いわゆる検査漬けや薬漬け)を防止することができるともに,病院の経営感覚が進むことにより,医療費全体の節約効果が大きい.日本の診療報酬制度は出来高払いが中心となっていたが,このような理由から2003年度より,DPC(diagnosis progress combination,診断群分類包括評価)とよばれる急性期医療の包括払いが開始され,慢性期医療においても包括評価方式の流れが急速に拡大した.

B. 看護と経済とのかかわり

　看護の業務は経済と無縁ではなく,むしろ医療における重要な経済活動として組み込まれている.たとえば,現在就業する看護職員は約166万人(2018年)で,これは医療従事

者全体の中でも最大の集団である[1]. 医療機関の内部をみても, 他部門と比較して看護職員の数は最も多く, 看護職員の雇用や確保, そこで提供される看護の質はまさに医療機関の経営そのものと直結している.

1 ● 看護職員配置の評価

　医療機関が配置する看護職員数は診療報酬で決められている. そのため, 診療報酬の引き上げや引き下げは, 私たちが患者として医療機関を受診した際の窓口での支払い金額だけでなく, 看護職者をはじめとする医療従事者の労働条件にも影響するたいへん重要な問題である.

　診療報酬における看護の評価として最も重要なものは, 看護職員の配置数を決めている「入院基本料」である.「入院基本料」とは, 患者1人の入院1日あたりの入院料であり, 看護師の配置数や患者の重症度, 平均在院日数によって細かく点数が定められている.

　これまでは, 一般病棟の看護職員配置は,「4対1」から始まり「2対1」以上が上限とされていた. しかし, この「○対1」以上という表記は, あたかも「(常に) 患者○人に1人の看護師がいる」ように誤解を与え, 看護職員の交代制勤務や休日などについてはまったく考慮されていなかった. たとえば,「2対1」を算定している医療機関であっても, 夜間や休日には1人の看護職員が15〜20人の患者を担当するなど, 実際には手薄い人員配置になっていた.

　そこで, 2006年の診療報酬改定において, この表記を実態に即した表記に見直し, 各勤務帯で実際に1人の看護職員が何人の患者を受けもっているかを病棟内に掲示することが「入院基本料」の算定要件とされた.

　「入院基本料」については, その後の診療報酬改定でもたびたび見直しが行われ, 現在は「急性期一般入院料1」が最も点数が高い入院料であり,「平均して患者7人に対して看護師1人」が勤務していることが要件となっている. さらに, 近年の傾向として, 看護職員の配置数に加え, 患者の「重症度, 医療・看護必要度 (看護サービスの量を測る指標)」を要件とし, 単なる看護職員の「数」だけでなく看護ケアの「量」を重視する方向へと転換している.

2 ● 看護技術の診療報酬上の評価

　医師については, 診療行為別の技術料が診療報酬の点数として定められており, それぞれの診療行為が適正に実施された場合, その技術料を算定することができる.

　看護の評価という観点からみると, これまでは主に看護職者の配置基準や看護体制についての評価が中心であった. しかし, 徐々に, 専門看護師や認定看護師など特定の分野での高度な看護技術が認められ, 所定の知識・技術を有する看護師などを専従, あるいは専任で配置してサービスを提供した場合の診療報酬上の評価が進められ, 看護の質が経済的に評価されるようになってきた.

　現在, 診療報酬で専門的な看護技術として評価されているのは, ホスピスなどの緩和ケア施設での看護や, 高度な褥瘡ケア技術を要する看護などである. しかし, 人員配置に対する評価にしても, 看護技術の評価にしても, まだまだ看護が適切に評価されているとは

いえない.

　看護の適切な経済的評価を求めて行く際には，その技術の有効性や安全性などエビデンスとなるデータを示すことはもちろんであるが，質の高いケアの提供が患者の合併症を予防したり，入院期間を短縮するといった経済的な効果についても検証していくことが重要である.

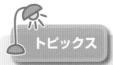
トピックス　急性期一般入院基本料

　看護提供体制と患者の「重症度，医療・看護必要度」を要件として，診療報酬の区分が設定されている.

区　分		急性期一般入院料1	急性期一般入院料2	急性期一般入院料3	急性期一般入院料4	急性期一般入院料5	急性期一般入院料6	急性期一般入院料7
基本点数（1日につき）		1,591点	1,561点	1,491点	1,387点	1,377点	1,357点	1,332点
看護職員		7対1以上	10対1以上					
看護師比率		70%以上						
重症度，医療・看護必要度の基準を満たす患者割合※	Ⅰ	30%以上	— (27%以上)	— (26%以上)	27%以上	21%以上	15%以上	測定のみ
	Ⅱ	25%以上	24%以上 (22%以上)	23%以上 (21%以上)	22%以上	17%以上	12%以上	測定のみ
平均在院日数		18日以内	21日以内					

　例：同規模の350人入院患者をもつ病院
　　　・区分1をとる場合　　　15,910円×350人＝5,568,500円
　　　・区分7をとる場合　　　13,320円×350人＝4,662,000円
　　　・1日当たりの差額　　　　　　　　　906,500円

[平成30年度診療報酬改定より]

学習課題

1．診療報酬における看護の経済評価にはどのような課題があるか，考えてみよう

●引用文献
　1）日本看護協会出版会（編）：平成30年看護関係統計資料集，日本看護協会，2019

6 看護と政策

この節で学ぶこと

1. 看護制度を理解する
2. 制度を変革する政策を理解する
3. 看護行政を理解する

なぜこれらを学ぶのか

　法律は生活をするうえで空気のようなものですが,医療や看護を行うことは普通の生活とは異なり,多くの法律に基づいて業務が行われています.これは,「医療」という人の生命や身体に侵襲を及ぼすおそれのある行為が含まれているためで,法律のさまざまな規定によって医療を受ける人々（国民）を守り,また,医療を提供する人（医療従事者）を守っているからです.看護を提供するためには,多くの法令に基づきその規定の範囲で活動をしていることから,看護の制度について学習する必要があります.

　また,少子高齢社会に対応するために制度改正が頻繁に行われており,看護に関する法律改正や施策の変更も行われていることから,看護職を目指す皆さんには,看護政策について理解しておくことが必要なのです.

A. 看護と制度の関係

1 ● 看護の資格制度

　看護師になり看護サービスを提供するためには,まず国家試験に合格して免許の登録をしなければならないことが**保健師助産師看護師法**（以下,保助看法）に書かれており,また,同法第5条には「看護師の定義」として療養上の世話又は診療の補助を行うことを業とすると書かれている.なぜ,看護を提供するのに,このように法律によって資格や業務が規定されているのであろうか.

　これは看護師だけでなく医師や理学療法士などの医療を提供する者は,それぞれの資格法に規定され,医療を行っている.このような医療の制度は1874年につくられた医制から発展してきたもので,時代の要請に応じて法律は改正され,また新たな制度がつくられて今日にいたっている.医療は製造業やサービス業とは異なり,人の生命にかかわる仕事を行うという特殊性から,誰もが参入できるしくみとはせず,医療を行う人に資格制度を設けて一定の質を確保し,また医療を行う場（病院,診療所など）に設備や人員配置の規定を設けて,国民が安心して医療を受けられるようにしている.看護は,医療サービスの一部であることから,前述したように保助看法で詳細に規定されているのである.

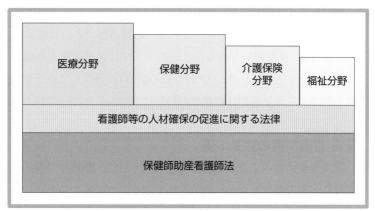

図Ⅳ-6-1　看護サービスに関連する制度
［野村陽子：看護制度と政策，p.88，法政大学出版局，2015より引用］

2 ● 看護を提供する制度

　それでは看護師の資格を取得して医療機関などで働く場合，ほかにはどのような法律があって看護を行っているのかをみていきたい．**図Ⅳ-6-1**[1]がその全体像として整理したものである．看護サービス提供の基盤となっているものは資格制度であるので，土台は保助看法としており，その上に，看護職（保健師，助産師，看護師，准看護師）を確保するための**看護師等の人材確保の促進に関する法律**（以下，看護師等人材確保法）がある．確保された看護職がサービスを提供する場には，医療，保健，福祉分野などがあり，それぞれの法律に基づいた制度体系があり，その範囲の中で看護が行われている．看護師が最も多く働いている分野は医療で，これには医療機関を規定している医療法や，医療費の支払いのしくみが書かれている健康保険法などが含まれている．また，保健師が活動する保健分野には，地域保健法，母子保健法，精神保健福祉法，予防接種法などがあり，保健師活動がこの中に位置づけられている．近年増加している訪問看護は介護保険法などで規定され，また，保育所，特別養護老人ホームなど各種福祉施設で看護師は働いているが，その配置は児童福祉法や老人福祉法などに規定され，看護が提供されている．

　このように多くの法律によって看護の業務や配置が規定されている中で，資格を取得した看護職により看護が提供されているのである．

B. 看護サービスの改善と政策

1 ● 看護の政策とは

　それでは，このような看護を取り巻く制度はどのように改正されてきたのであろうか．保助看法をみてみると，1948年に創設されて以降，20数回もの改正が行われている．主な改正は，准看護師制度，男子の導入，教育期間の延長，看護婦から看護師への名称変更などである．このような現行制度を変えていく"動き"を政策過程と一般的に表現しており，松下は「政策とは課題解決の手法」[2]とわかりやすい言葉で定義し，政策は身近なものであることを強調している．また筆者は，看護政策とは看護制度を創設または改変していく政治過程と位置づけており[1]，看護の制度が現状に合致しなくなり，また，新たな課題が出てくることによって看護制度が変わってきたことを看護政策としてとらえている．

制度を変えていくステップには，① 課題の特定，② 政策案の模索，③ 政策案の決定，そして ④ 実施，⑤ 評価があり，これを「**政策過程**」といっており，その基本型はPDCAサイクル（p.107参照）である．このステップは看護過程と類似しているが，看護過程は患者個人を対象としている一方で，政策過程は社会のしくみを対象とすることから，その規模や関係する人や組織は複雑でわかりにくいものになっている．

2 ● 看護制度の変革の例

制度を変えていく政策過程の身近な例として，2009年の保助看法改正で新人看護職員研修制度が努力義務となった政策過程を取り上げてみたい．

当時，新卒で病院に勤めた看護師はそこで求められるような一人前の仕事が十分にできずに早期に辞めてしまうこと，また，医療事故では新人の割合が高いことが問題となっていた．その原因を厚生労働省の検討会で探ると，カリキュラム改正により実習時間数が減少している一方で，病院では入院日数の短縮による緊急性の高い患者の増加など病院環境に変化があることがわかってきた．要するに，卒業時の看護実践能力と医療機関が求める能力にギャップがあることが問題であった．これが，「**政策課題の特定**」とされたことである．この課題を解決する策として，カリキュラムを改正し，それに加えて新卒者の効果的な研修方法をモデル事業で明らかにしていった．これが，「**政策案の模索**」であった．そしてこの政策は国会で議論され2009年の通常国会で保助看法改正が行われ，新たな条文として研修の努力義務を規定した．これが「**政策決定**」である．

次に，この政策過程に関係していた組織や機関についてみていこう．政策過程には一般的に「政治」「行政」「団体」が関与し，これらが合意しなければ政策決定にいたらないといわれている．その観点からみてみると，国会では与野党の議員，とくに衆議員および参議員の厚生労働委員会に所属する議員がかかわっており，行政機関としては厚生労働省と文部科学省，そして団体として日本看護協会，日本医師会，病院団体，教育機関協議会などが関与していた．

政策案を模索する段階では，この政策は看護現場の課題であったことから，まず厚生労働省が主導的に解決策を検討し，先駆的な病院や研究者が新卒看護師の研修方法を開発し，これにより法律改正の内容が明確になった．そして政策決定ではこの課題に関係していた多くの団体が改正案に合意し，また与野党の国会議員が合意したことから政策決定が行われた．その後，この政策の実施に際して厚生労働省がガイドラインを示し，研修事業の補助金を確保し実施体制を整えた．そして現場ではこれらのガイドラインや補助金を活用して，多くの病院が新人看護職員研修を実施していった．

看護はさまざまな法律によって規定されていることから，それを変えるにはこのような政策過程の中で関係者の合意，国民の理解が得られてはじめて制度は変えられていくものである．時間がかかることは多いが，現実に起きてくる課題を解決するために，今後も着実に制度は変革されていくであろう．

C. 看護行政と施策の実施

1 ● 看護行政にかかわる機関

行政とは「政府の意図するところを具体化し，これを個別の事務・事業として最終的に

国民社会に向けて実施する活動である」[3]と定義づけている．具体的な執行は，法律を所管する省庁が政令，省令，通知などを作成して制度の趣旨や詳細な規定，そして実施の内容を示し，また必要な予算を確保することで実施している．

看護行政は，看護にかかる施策の執行を一般的に**"看護行政"**といっており，その範囲は狭義では，保助看法と看護師等人材確保法にかかる施策とされている[4]．

保助看法や看護師等人材確保法の施策の執行には，厚生労働省や文部科学省，そして都道府県などの地方公共団体がかかわっており，施策の実施機関としては，国や地方公共団体が直接実施する事業もあるが，看護の職能団体である看護協会や医療機関，そして看護職員養成機関などが看護行政の実施に関与している．

2 ● 看護職員確保対策の実施例

それでは，看護の施策はどのように実施されているのかを，看護師等人材確保法に基づく看護職員確保対策を例としてみていきたい．

看護職員確保対策は，看護師等人材確保法の基本指針に基づいて，① 養成力の確保，② 資質の向上，③ 離職防止，④ 再就業促進の4本柱で実施されている．これらの施策の実施は，国が看護職員需給見通しを策定し補助金を確保しており，都道府県は国の補助金に加えて地域特性を加味した事業やその予算を確保し，それらを日本看護協会，医療機関そして養成機関が活用する形で執行されている．主な補助事業をみてみると，養成力確保では，看護師養成所に対する補助事業や修学支援，資質の向上は研修事業に対する補助事業，そして離職防止対策は院内保育所や勤務環境の改善の補助，再就業促進はナースバンク事業がある．近年，看護職員確保対策に関する補助金は，地域医療介護総合確保基金の中に含まれ，都道府県の裁量により執行されている．

少子高齢社会に対応するために，医療，保健，福祉などの制度は頻回な法改正が行われ，看護サービスの基盤である保助看法や看護師等人材確保法は2017年に改正され，特定行為にかかる看護師の研修制度やナースセンターへの届出制度が新たにつくられている．また，同年には医療法や介護保険法も大幅な改正が行われ，今後も看護に関連した制度の変革が行われることが予測されることから，制度の動向に関心をもち続けることが必要であろう．

（ 学習課題 ）

1．看護職者として政策を学ぶ意義，看護にとっての政策の重要性とは何か，考えてみよう
2．看護行政にかかわる機関を列挙し，どのような施策が行われているか整理してみよう

●引用文献
1）野村陽子：看護制度と政策，法政大学出版局，2015
2）松下圭一：政策型思考と政治，東京大学出版会，1999
3）西尾　勝：行政学の基礎概念，東京大学出版会，1996
4）保健師助産師看護師法60年史編纂委員会（編）：保健師助産師看護師法60年史-看護行政のあゆみと看護の発展，日本看護協会出版会，2009

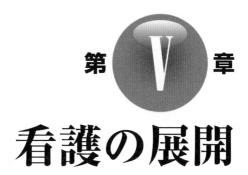

第Ⅴ章

看護の展開

　看護を展開するうえで何より大切なことは，自分の頭で考え，自分の言葉で語り，自分で責任を引き受けていくということです．そのためには，思考の過程・方法——看護として状況をどうとらえ何を考えるか，が重要です．こうした思考の過程・方法に基づいて看護を展開していくことを，看護過程の展開といいます．看護過程は，さまざまな健康レベルの対象において展開されますが，当然のことながら，「生」のみにとどまらず「死」までを対象としています．

　看護は24時間365日継続して提供されるからこそ，看護を受ける人々の情報をどのように守り共有していくかは，看護の質を左右する大切な要件です．

　本章では，看護の展開についてイメージを膨らませるとともに，専門職としての情報の取り扱いについての知識をしっかりと得て欲しいと思います．

看護実践とクリティカルシンキング

この節で学ぶこと

1. クリティカルシンキングとは何かを理解する
2. 看護実践におけるクリティカルシンキングの意義を理解する

なぜこれらを学ぶのか

　看護は，さまざまな場で，多様な健康課題・問題をもつ人々に対して提供されています．看護職者は，多様な状況でその人たちの問題状況に気づき，適切に状況を把握して，解決すべき事項を明確にして，最適な看護ケアを提供することが求められています．そこで必要なのが看護職者一人ひとりのクリティカルシンキングです．

　論理的で妥当性の高い判断をしていく基盤としてのクリティカルシンキングは，看護を実践していくうえでなくてはならない重要な能力です．しっかりと学んで，あなたもクリティカルシンキングを身につけていきましょう．

A. クリティカルシンキングとは

　クリティカルシンキングの定義については，統一されたものはない．エニス（Ennis）は，「クリティカルシンキングとは，何を信じ，何をするのかの決定に焦点を当てた反省的（reflective），合理的（reasonable）思考である」[1]と定義している．思考とは，ある状況に対して，ある判断や行動が行われるためのプロセスのことであり，情報から結論を導く推論プロセスといえる．この思考の中でも，クリティカルシンキングは，**反省的思考**，つまり自分の推論過程を意識的に吟味する思考とされる[2]．また吟味の際には，「適切な基準や根拠に基づく，理論的で，偏りのない」ことが求められる．クリティカルシンキングは，自己の先入観を十分に認識し，判断の根拠となる情報を見極め，推論によって得た結論を慎重に考慮・評価して結論に達しようとする論理的・合理的な思考過程といえる．クリティカルシンキングを支える知識，そしてクリティカルシンキングの特徴には**図Ⅴ-1-1**に示すものがある．とくに，態度・情緒的側面とされる個人の特性が十分に認識されていないと，認知的側面の能力は発揮されにくいといわれている．

B. 看護実践においてなぜクリティカルシンキングが必要か

　看護実践においてクリティカルシンキングが必要な理由は，看護が一人ひとりの人に適した実践を目的としており，そのためには，さまざまな状況での多様な問題に適切に対応するアプローチを考えて実践することを目指しているからといえる．看護実践は，その人

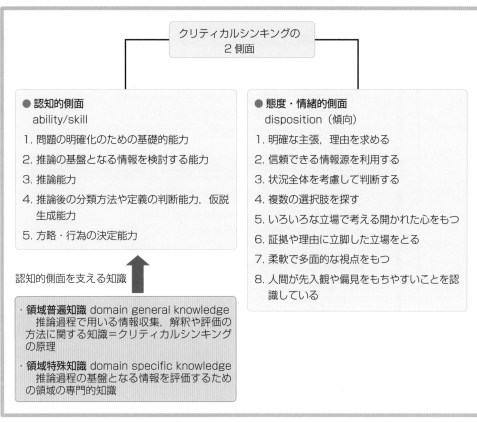

図Ⅴ-1-1　クリティカルシンキングの特徴

の抱える問題を解決し，ニーズを充足していくプロセスである．そのためには問題を明確にするのと同時に，目標到達の手段を見出す問題解決のための思考を活用することになり，そのプロセスにおいてクリティカルシンキングを発揮していくこととなる．

　問題解決法には試行錯誤的な問題解決や直観的問題解決などがあるが，他者の問題解決を図る専門職では，その思考過程を相手に説明することが必要であるため，合理的で，根拠が説明できるような手続きを経て結論を導く思考過程をとることが大切である．そのため問題解決の根拠を重視した**科学的問題解決法**（scientific problem-solving）といわれる，**図Ⅴ-1-2**に示すようなステップをとる思考過程を活用する．

　この思考過程において，「問題に対して注意深くじっくり考えようとする姿勢」「自分のものの見方や，思考過程に偏りはないか」「足りない知識や情報はないか」「推論過程は妥当か」「何を基準に判断しているか」「目標に向かって進んでいるか」というように，自分の思考過程の振り返りをしながら，自分の推論過程に対する確認，自分の考えの根拠を明確にしようとすること，自分の能力の限界を見極めてより妥当な結論に，そして問題解決に向けた行動が，目標に向かって展開されるように方向づけるクリティカルシンキングは重要な役割を果たしている．

　さらに，看護でクリティカルシンキングが必要とされるもう１つの理由として，自分の判断の吟味においてクリティカルシンキングが不可欠であることがあげられる．看護職は，対象を取り巻く環境の変化の中でこれまで経験したことのない新しい状況下で看護を

1. 情報から問題に気づく（問題の発見，問題探索，問題の意識化）──→ **課題の明確化能力**

　　何を問題として気づくか，気づく視点はよって立つ基盤や役割によって異なる
　　●問題発見のステップ ──→ 問題抽出
　　　・問題を問題として感じとる（feeling, awareness）
　　　・それがどのような問題なのか考える（thinking）
　　　・目標と現状のギャップ（問題）を確認し，客観的に課題として表現し，提示する（making）

2. 問題の決定と問題の原因分析および問題の明確化（問題の定義）──→ **原因究明力**

　　①何を問題として取り上げるかを決定
　　②問題（ギャップ）が発生した原因を分析的に発見
　　　●問題についての情報の種類と整理
　　　　──→ 何が，いつ，どのように，どの程度というように多角的に
　　　●問題解決の鍵は原因の発見
　　　　この鍵となる原因は，問題が起きた状況や問題をもつ人が握っている
　　　　・解決の手がかりを得る（問題を解決・軽減するプラスの要因も情報として大切）
　　　　　──→ 問題の原因によって解決法は異なる＝個別的な問題に応じた解決法の探索
　　③問題定義を行う
　　　原因・誘因 X による問題 M or 原因・誘因 X と Y による問題 M

3. 解決試案の選択・決定 ──→ **選択決定力（意思決定）・リスク対応力**

　　★目的・目標を明確にしておくこと ──→ 問題を明確にとらえられる
　　　　　　　　　　　　　　　　　　　　解決策選択の指標となる
　　　　　　　　　　　　　　　　　　　　問題解決の最終結果と評価に役立つ
　　①解決試案の探索：問題を解決するために，いくつかの解決策を考える
　　②試案の評価：どの案が最も効果的であるか，時間，経済性，満足度，可能性などの点から
　　　　　　　　　検討
　　③試案の選択・決定：最適な解決案を選択し決定
　　★最終的な意思決定前に，最適案の弱点，マイナス，リスクを考え対策を考慮
　　　リスクの 2 側面：リスクの起きる可能性の高低（probability）──→ 予防対策
　　　　　　　　　　　リスクが発生した場合の影響度（seriousness）──→ 発生時対策

4. 効果的と考えられる解決案の実施　　　──→　プランを実行中，解決過程のモニタリング（問題解決のでき具合や進み具合を評価すること）が必要

5. 実施後の評価

　　解決案を実行することで問題が解決されたか，目標到達できたかどうか判定すること

図Ⅴ-1-2　科学的問題解決法のプロセス

実践する．このような状況で看護職者は，経験を振り返ることで得た自分なりの実践知を活用して直観的に状況を素早く判断していく．この時に，単に直観だけに頼るのではなく，その判断が妥当なのか，多角的な吟味をしていくことで，より適切な判断や行為を行うことが可能になる．この多角的な吟味のときに，**図Ⅴ-1-1** にあるようなクリティカルシンキ

ングの認知的側面は重要であり，また自分の判断に対して吟味しようとする態度・情緒的側面が不可欠となる．

　看護実践は，多様で複雑な対象者と彼らを取り巻く状況について何が起きているのか判断し，その中にある問題を明確にし，対象や状況に最適な手段を見出して行為をしていくことが求められ，そのプロセスにおいて，よりよい看護実践となるためにクリティカルシンキングは活用される．

学習課題

1．クリティカルシンキングの特徴について説明してみよう
2．科学的問題解決のプロセスでクリティカルシンキングがどのように活用されるか考えてみよう

●引用文献
1）Ennis RH：A logical basis for measuring critical thinking skill. Educational Leadership **43**（2）：44-48, 1985
2）楠見　孝：帰納的推理と批判的思考．認知心理学4．思考（市川伸一編），p.51，東京大学出版会，1996

② 看護過程

この節で学ぶこと

1. 看護過程の一連のプロセスを理解する
2. 看護実践における看護過程がどのように活用されるか理解する

なぜこれらを学ぶのか

　看護の対象となる個人・家族・地域に必要な看護を提供するためには，看護職者として，援助の必要性をどのように判断したのか，また何が適切な援助方法なのかということについて説明できることが重要です．この説明のためには，看護職者として，看護の対象の何に着目し，何を問題として，どのような看護のスキルを活用し，問題解決に向かうのかを他者に明確に伝えられることが求められます．また，この内容は看護職者間だけでなく，患者さんやその家族をはじめとして，かかわるすべての保健・医療・福祉職者間で共有されなければなりません．そして，互いに理解し合えることが大切です．

　そのために，看護職者として何が必要なのでしょうか．ここで有効なのが看護過程です．看護過程はその5つのステップの順序性を維持しながら，看護の対象が抱える問題が解決されるまで継続して展開されます．問題を焦点化し，合理的に妥当性の高い解決策を提供するための思考過程です．自らの看護実践について説明責任をもつ看護職者にとって，看護過程を展開する技術は不可欠なものです．ここでしっかりと看護過程について学んでいきましょう．

A. 看護実践における看護過程の意義

1 ● 看護過程の概要

　看護過程（nursing process）とは，看護職者が，その人に最適な看護ケアを提供するためのアプローチ方法であり，ユラとウォルシュ（Yura H & Walsh MB）は「看護の目標を成し遂げるための計画的な一連の行為である」[1]と説明している．また，日本看護科学学会では，「看護過程とは，看護の知識体系と経験にもとづいて，対象の看護上の問題を明確にし，計画的に看護を実施・評価する系統的・組織的な活動」（日本看護科学学会看護学学術用語検討委員会，1995）と定義している．

　このように看護過程は問題解決的側面が強いが，最初に看護の「専門的な過程」として看護過程を主張したといわれるホール（Hall LE）は，看護ケアの質は患者とのかかわり合いのレベルから考えることができ，<u>患者とともに</u>看護師が機能し，<u>患者のために</u>ケアを提供することがより質の高い看護ケアのあり方としての対人関係過程を強調している[2]．看

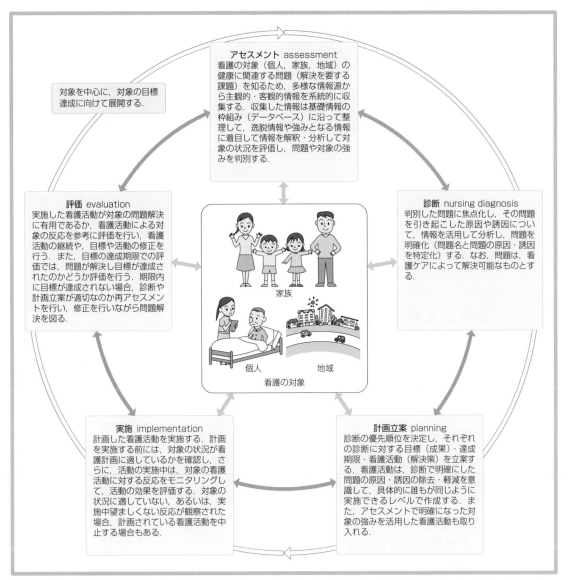

図Ⅴ-2-1　看護過程：5つのステップ

護過程という一連の行為は「看護の対象の問題」が中心にあり，この一連の行為において，対象が看護職者とともに看護実践に参画しながら展開されていくことが重要である．つまり，看護過程は看護実践の質を保証するものであり，看護実践の個別性（対象者の立場に立って，向き合って）と，合理性や妥当性，文献による裏づけなどの科学性（必要に応じて），そして何よりもその人とともに看護する（共に歩む）ことを保証するものである．

　看護過程は，**図Ⅴ-2-1**に示されるように，5つのステップ―「アセスメント」「診断」「計画立案」「実施」「評価」から成り立っており，各ステップは，動的に循環し相互に関連しながら，その人のニーズに対応しながらゴールに向かって進む．「アセスメント」「診断」は対象の状況を把握し，何が看護で解決すべき問題かを明らかにする過程である．主に，情報収集と情報の解釈・分析，そして，問題の原因・誘因探索を経て問題が定義（診断）される．この過程では，対人関係を基盤にインタビュースキルや観察スキルと用いた情報

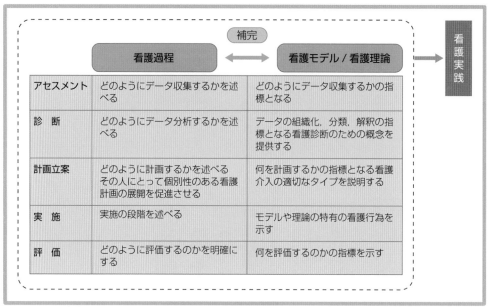

図Ⅴ-2-2　看護過程・看護モデル/看護理論と看護実践

収集力や，これまでの知識を活用した情報の解釈や分析による妥当な判断を行う思考力が必要となる．また，「計画立案」「実施」「評価」は，対象者の問題に焦点を当てて問題解決を実施していく過程では，診断した問題とその問題の原因・誘因をエビデンスとした，またアセスメント時に把握した対象の強みを活用した効果的でありかつ個別的な目標（期限を含む），看護活動が計画され，実際にそれらは実施されて，目標が基準となり，対象者の反応を評価していく．対象の状況は，動的なものであるため，5つのステップは各ステップで常に状況を評価しつつ，対象の状況に合わせながら循環し，目標に向かって進む．

2 ● 看護実践と看護過程

　看護過程は，看護の目標を達成するための科学的な問題解決法を応用した1つの思考過程である．看護過程では，情報収集の方法や解釈の仕方，評価の仕方など問題解決のための一般的な知識についての説明がなされる．一方，「対象となる人をどのようにとらえるのか」「看護のゴールは何か」「どのような問題に看護は関与するのか」「どのような方法で援助を行うのか」，これらは看護理論や看護モデルで説明される内容である．つまり，看護過程と看護理論や看護モデルは相互補完し合うものであり（**図Ⅴ-2-2**），看護過程は，看護理論や看護モデルを看護実践へつなぐ方法であるといえる[3]．

　また，看護過程は，日本看護協会の示す「看護業務基準」（2016年改訂版）で，看護実践の方法の基準の1つとして位置づけられており，次のように説明されている．

1-3．看護実践の方法
1-3-1．看護実践の<u>目的と方法</u>について<u>説明</u>し，合意に基づいて実施する．
1-3-2．看護実践に必要な<u>判断</u>を専門的知識に基づいて行う．
1-3-3．看護を必要とする人を<u>継続的</u>に観察し，状態を<u>査定</u>し，適切に<u>対処</u>する．

1-3-4. チーム医療において自らとメンバーの役割や能力を理解し，<u>協働する</u>.
1-3-5. 看護実践の<u>一連の過程</u>を記録する.

（下線は筆者による）

このように，看護過程においては，看護の専門知識を基盤に，その人の状態を判断する能力が前提として必要とされ，専門家がその人の問題解決に向けて何をどのように考え，どのように看護活動が実行され，そして，問題は解決されたのかという看護過程の一連のプロセスは，看護の実施記録として残されるべきものであるとしている.

3 ● 看護実践における看護過程の利点と限界

看護過程は，問題解決法を活用した思考過程である．そのため，問題解決法のもつ利点と限界が同様に存在するので，その活用には十分な配慮が必要である.

a. 利 点

看護過程は反省的な思考過程を基盤としているため，理論的・系統的・合理的な思考や問題解決が可能である．また，問題を中心としてプロセスを展開するため，その問題をもつその人の問題解決，つまり目標を志向した「その人」中心のケアを考えることができる．また，その過程で，常に「その人」の変化の反応を評価するため，「その人」の背景をなす家族，コミュニティまで広げて看護の対象とすることが可能である.

b. 限 界

看護過程は問題を中心に展開していくため，看護職者の問題に気づく能力や，何を主な問題とするかの選択によって，その後のプロセスは影響を受けやすい．また，看護職者には，問題解決策の考案に向けた柔軟な創造的思考や緻密さ，意思決定能力など多様な思考力が求められる.

問題解決は，問題をもつ当事者が主体的に取り組むプロセスでもある．当事者にとっての問題と，専門家である看護職者がとらえる問題にズレが生じる可能性もある．また，客観的な問題は取り組みやすいが，問題にひそむ主観的な側面は見逃されやすい場合もある.

以上のような看護過程の利点と限界を見極めて，その人を中心に，共に目標に向かうための方法として効果的に活用していくことが大切である.

学習課題

1. 看護過程の5つのステップについて概要を説明してみよう
2. 看護実践における看護過程の意義について説明してみよう

●引用文献
1) Yura H, Walsh MB：看護過程—ナーシング・プロセス．アセスメント・計画立案・実施・評価，第2版（岩井郁子ほか訳），p.94，医学書院，1986
2) Torres G：看護理論と看護過程（横尾京子ほか監訳），p.187，医学書院，1992
3) Christensen PJ, Kenney JW：Nursing Process；Application of Conceptual Models, p.21, 4th ed, Mosby, 1995

3　看護実践の展開

この節で学ぶこと

1. 看護実践は，あらゆる場でさまざまな年代および健康状態にある人々に行われることを理解する
2. さまざまな健康状態にある人々への看護実践の展開についてイメージできる

なぜこれらを学ぶのか

　皆さんのこれまでの生活を振り返り，そしてこれからの将来を想像してみましょう．自分や家族が生まれたとき，病気になったとき，そして大切な人が亡くなるとき——その時，少なからず，看護師がかかわっていることが想像できるでしょう．

　看護は，健康な状態から死にいたるまでのさまざまな健康状態の人々に実践されます．そして，あらゆる場で24時間365日継続して提供されるからこそ，人々が生涯を通してその人らしく生を全うできるようケアすることができるのです．

　この節では，看護実践は，あらゆる場でさまざまな年代および健康状態にある人々に行われること，そして，クリティカルシンキングと看護過程の知識をふまえて，さまざまな健康状態にある人々への看護実践の展開について学んでいきましょう．

　看護実践は，病院・保健医療福祉施設だけでなく在宅や地域などあらゆる場で，小児から高齢者までさまざまな年代の個人および家族，集団や地域社会を対象に行われる．また，看護の対象となる人々は，健康の維持・増進，健康の回復と生活の再構築，死に臨むなどさまざまな健康状態にある．健康とは単に疾患がない状態のことではない．疾患（disease）が細胞・組織・器官レベルでの失調の現れであるのに対し，病気（illness）は能力の喪失や機能不全をめぐる独自の体験である[1]．どの人にもそれぞれの物語があり，看護職者は，生涯を通して，その人らしく生を全うすることができるよう全人的にケアすることが求められる．看護実践には，保健師助産師看護師法において「診療の補助」と「療養上の世話」と表現されているように，治療にかかわる実践（治療志向）とケアにかかわる実践（ケア志向）がある[2]．そして，看護職者は，**クリティカルシンキング**を行いながら，看護理論や看護モデルに基づき**看護過程**を展開し，看護実践を行っている．

A. 健康の維持・増進に向けた看護

　健康の維持・増進に向けた看護とは，人々がさらに健康となるように支援することである．これは，**ヘルスプロモーション**の考え方に基づくものである．ヘルスプロモーションとは，人々が自らの健康をコントロールし，改善することができるようにするためのプロ

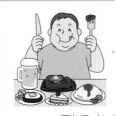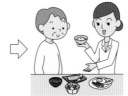

・個人や家族，集団，地域の健康問題や課題

・健康維持・疾病予防
・疾病の早期発見
・機能維持と回復
・主体的な健康行動増進
・健康な地域社会づくり

アセスメント・診断　　　　　　　　　　計画立案・実施・評価

図V-3-1　健康の維持・増進に向けた看護実践の展開

セスである．看護の対象はすべての人々であり，看護が行われる場は病院や保健医療福祉施設，学校，職場，地域社会全体である．

ヘルスプロモーションにおいて扱う健康問題には，就業・労働，飲酒，喫煙，食生活，運動習慣，生活環境と保健衛生，感染症などに関する問題がある．また，小児期では成長発達，成人期では生活習慣，老年期では老いによる影響など，年代によっても異なる．健康の維持・増進に向けた看護実践には，健康相談や健康教育など健康増進および疾患の発症予防を目的とした**一次予防**，健康診査やがん検診など疾病の早期発見・早期治療を目的とした**二次予防**，リハビリテーションや社会復帰支援，疾病の継続的管理など機能維持と回復を目的とした**三次予防**がある．

よって，看護実践の展開としては，個人および家族，集団，地域社会が抱える健康上の問題や課題をアセスメントし，健康相談や健康教育，健康診査などによる主体的な健康行動の増進と，健康な地域社会づくりなど健康をはぐくむ生活環境をつくるための実践が行われる（**図V-3-1**）．

B. 急性期における看護

急性期における看護とは，なんらかの原因で健康状態の急激な変化（悪化）を引き起こしている人々に対し，健康状態の回復を促進するために支援することである．看護の対象は，急性疾患の罹患や外傷を負った人々だけでなく，慢性疾患の急性増悪，手術など侵襲の大きな治療によって急性状態となった人々も含まれる．看護が行われる場は，病院だけでなく，在宅や保健医療福祉施設，地域社会においても，健康状態の急激な変化（悪化）をきたす人々があれば急性期看護が必要となる．

生体は侵襲に対して**恒常性（ホメオスタシス）**を維持するため，健康状態が急激に変化（悪化）すると神経・内分泌・代謝系の変化をもたらす．このような傷病に伴う侵襲に加えて，生命を維持するための治療は，さらなる苦痛や合併症を与えうるものであり，集中治療室（intensive care unit：ICU）など非日常的な空間での生活を強いるものでもある．また，生命の危機に対する激しい不安や家族・仕事役割の変化など，精神的・社会的にも**危機的状況**にあり，**家族**もまた，予後への不安など危機的状況にある．

よって，看護実践の展開としては，生命および精神的・社会的にも危機的状況にある問題点をアセスメントし，健康状態の回復を促す治療への支援と苦痛の緩和，合併症予防，日常性を取り戻す生活ケアが行われる（**図V-3-2**）．

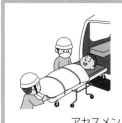
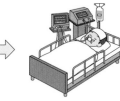

・生命の危機的状況
・精神的・社会的危機的
　状況

・治療への支援
・苦痛の緩和
・合併症予防
・日常生活ケア

アセスメント・診断　　　　　　　　　　　　　計画立案・実施・評価

図Ⅴ-3-2　急性期における看護実践の展開

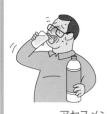

・慢性疾病の症状・治療
・セルフケア能力
・生活・人生への望み・
　希望

・セルフマネジメント
・生活の再構築

アセスメント・診断　　　　　　　　　　　　　計画立案・実施・評価

図Ⅴ-3-3　慢性期における看護実践の展開

C. 慢性期における看護

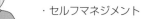

　　慢性期における看護は，慢性疾患により長期にわたって治療を続けている状態にある人々に対して，疾患をもちながらもその人らしく生活することを支援することである．看護の対象は，慢性疾患をもつ人々であり，高血圧症，心不全，閉塞性呼吸器疾患など成人や高齢者が多いが，先天性疾患などの疾患を抱えて生きる子どもたちもいる．看護が行われる場としては，病院での入院治療後は外来や在宅・保健医療福祉施設などへと移行していき，生涯にわたって疾患とともに生きていく人々を支えている．

　　疾患は同じであっても，疾患による日常生活上の支障など，病の経験は一人ひとり異なる．看護職者は，こうした一人ひとりの「病みの軌跡（trajectory of illness）」[1]をとらえ，疾患をもちながらも，どのように生活したいのか，どのような人生を送りたいのかをとらえることが重要である．そして，疾患や症状が悪化しないように人々が自分自身をケア(セルフケア) し，自己管理（セルフマネジメント）していくことができるように支えることが必要になる．

　　よって，看護実践の展開としては，慢性疾患の症状の程度と治療，セルフケア能力，生活や人生への望みや希望をアセスメントし，セルフマネジメント能力を高め，疾患と上手に付き合いながら，疾患による日常生活上の支障に折り合いをつけ，新たな生活を再構築するための看護が行われる（**図Ⅴ-3-3**）．

---

[1]「慢性疾患の病みの軌跡」では，慢性の病をもった人の反応を，長い期間をかけて多様に変化していく1つの行路（course）ととらえており，「軌跡（trajectory）」とは病気や慢性状況の行路であるとしている．

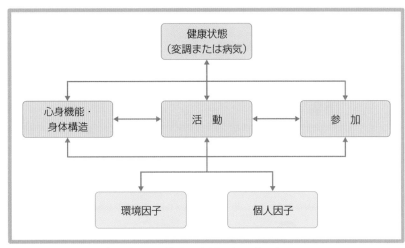

図V-3-4　ICFモデル（ICFの構成要素間の相互作用）
［厚生労働省：「国際生活機能分類 国際障害分類改訂版」（日本語版）の厚生労働省ホームページ掲載について，2002年8月5日〔https://www.mhlw.go.jp/houdou/2002/08/h0805-1.html〕（最終確認：2020年1月30日）より引用］

D. リハビリテーション期における看護

　リハビリテーション期における看護は，なんらかの障害などがある人々に対して，障害をもちながらも自立した生活ができるように支援していくことである．看護の対象は，リハビリテーションを必要とする人々であり，リハビリテーションは，運動や日常生活動作の再獲得だけでなく，言語や嚥下，呼吸器や心臓の機能を高めるリハビリテーション，社会生活や職場への復帰に向けたリハビリテーションなども含まれる．看護が行われる場は，病院や保健医療福祉施設のほかに，通所や訪問リハビリテーションなどの在宅，地域社会も含まれる．

　障害やそれに伴う日常生活動作（ADL）の程度はさまざまであり，その人の生活する家の構造や家族役割，職業などによっても日常生活上の支障は異なる．身体的な障害だけでなく，人が生きていくための機能全体を生活機能としてとらえることが重要であり，生活機能障害のアセスメントにあたっては，WHOによる**国際生活機能分類モデル**（ICF［International Classification of Functioning, Disability and Health］，**図V-3-4**）が用いられる．

　看護職者には，身体の残存機能とセルフケア能力を高め，社会資源（ソーシャルサポート）を活用するなど生活上の工夫を行うことによって，人々が自立した社会生活を送ることができるよう支援することが求められる．また，障害をもつ人々は，さまざまな苦悩を経験しながら，社会生活へ適応していく．

　よって，看護実践の展開は，障害やADLの程度，日常生活上の支障，障害への認識などをアセスメントし，残存機能を維持し，セルフケア能力の向上とADLを拡大させ，日常生活上の支障に折り合いをつけながら自立した社会生活を送るための看護が行われる（**図V-3-5**）．

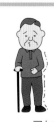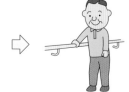

・障害の程度　　　　　　　　　・残存機能の維持
・ADL の程度　　　　　　　　・セルフケア能力の向上
・日常生活の支障　　　　　　・ADL 拡大
・障害への認識　　　　　　　・社会資源の活用

　　アセスメント・診断　　　　　　　　計画立案・実施・評価

図Ⅴ-3-5　リハビリテーション期における看護実践の展開

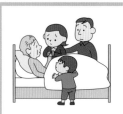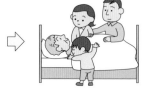

・全人的苦痛　　　　　　　　　・苦痛の緩和
・死への希望　　　　　　　　　・症状マネジメント
　　　　　　　　　　　　　　　　・グリーフケア

　　アセスメント・診断　　　　　　　　計画立案・実施・評価

図Ⅴ-3-6　終末期における看護実践の展開

E. 終末期における看護

　　終末期（ターミナル期）における看護は，身体的な健康状態が悪化し生が終わりゆく人々に対して，苦痛を緩和し，人生の最期のときをその人らしく生きることができるよう支援することである．看護の対象は，終末期にあるすべての人々とその家族である．ホスピスや緩和ケア病棟，在宅での看取りのほかにも，救命救急センターや一般病棟での看取りなど，人の生が終わるところすべてで終末期看護は行われる．

　　終末期にある人々は，疾病による痛みなどの身体的な苦痛だけでなく，不安や恐れ，孤独感などの精神的苦痛，仕事や家族役割，経済面などの社会的苦痛，人生の意味への問いや死の恐怖などの霊的（スピリチュアル）な痛みという**全人的苦痛（トータルペイン）**を抱えている．また，生が終わる時まで最善の生を生きることができるように支援する**エンド・オブ・ライフケア**では，自らが望む人生の最終段階における医療やケアについて，前もって考え，医療従事者と繰り返し話し合い共有する**アドバンス・ケア・プランニング（ACP）**も重要である．そして，死別後の家族や残された人々も，大切な人を失うという喪失を経験するため，そこからの立ち直りを支援する**グリーフケア**も必要である．

　　よって，看護実践の展開は，全人的苦痛と死についての希望をアセスメントし，苦痛を緩和するためのケア，苦痛をもたらす症状緩和のための症状マネジメントを行い，**尊厳のある死**をその人らしく迎えるための看護と，グリーフケアなど死別後の家族や残された人々への看護が行われる（**図Ⅴ-3-6**）．

> ### 学習課題
>
> **1．看護はどのような人々に対して，どのような場で行われるか説明してみよう**
>
> **2．さまざまな健康状態にある看護実践の展開について説明してみよう**

●**引用文献**

1）Benner P, Wrubel J：現象学的人間論と看護（難波卓志訳），医学書院，2004
2）Kim HS：看護学における理論思考の本質，原著第2版（上鶴重美監訳），日本看護協会出版会，2003

看護情報管理

この節で学ぶこと

1. 診療情報とは何かを理解する
2. 医療における診療情報の意義について理解する
3. 看護記録の構成要素と記録時の留意点と管理について理解する

なぜこれらを学ぶのか

　　今日の情報社会の中で，私たちはさまざまな情報に取り囲まれて生活しています．その中で，医療において人々の健康にかかわる情報は，患者を理解し，患者の問題を判断し対応していくために不可欠なものです．また，チーム医療においては，チームメンバー間で適切に患者の情報が共有されていくことが，質の高い医療の提供につながります．医療で活用される患者の個人情報をうまく活用することは，患者の安全や利益を提供することにつながり，さらに情報を守ることは人権を保障することにもつながります．医療の一部を担う看護職として，適切な情報の収集，活用の仕方，情報の守り方を理解することは，安全で質の高い看護，医療を提供するために大切なことなのです．本節ではしっかりと看護職にかかわる情報について学んでいきましょう．

A. 看護情報とは

　　医療において，診療の過程で，患者の身体状況，病状，治療などについて医療従事者が知り得た情報を**診療情報**といい[1]，その中で看護職が看護を実践するために取り扱う情報は**看護情報**であり，診療情報の一部である．これら診療情報は医療従事者によって，記録として残される．医師や歯科医師が診療をしたときに診療に関する事項を記載したものを**診療録**といい，5年間の保存義務がある（医師法第24条，歯科医師法第23条）．看護師が看護実践に関する事項を記載したものを**看護記録**（nursing record）という．さらに，処方せん，手術記録，各種検査記録など，診療にかかわる情報全体の記録は診療記録などという．

　　近年，患者らの医療への参加という観点から，積極的に患者らと医療従事者との診療情報の共有化が推進されている．医療従事者による情報説明をはじめ，診療記録に対する情報開示など，情報共有は，患者と医療従事者の信頼関係確立において重要な役割を果たしており，また，診療情報を患者が十分理解することは患者自身が自分の健康問題や治療を理解し，自らの判断で治療に取り組むために不可欠なことである．このような診療情報提

供については，医療法第1条の4第2項に，「医師，歯科医師，薬剤師，看護師その他の医療の担い手は，医療を提供するに当たり，適切な説明を行い，医療を受ける者の理解を得るよう努めなければならない」と規定されている．

さらに，診療情報はチーム医療において，多様な専門職がチームとして共通の目的をもち，その目的達成のための役割分担や連携のためには，チーム内で正確で過不足のない患者の診療情報を共有することが必要不可欠であり，そのことで患者中心の質の高い安全な医療が提供できる．

また，診療情報は，業務上知りうる"人の秘密"であり，その情報は適切な診療を行うため患者などから正確にかつ詳細に得た情報であり，これらの情報の多くは個人を識別できる**個人情報**である．そのため，看護職者も他の医療従事者同様，診療情報は**守秘義務**および個人情報保護の観点により取り扱うことが責務となる（守秘義務については保健師助産師看護師法など，個人情報保護については個人情報保護法の法的規定に従うことが求められており，さらに「看護者の倫理綱領」でも「5. 看護者は，守秘義務を遵守し，個人情報の保護に努めるとともに，これを他者と共有する場合は適切な判断の基に行う」[2]と説明されている）．

B. 診療情報としての看護記録

診療情報の伝達は，主に①**口述的コミュニケーション**である「説明や報告」と，②**記述的コミュニケーション**である「説明文書や診療記録」という2つの手段で行われる．これら2つの手段での情報伝達で留意すべき原則として下記の4点があげられる．

1. 事実に基づいた情報であること．
2. 情報伝達が正確であること．
3. 簡潔明瞭な伝達であること．
4. 論理的な伝達であること．

とくに，口述的コミュニケーションでは，①内容は系統的に，論理的に，簡潔に伝える，②相手にわかる言葉，相手の理解力などを考えた言葉づかい，意味を正しく伝える言葉を用いる，③理解できる速度と語調で伝える．といったことに留意する．口頭での内容伝達は，思い込みや聞きとりの勘違いで，コミュニケーションエラーを起こしやすい．それを極力回避するために，可能なかぎり文書にして報告をする，思い込みで判断しない，また伝達内容の理解があいまいな場合は，確認をとるなどの注意が必要である．

看護職が責任をもって記述し記録する診療情報として看護記録がある．「看護記録」とは，あらゆる場で看護実践を行うすべての看護職の看護実践の一連の過程を記録したものである[3]．このような看護記録の法的位置づけについては，看護職者が行う記録のうち助産師の記録する**助産録**は，保健師助産師看護師法で記録が義務づけられているものの，他の看護職者の記録については，「医療法施行規則」における施設基準と「基本診療料の施設基準等及びその届出に関する手続きの取り扱いについて」に記載されているだけで法的な規定がなされていない．しかし，看護記録は，医療法施行規則で診療記録に含まれていることが明記されているので，診療情報として看護記録を取り扱うことが大切である．その

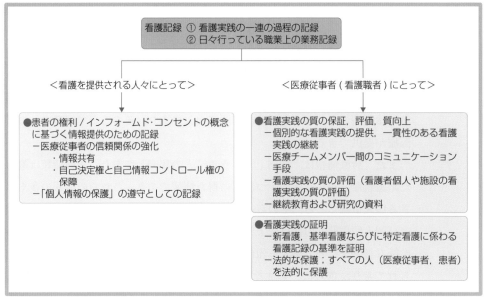

図Ⅴ-4-1　看護記録の意義

人と情報共有する医療情報としては，次の4つの視点から**情報の保証**を行っていくことが重要である．

1. 責任性と真正性の保証：内容に関する記述の責任，情報の正しさの保証．
2. 完全性の保証：改ざんや転記ミスなど内容に変化がないという保証．
3. 守秘性の保証：記録の対象となった「その人」が社会的不利益をこうむらないための権利の保証．
4. 常時利用性の保証：情報利用の権限をもつものが速やかに情報を参照できる保証．

1 ● 看護記録の意義

　看護記録の目的は，「看護実践を証明する」「看護実践の継続性と一貫性を担保する」「看護実践の評価及び質の向上を図る」という3点が「看護業務基準2016年改訂版」の「1-3-5．看護実践の一連の過程を記録する」に示されている[4]．このような看護記録の意義は2つの側面で考えられる．1つは，患者らにとっての意義であり，それはインフォームド・コンセントの概念に基づく情報提供のための記録としての意義である．もう1つは医療従事者である看護職にとっての意義であり，看護を実践した記録であり，日々行っている職業上の業務記録としての意義である（**図Ⅴ-4-1**）．

2 ● 看護記録の構成要素と記録の様式

　看護記録の構成は，「看護に必要な基礎（個人）情報」「看護計画（療養計画）」「経過記録」の3つの要素で構成されている．これらは，アセスメントで収集した「基礎情報」，診断・計画立案が記述される「看護計画」，実施および評価が記される「経過記録」というように，看護過程の展開に沿った構成要素となっている．看護記録の様式はさまざまだが，「経過記録」は叙述的経過記録（文章で表す記録様式）である．経時的経過記録，SOAP

情報提供としての記録のあり方の理解
  —— 倫理観を基盤においた記録における人権尊重
      → 相手を非難するような表現，偏見に満ちた言葉を用いない
  —— 専門職者としての倫理 → ①責任の所在
                観察実施したことの行為者のサインによる責任の明確化
              ②倫理的な役割の遂行を含めた記録内容の選択
                ・患者擁護の立場から何を記録するか
                ・看護の実施の記録として何を記録するべきか
                  → 思考過程と実践過程
              ③理解可能な記録
                ・明瞭簡潔で的確な表現
                ・第三者に正しく理解される表現であること
                ・安易に要約したり，独自に簡略化した用語を当てはめない
                ・略語は一般的に容認されたもの，あるいは病院で統一したものを使用
                ・論理的な記述

公的記録としての理解
  —— 一定の記録のガイドラインの活用［日本看護協会（2005）．看護記録および診療情報の取扱いに関する指針］

思考能力の向上
  看護実践の提供となりうる妥当な情報の質，量，情報の選択，妥当な推論，蓋然性の高い結論
  ・正確な記録
      信憑性の高い情報の記録 —— 情報の質，量，表現，選択
        ——「いつ」「誰が」「何の目的で」「何を行ったか」という内容は不可欠
        —— 正確な測定値や回数を記述．観察したことと看護職者の個人的な仮説との明確な識別

●日本看護協会によるガイドライン［日本看護協会（2000）．看護記録の開示に関するガイドライン］[5]

<行うべきこと>
1. ケアを行う前と行ったケアを記録をする前に，他のケア提供者が何を書いているのかをよく読む
2. 問題点としてあげられたものがケアされず放置されていないかどうか確認する
3. ケアを行ったのちはできるだけ早い時点で記録するようにする
4. 患者の行動や言葉を直接引用し，患者に何が起こったか，どのようなケアを誰がいつ実施したのか，またその反応などの事実を正しく記録する．必要に応じて，関連図や絵（例：褥瘡など）写真を添付するなどして具体的に示すようにする
5. 読みやすいように書く．決められた記録の様式で記入する
6. 略語を用いるときは，各施設のマニュアルに記載され，認められている略語のみを用いる
7. すべての記載に日付と時刻を記入する
8. 記録者は定められた形式で署名を行う
9. 訂正するときには2本線を引き，署名と日時を記載する
10. どのページも記入されているか，もし両面使用紙なら両面ともに記入されているか確認する

<行ってはいけないこと>
1. 前もって，これから行う処置やケアを書いてはいけない
2. 自分が実際にみていない患者の記録をしない
3. 意味のない語句や，患者のケアおよび観察に関係のない攻撃的な表現をしない
4. 患者にレッテルをはったり，偏見による内容を記録してはならない
5. 「～と思われる」，「～のようにみえる」といった曖昧な表現はしない
6. 施設において認められていない略語は使わない
7. イニシャルや簡略化した署名は用いない
8. 記述間違いを修正液で消したり，消しゴムを使ってはならない．間違った箇所を記録から除いてはならない
9. 消されるおそれのある鉛筆や，コピーでよく写らない青インクでの記載はしない
10. 記録の途中で行を空けない

<注意深く行うこと>
1. 患者の態度や性格などについて否定的な内容の記述をすること
2. 病状や診断，治療など医師の領域に踏み込んだ書き方をするとき
3. その他患者との信頼関係を損なうおそれのある事項を記載するとき

図V-4-2　看護記録の留意点

形式での記録，**フォーカスチャーティング**などと，経過を一覧表である記録様式の**フロー**シートがある．また，疾患や治療に着目して作成される経時的な治療・検査・ケアのガイドラインとして活用される**クリニカルパス**も，チェックや署名を行うことで，実施・評価が証明される記録として用いられる．

3 ● 記録時の留意点と管理

　看護記録を記載する場合，記録が専門家として医療（看護）の経過を記す公的な記録であること，患者の情報を記録していることを意識しておく必要がある．

　図V-4-2に留意点を示したが，医療情報は，患者との共有を前提としており，また同時に看護職者間，他の医療従事者への情報提供が前提となる．記録においても患者に対する

人権尊重の姿勢が反映されるような表現が求められる．また，専門職者として，何を記録として残すのか，つまり何が看護実践の記録なのかということを十分理解して記録内容を精選していく．具体的な表現や記録の仕方は，記録のガイドラインを原則として十分理解することが大切であるが，記録内容を妥当なものにしていくためには，記録をつける際の思考過程もより妥当なものとしていくことが重要となる．

　看護記録の保存期間は，法令により規定されているので，規定に則って保存される（助産録は保健師助産師看護師法第42条の2により5年間の保存，医療法施行規則では看護記録を含む診療に関する諸記録は過去2年間の保存など）．また，法的な証拠としても取り扱われることを考慮して保管される．看護記録をはじめとする診療情報の管理は，現在，情報を電子化して保存更新する**電子カルテシステム**が活用されている．電子カルテシステムにより，保健医療の受け手と医療従事者との間，医療従事者間での情報共有が円滑に進み，医療の受け手の医療参加の促進や医療の質の向上に役立っている．しかし，医療情報の電子化で，情報の流出・改ざん・破壊などに対する安全対策や，患者のプライバシー保護を中心とした情報管理の徹底が医療従事者個々人と施設において不可欠なものとなっている．

学習課題

1．診療情報としての看護記録の法的位置づけについて説明してみよう
2．看護記録の記載時の留意点についてあげてみよう

●引用文献
1) 厚生労働省：診療情報の提供等に関する指針，〔https://www.mhlw.go.jp/shingi/2004/06/s0623-15m.html〕（最終確認：2020年1月30日）
2) 日本看護協会：看護者の倫理綱領，〔https://www.nurse.or.jp/home/publication/pdf/rinri/code_of_ethics.pdf〕（最終確認：2020年1月30日）
3) 日本看護協会：看護記録に関する指針，〔https://www.nurse.or.jp/home/publication/pdf/guideline/nursing_record.pdf〕（最終確認：2020年1月30日）
4) 日本看護協会：看護業務基準2016年改訂版，〔https://www.nurse.or.jp/home/publication/pdf/gyomu/kijyun2016.pdf〕（最終確認：2020年1月30日）
5) 井部俊子ほか（監）：看護記録のゆくえ―「看護記録」から「患者記録」へ，p.199-200，日本看護協会出版会，2000

第 **VI** 章

チーム医療と看護

この章を学ぶにあたって

　医療の世界では長い間，医師をピラミッドの頂点とする家父長的な考え方が根づいていました．しかし今日では，看護や医療，福祉を利用する人を中心に，保健・医療・福祉を担うあらゆる職種からなるチームによって医療は行われ，その一翼として看護は展開されています．

　チーム医療においては，さまざまな職種がお互いの専門性を尊重しながら，連携し協力し合って働いています．その中で看護職はどのような役割を果たしているのでしょうか．

　本章では，チーム医療のあり方を学び，そこから看護職の役割を明らかにしていきます．

チーム医療とは

この節で学ぶこと

1. チーム医療のあり方を理解する
2. チーム医療の動向と展望を学び，看護職者の役割を理解する

なぜこれらを学ぶのか

　保健・医療・福祉を必要とする対象者に対しては，各専門職がチームとなり，保健・医療・福祉を行っています．対象者のニーズに合った支援を行うためには，チームメンバーがそれぞれの役割を理解し，専門性を発揮できるようにする必要があります．その中で看護職者は，どのような役割を担っているのでしょうか．また，少子高齢化が進み，地域で求められている医療提供体制のニーズも変化しています．これまでの医療は病院を中心に行われてきましたが，これからは地域全体で対象者を支えていけるようにすることが必要だといわれています．そこで，看護職になろうとする皆さんがチーム医療のあり方を学び，病院内または地域における看護職者の役割を探求していくことは，とても大切になってくるのです．

A. チーム医療とは

　チーム医療は，「単に専門の異なる複数の職種の者が1人の患者に対して仕事をすることだけでなく，専門的な知識や技術を有する複数の医療者どうしが対等な立場にあるという認識をもったうえで実践される協働的な行為」[1]と定義され，「医療に従事する多種多様な医療スタッフが，各々の高い専門性を前提に，目的と情報を共有し，業務を分担しつつも互いに連携・補完し合い，患者の状況に的確に対応した医療を提供すること」と説明されている[2]．

　つまり，対象者の治療だけを行うのではなく，対象者の健康観，生活観，治療に対する思いなどの生活面や心理面を把握すること，専門職者は十分な治療方法の説明を行うこと，対象者自らが治療方法を選択できるよう支援することなど，対象者のニーズに応じた治療や看護が提供できるよう，それぞれの専門職が連携・協働することがチーム医療である．

B. チーム医療の目的・意義

　チーム医療は，①専門職種の積極的な活用，多職種協働を図ることなどにより医療の質を高めるとともに，効率的な医療サービスを対象者・家族に提供すること，②疾病の早期

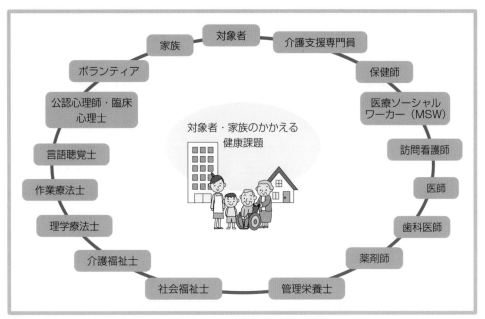

図Ⅵ-1-1　地域における対象者・家族が参加するチーム医療

発見・回復促進・重症化予防など医療・生活の質の向上，医療の効率性の向上による医療従事者の負担の軽減，医療の標準化・組織化を通じた医療安全の向上などを目的としている[2]．複数の専門職が連携・協働しケアにかかわることにより，それぞれの専門性から対象者を異なった視点でとらえられ，対象者・家族が抱える問題を総合的に理解し，質の高いケア提供ができる．

　チーム医療を実践するチームは，「共通の目的，達成目標，アプローチに合意しその達成を誓い，互いに責任を分担する補完的な技術を持つ少人数の人たちである」[3]と定義されている．従来は，対象者を中心にして各専門職が取り囲む「対象者を中心としたチーム医療」が行われていた．しかし，地域におけるチーム医療では，常に専門職者がそばにいないため，対象者と家族がケアの中心を担っている．地域において，効果的なチーム医療を展開するためには，対象者・家族の存在は必要不可欠であり，「対象者と家族が参加するチーム医療」を行うべきである（**図Ⅵ-1-1**）．

C. 施設内のチーム医療から地域のチーム医療へ

　1992年の第二次医療法改正では，居宅も医療提供の場と位置づけられ，在宅医療を推進するため，2006年には24時間365日体制で往診や訪問看護を行う診療所として，「在宅療養支援診療所」が制度化された．また，2000年の介護保険法の成立に伴い訪問看護ステーションは，介護保険法による一事業所として位置づけられた．さらに，高度急性期から在宅医療・介護までの一連のサービスを地域において総合的に確保することで，地域における適切な医療・介護サービスの提供体制を実現するため，患者の早期の社会復帰を進め，住み慣れた地域での継続的な生活を可能にすることを目的とし，2014年に「地域における医療及び介護の総合的な確保を推進するための関係法律の整備等に関する法律」が成立された．このように，地域における医療・看護・介護を重視する方向性が打ち出され，重度

な要介護状態になっても住み慣れた地域で自分らしい暮らしを人生の最期まで続けることができるよう，住まい・医療・介護・予防・生活支援が一体的に提供される**地域包括ケアシステム**の構築が求められている．

これまでの「病院完結型」医療から，地域全体で治し，支える「**地域完結型**」医療の体制を構築していく必要があり，その中核となるのが**地域包括支援センター**である．地域包括支援センターでは，保健師・社会福祉士・主任介護支援専門員などのチームアプローチにより，総合相談，介護予防ケアマネジメント，包括的・継続的ケアマネジメント，権利擁護などが行われている．また，地域ケア会議では，個別ケースの支援から地域全体に共通する健康課題を多職種・多機関と連携・協働しながら，解決していくための具体的方策や資源開発，地域の実情に合ったネットワークづくりなどを検討している．

対象者が生活するのは地域社会というフィールドであり，病院内での医療はごく一部である．対象者・家族の安心・安全な療養生活を支えるためには，これまで病院内を中心に行われてきたチーム医療を，地域でのチーム医療へと拡大する必要がある．また，病院で行っている医療と地域で行っている医療が連携し，シームレス（seamless, 継ぎ目のない）な医療が行えるよう，さらに在宅医療・介護を充実させるとともに，地域の状況に応じた人的・物的資源を活用し，有機的な連携システムを構築することが不可欠である．

学習課題

1．チーム医療の必要性について説明してみよう
2．チーム医療における看護職者の役割について，具体的に考えてみよう

●**引用文献**
1) 細田満和子：「チーム医療」の理念と現実―看護に生かす医療社会学からのアプローチ，オンデマンド版，p.149，日本看護協会出版会，2009
2) 厚生労働省：チーム医療の推進について（チーム医療の推進に関する検討会 報告書）（2010年度版），〔http://www.mhlw.go.jp/shingi/2010/03/dl/s0319-9a.pdf〕（最終確認：2020年1月30日）
3) Katzenbach JR, Smith DK：The Wisdom of Teams；Creating the High-Performance Organization, p.45, Harvard Business School Press, 1992

保健・医療・福祉における看護

この節で学ぶこと

1. 保健・医療・福祉の理念を理解する
2. 保健・医療・福祉における看護職者の役割を理解する

なぜこれらを学ぶのか

　地域で生活している人々の健康課題の解決に向けた支援や健康の保持・増進には，保健・医療・福祉分野に関係する専門職がかかわっています．その具体的な方策や資源開発，ネットワークづくりなどを検討するときに，保健・医療・福祉の概念や提供システムなどを理解することが必要になります．それらを学ぶことにより，それぞれの分野が重なりあっていることが理解でき，対象者に必要な支援を多角的に検討することができるでしょう．そして，その分野の専門職の中で，保健・医療の知識・技術を合わせてもっている職種は看護職だけです．保健・医療・福祉における看護職者は，働く場や専門性の違いはありますが，それぞれに重要な役割を担っています．対象者により質の高い支援が提供できるよう，その役割を探求して欲しいと思います．

A. 保健とは

　保健とは，「健康を保持・増進し，疾病予防・疾病からの回復・再発予防のために個人および地域社会の健康レベルを向上させること」[1]である．健康は，「健康とウェルネス」(p.42参照) で述べたように，WHO憲章や日本国憲法で定められている人間の基本的権利の1つである．2000年には，第3次国民健康づくり施策**健康日本21**が示され，国 (厚生労働省)，都道府県 (保健所など)，市町村 (保健センターなど) の各レベルでの活動が行われている．このような，個人的にも社会的にも健康レベルの向上を目指す諸事項を包括して「保健」という．看護職では，主に保健師がこの保健活動の担い手となっている．

B. 医療とは

　医療については，1948年に制定された医療関係法規 (医療法，医師法，現保健師助産師看護師法など) の中の医療法第1条の2　第1項として，次のように示されている．

医療法　第1条の2　第1項
　医療は，生命の尊重と個人の尊厳の保持を旨とし，医師，歯科医師，薬剤師，看護師その他の医療の担い手と医療を受ける者との信頼関係に基づき，及び医療を受ける者の心身の状況に応じて行われるとともに，その内容は，単に治療のみならず，疾病の予防のための措置及びリハビリテーションを含む良質かつ適切なものでなければならない．

　すなわち，医療は病気の治療だけを指すのではなく，治療に関して十分な説明を受けた対象者が自らの健康問題に主体的にかかわり，どのような医療を受けたいかを決定できることや対象者の健康の維持・回復・促進などを含めた広範囲な意味をもっている．

C. 福祉とは

　福祉（welfare）は，well（うまく）とfare（いく）の語から成り立っているように，「うまくいっている，快い暮らし，しあわせな生活，人々の幸福・安寧」[2]を意味している．そこに社会（social）が加わった社会福祉（social welfare）は，「個人のしあわせな生活を営む努力とそれを社会的に保障していくシステムの総体のこと」[2]といえる．一般に，保健医療関係者は「福祉」という言葉を，福祉の専門家たちは「社会福祉」という言葉を使っているようであるが，両者とも目指すところは人間の福祉（ウェルビーイング，well-being），すなわち一人ひとりの人間が人間としての尊厳をもって，その人のありたい姿や人生を自ら実現していくことである．

　たとえば，病院から福祉施設，在宅への退院時には，看護職者は対象者の健康状態が安定した状態で毎日が過ごせるようなケア内容の検討，生活の場の調整，サービスの導入などを福祉関係者とともに調整し，シームレス（seamless，継ぎ目のない）な支援を行う．

　法的な根拠からみれば，憲法第25条の「人間らしく生きる権利，国の社会保障義務」の中で，「すべての国民は，健康で文化的な最低限度の生活を営む権利を有する」ことが謳われており，国の義務である社会保障4領域（公的扶助，社会福祉，社会保険，公衆衛生）の1つが社会福祉なのである．

　地域社会（community）において，対象者・家族の健康課題を支援するためには，保健・医療・福祉分野は常に重なり合っている（図Ⅵ-2-1）．

　日本看護協会における「看護者の倫理綱領」の条文9において，「看護者は，他の看護者及び保健・医療・福祉関係者とともに協働して看護を提供する」とされ，その内容は，「看護者は，看護，医療，介護の受け手である人々に対して最善をつくすことを共通の価値として協働する．看護者は，この共通の価値のもと，他の看護職及び保健・医療・福祉関係者と協力関係を維持し，相互の創意，工夫，努力によって，より質の高いケアを提供するように努める．また，看護者は，連携・協働する他の専門職との間に，対等な関係を築けるよう努力する」などの保健・医療・福祉における看護職者の役割が明確にされている．

　看護職は，直接の福祉の専門家とはいえないが，第Ⅱ章でみてきたように，看護は健康課題を通して対象となる人と家族がその人たちらしい生活を送れるように援助することを目的としていることから，福祉との関係は密接不可分である．たとえば，病院から在宅または福祉施設への退院時には，健康面の課題だけ達成すればよいというものではなく，連

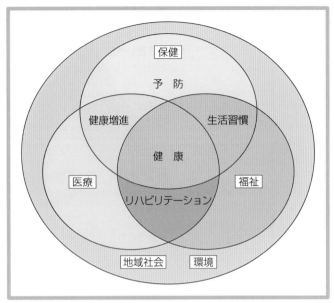

図VI-2-1　保健・医療・福祉の関係
［立石宏昭：保健・医療・福祉の座標軸．保健・医療・福祉ネットワークのすすめ−ヒューマンサービスの実践（宮崎徳子・立石宏昭編著），p.3，ミネルヴァ書房，2005を参考に作成］

続性のあるケアの伝達や相談援助，生活の調整など，対象となる人や家族のQOLの向上を目指すために福祉関係者とともに調整していく．

D. 保健・医療・福祉の提供システム

　保健・医療・福祉を提供する施設については，日本では1985年に医療計画制度が確立され，医療法において都道府県が医療を提供する体制を整える責任を負うことになっている．**保健医療提供**は，地域における住民の日常生活に最も密着して一般保健医療を提供する**第1次レベル**，高度・特殊医療を除いた健康増進から治療・リハビリテーションまでの幅広い包括的な保健医療を提供する**第2次レベル**，高度で特殊な医療を提供する**第3次レベル**と，その目的に応じて役割が違っている．それぞれ，**プライマリケア**（primary care），**セカンダリケア**（secondary care），**ターシャリケア**（tertiary care）とよばれている．これらを広く支えているのが，**セルフケア**（self care）促進のための健康の保持・増進を目指す各種の健康づくりや保健指導・健康相談など保健行政や保健福祉事業である（**図VI-2-2**）．

　プライマリヘルスケアは当初，開発途上国に焦点が当てられていたが，途上国だけではなく先進国の保健活動において重要な理念となっており，ヘルスプロモーションは開発途上国を含むすべての国々にとって重要な健康戦略である．

◉看護の提供の場

　看護は，保健・医療・福祉のあらゆる場において活動の場をもっている（**表VI-2-1**）．

（1）「保健」における看護の場

　保健に関しては，地域看護や公衆衛生看護の実践の場として保健師が活動する保健所や保健センターがある．また，学校保健の担い手である養護教諭（school nurse）が活動する学校や，産業保健を担う産業看護師・保健師が活動する会社や工場など各種の事業所がある．

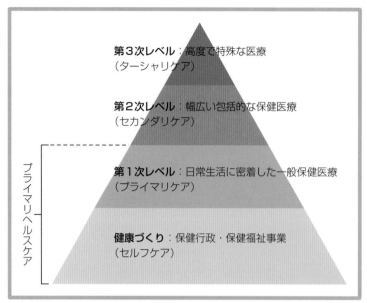

図Ⅵ-2-2　保健・医療・福祉提供システム

表Ⅵ-2-1　看護の提供の場

保健施設	保健所, 市町村保健センター, 健康増進センター, 精神保健福祉センター, 学校保健室, 事業所健康管理室　など
医療施設	診療所, 病院, 助産所, 介護老人保健施設, 訪問看護ステーション　など
福祉施設	老人福祉施設, 身体障害者療護施設, 乳児院, 保育所, 児童養護施設　など

（2）「医療」における看護の場

　看護の最も大きな活動の場は, 現在のところ病院などの医療施設である. 医療法で20床以上の病床を有する施設を病院というが, 病院においては, 医師をはじめとする各種の医療職者のうちの半数近くを占めるのが看護職者である. 近年, 看護職者の副院長が全国的に増え続け, これまでの臨床看護や病棟管理に加えて, 病院管理・運営にも活動の場が広がっている. 病院のほか, 病床をもたない診療所（医院・クリニックなど）や, 助産師が経営・管理して活動する助産所なども看護の活動の場である. また, 医療制度改革（医療費抑制, 在院日数短縮化）において在宅医療への移行が推進されていることから, 看護職者が管理・運営する訪問看護ステーションも, 今後ますますその重要性を増していくであろう.

（3）「福祉」における看護の場

　看護活動は, 保健・医療・福祉それぞれの場や, 複合した各種の施設や地域の場で実践されている. これまでは, 病院などの患者を対象とした看護を行っていたが, 現在では社会全体を視野に入れた地域での看護や家族支援にも焦点を当てた看護が行われているため, 看護職者の役割は重要となり, 活動の場もますます拡大していくであろう.

　今後，看護活動は，保健・医療・福祉それぞれの場や，複合した各種の施設や地域の場において，活動の場をますます広げていくであろう．とくに，これまでの病院など施設内の「対象となる人」に焦点を当てた看護から，社会全体を視野に入れた地域での看護，さらには家族支援をも重視した看護に変化していくであろう．

学習課題

1．保健・医療・福祉の理念を説明してみよう
2．保健・医療・福祉における看護実践の場と役割について，具体的に考えてみよう

●引用文献
1）宮崎徳子，立石宏昭（編著）：保健・医療・福祉ネットワークのすすめ—ヒューマンサービスの実践，p.84，ミネルヴァ書房，2005
2）前掲1），p.120

多職種の連携・協働と看護職の役割

この節で学ぶこと

1. 保健・医療・福祉における関連職種の役割を理解する
2. 多職種の連携・協働における看護職者の役割を理解する

なぜこれらを学ぶのか

　地域で生活している人々の健康課題の解決に向けた支援や，健康の保持・増進には，なぜ，多くの職種や機関がかかわっているのでしょうか．それは，それぞれの専門職が対象者の情報を共有し，異なる視点からアセスメントを行うことは，対象者の真のニーズを把握することにつながるからです．また，ニーズに沿ったアセスメントを行い，支援することにより，対象者が健康課題の解決に向け，主体的に取り組むことができるようになります．本節では，対象者の真のニーズを把握することやニーズに沿った支援を行うことの必要性について，看護の視点からしっかり学びましょう．そして，多職種との連携・協働において，今後，どのような支援が必要になるのか，看護職者がどのような役割を担っているのかを探求していきましょう．

A. 連携と協働

　連携・協働にはさまざまな表現や意味づけや定義が報告されている．

（1）連　携

　連携（cooperation）とは，『広辞苑』（第6版）によると「同じ目的を持つ者が互いに連絡をとり協力し合って物事を行うこと」とある．

　保健・医療・福祉の分野では，専門職間連携を2人以上の異なった専門職が共通の目標達成をするために行われるプロセスである[1]と定義されている．

　1985年にグレイ（Gray B）[2]は，連携を定義するうえでの3つの要件と発達プロセスを示した．

3つの要件

1. 知識や資源の共有．
2. 2人以上または2つ以上の組織の協働．
3. 単独で解決し得ないような問題に対処すること．

発達プロセス

1. 問題について話し合うことにより単独ではもち得ない視点が生まれ，メンバーが互いに協力することを受け入れる問題設定の段階．
2. 共通の目標を形成し，このプロセスの中で共通の価値やゴールを見出す方向性決定の段階．
3. 複雑な問題解決のため，よりシステマティックにメンバーをマネジメントする必要が生まれる．それには連携相手を望むべきゴールをともに生み出す者として認識をする必要があり，共通の目標をもったとき，より連携が強化される．

（2）協　働

協働とは，「ケアサービス利用者とその家族が掲げる健康に関する目標を理解し，その人達とともにケアし，協力を求め，看護師としての専門知識や技術を提供し，目標を達成するためにともに力を合わせることができる方法を探り当てることである」[3]とある．保健・医療・福祉の「協働」はパートナーシップの関係性が基盤となり，専門職者が互いに尊重し合い，対等な立場であることを認識していることが重要となる．ヘルスプロモーションにおけるパートナーシップは，「期待される成果を共有しつつそこに向かって協働するための複数のパートナー間の合意である」[4]と定義されている．

このように，保健・医療・福祉分野における連携・協働とは，対象者・家族が抱えている課題を解決するため，共通の目標に向かって，各専門職者が互いに尊重し合い，協力し合いながら支援することである．そして，目標（ゴール）に達したとき，対象者・家族のニーズに沿った援助が実施できたことになる．

B. 保健・医療・福祉における関連職種

病院・施設において，対象者に援助する場合には，医師や看護師など多くの医療スタッフが必要となる．地域では，療養生活を継続するために，療養者と家族がケアの中心を担うとともに，チームを組む多職種が支えていかなければならない．また，前田[5]が，「保健・医療・福祉の各専門職ないし各機関がある共通の目標に向けて互いに協力しながら業務を遂行すること」と述べているように，専門職者だけではなく，市町村，保健所，居宅介護支援事業所，訪問看護ステーション，介護老人福祉施設などの多機関とも連携・協働していくことも必要不可欠となる．このように，保健・医療・福祉分野において，対象者と家族を支援していくためには，多職種・多機関との連携・協働が重要である．そして，看護職者が多職種と連携・協働を行っていくためには，それぞれの職種がどのような業務内容を行っているかを明確に理解し，効率的かつ効果的に役割を分担することが不可欠となる．厚生労働大臣によって国家資格が与えられ，医師法や保健師助産師看護師法など，各法律によって業務範囲が定められている保健・医療・福祉の関連職種を**表Ⅵ-3-1**に示す．

C. 地域における関連職種・関係機関の連携・協働

2065年には，約2.6人に1人が65歳以上，約3.9人に1人が75歳以上と推計され[6]，認知症高齢者や要介護高齢者などの保健・医療・福祉サービス利用が増加すると予測されて

表VI-3-1　保健・医療・福祉における関連職種

職種	根拠法	業務内容
看護師	保健師助産師看護師法	病気やけがで入院している人々や地域で療養している人々の援助を行うことや，医師の診療や治療を補助する．
保健師		地域住民の健康相談，保健指導，病気の発症予防，健康づくりなど，健康の保持・増進に向けた支援を行う．
助産師		妊婦・褥婦の健康管理，母乳指導など，妊娠・出産・育児など，母子の健康管理や保健指導を行う．
医師	医師法	病気やけがで苦しんでいる人々の診察，検査，薬の処方，手術などを行い，健康が回復するよう治療する．
歯科医師	歯科医師法	虫歯や歯周病の治療や歯列矯正，歯の病気予防など，歯にかかわるすべての医療業務を行う．
薬剤師	薬剤師法	医師の処方せんに基づく薬の調剤，注射薬や点滴の調剤，適切な薬の飲み方の指導，薬の副作用や飲み合わせによる弊害などのチェックを行う．
理学療法士	理学療法士及び作業療法士法	運動機能の低下がみられる人々に対し，マッサージ，運動，温熱・光線・電気療法など物理的な治療を行い，日常生活における基本動作の回復を支援する．
作業療法士		身体または精神に障害のある人々に対し，服を着る，身体を洗うなどの動作や，手芸，工作などを行い，動作能力や社会的適応能力の回復を支援する．
言語聴覚士	言語聴覚士法	病気や加齢などにより，話す，食べるといった機能に課題がある人々に対し，言語訓練や嚥下反射を高める機能訓練などを行い，言語・聴覚・嚥下機能の回復を支援する．
社会福祉士	社会福祉士及び介護福祉士	病気，障害，高齢，失業など，日常生活を送ることが困難な人々に対し，保健・医療・福祉制度・サービスなどを活用し，安定した生活が継続できるように支援する．
介護福祉士		病気や障害などにより日常生活が困難な人々に対し，食事，排泄，入浴などの身体介護および買い物，調理，食事の準備などの生活援助を行う．
精神保健福祉士	精神保健福祉士法	精神的な障害がある人々に対し，相談支援，生活訓練，就労支援などを行い，日常生活が営めるように支援することや，社会参加・社会復帰できるように支援する．
管理栄養士	栄養士法	集団給食の献立作成，栄養価計算，調理などの管理，衛生管理，病気やけがで療養している人々の栄養指導を行う．
公認心理師	公認心理師法	心の問題を抱えている人々に対し，検査，分析を行い，解決方法を助言，支援することや，心の健康に関する知識や情報の発信，提供を行う．

いる．また，**老老介護や認認介護**の増加に伴い，在宅医療・介護ニーズは増大し，多様化していくだろう．

「平成30年版高齢者社会白書」の調査において，介護が必要になった場合にどこでどのような介護を受けたいかの希望では，「家族に依存せずに生活ができるような介護サービスがあれば自宅で介護を受けたい」37.4％，「自宅で家族中心に介護を受けたい」18.6％，「自宅で家族の介護と外部の介護サービスを組み合わせて介護を受けたい」17.5％と，自宅で介護を受けたい人の割合は約7割であった[6]．人々は住み慣れた生活の場である自宅での療養を希望する傾向が高いため，さらなる在宅医療・介護の充実を図るとともに，家族や専門職の支援以外にも地域住民の支援が必要不可欠となるだろう．そして，対象者に自分らしい生活を続けてもらうためには，地域における保健・医療・福祉の関連職種・関係機関が連携・協働し，包括的かつ継続的な在宅医療・介護の提供を行うことが必要となる．

在宅療養を支える関係機関の例
・地域の医療機関（定期的な訪問診療）
・在宅療養支援病院・診療所（急変時に一時的に入院の受け入れ）

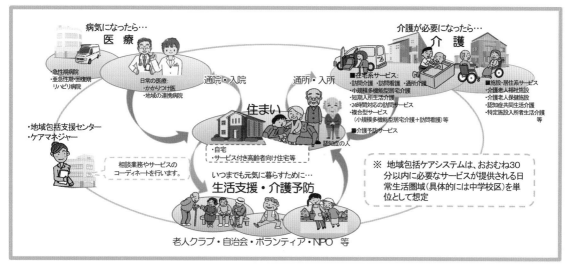

図Ⅵ-3-1　地域包括ケアシステムの姿
〔厚生労働省：地域包括ケアシステム，〔https://www.mhlw.go.jp/seisakunitsuite/bunya/hukushi_kaigo/kaigo_koureisha/chiiki-hou katsu/dl/link1-4.pdf〕（最終確認：2020年1月30日）より引用〕

　　　　・訪問看護ステーション（医療機関と連携し，看護ケアの実施）
　　　　・介護サービス事業所（調理・洗濯・掃除などの生活援助の実施）

　　また，対象者と家族が可能なかぎり，住み慣れた地域で必要な医療・介護サービスを受けつつ，安心して自分らしい生活を送れるようにするために，医療・介護・住まい，生活支援のサービスが切れ目なく提供される**地域包括ケアシステム**が重要となる．そして，この地域包括ケアシステムを構築するためには，多職種・多機関と老人クラブ，町内会，自治会，民生委員，ボランティア，NPO（non-profit organization）などの地域住民との連携・協働も必要となる（**図Ⅵ-3-1**）.

D. 多職種連携に求められる専門能力

　　多職種連携に求められる専門能力について，近年，米国とカナダで報告書がまとめられた．

　　2010年にカナダでは，保健医療専門職連携共同研究体（Canadian Interprofessional Health Collaborative：CIHC)による"A National Interprofessional Competency Framework（多職種連携コンピテンシーフレームワーク）"[7]が報告された．多職種連携のコンピテンシーは次に示す6つの領域から構成されている．

1. **役割の明確化**：自己と他者の役割を理解し，患者/クライエント/家族/コミュニティの目標を達成するために，身につけた知識を適切に利用する．
2. **患者/クライエント/家族/コミュニティ中心ケア**：ケアやサービスを設計し実行するにあたって，患者/クライエント/家族/コミュニティの意見と関係性を探索し，統合し，価値づける能力．
3. **チーム機能**：効果的な多職種連携を実現するためにチームワークのダイナミクスと，集

団/チームプロセスの原則を理解する能力.
4. **連携的リーダーシップ**：連携実践モデルをサポートするリーダーシップの原則を理解し応用する能力.
5. **職種間のコミュニケーション**：異なった領域の専門職が，協力的に応答し，信頼し合える方法でコミュニケーションする能力.
6. **職種間の葛藤解決**：意見の相違に肯定的かつ建設的に対処できるように，患者/クライエント/家族とコミットしながら，積極的に自己と他者の折り合いをつける能力.

2011年に米国では，"Core Competencies for Interprofessional Collaborative Practice（多職種連携実践のためのコア・コンピテンシー）"[8]が報告され，コンピテンシーの領域は，「価値観/倫理」「役割と責任」「コミュニケーション」「チーム/チームワーク」の4つがあげられた.

各専門職が職種の専門性や業務内容を理解することは，その職種の守備範囲と範囲外を把握でき，対象者・家族に対する援助への役割分担が明確となり協働しやすくなる．ケアカンファレンスでは，看護職者が当然と考えるケアでも，他職種には理解できないケアがあるかもしれない．ケア提供者としての責任をもち，他職種が理解できるよう十分な説明を行うとともに，コミュニケーションを通して合意が得られるよう，日ごろから十分に話し合う場をもち，情報の共有と人間関係を構築していく努力が必要である．また，それぞれの専門職者はバックグラウンドが違うため，対象者と家族を異なる視点から多面的にとらえることができ，ケア内容が拡大するというメリットがある.

E. 多職種連携における看護職の役割

対象者・家族のニーズに沿った目標を立案・実施するためには，チームメンバー内の情報共有を密に行い全員が同じ目標に向かうこと，専門職者が満足するケアを行うのではなく対象者・家族にとって満足のいくケアを行うことが前提となる．その中で，看護職者は健康課題に対してはリーダーシップをとり，チーム全体のコーディネーターとしての役割を担いながら，チームワークに貢献していく．また，療養の場が変わっても同じケアが提供できるシステムを構築し，シームレスケア（seamless care）を実施する．2018（平成30）年度診療報酬改定では，入退院支援の推進を図るため「入院時支援加算」が新設された．入院を予定している患者が安心して入院医療を受けられるようにすることや，患者が退院後に地域での療養生活へ不安なくスムーズに移行できるよう支援することが必要不可欠となり，看護職者の役割の重要度が増した．看護職者は，医療的視点と生活の視点の両面から対象者・家族をアセスメントし，生活・健康課題を統合させることができる．そのため，所属機関や役割が異なる外来看護師・病棟看護師・退院支援看護師・訪問看護師などが連携を行うことにより，質の高いシームレスケアへとつながる．多職種・多機関との連携を行いつつ，看護職者間の連携を強化し，対象者・家族のニーズに沿った支援を実践していくことが看護職者に求められている.

学習課題

1．保健・医療・福祉における関連職種の役割を説明してみよう
2．多職種との連携・協働に必要な専門能力について，具体的に考えてみよう
3．多職種連携における看護職の役割を説明してみよう

●**引用文献**

1) 松岡千代：ヘルスケア領域における専門職間連携―ソーシャルワーク視点からの倫理的整理．社会福祉学**40**（2）：17-38，2000
2) Gray B：Conditions facilitating interorganizational collaboration. Human Relations **38**（10）：911-936，1985
3) Gottlieb LN, Feeley N, Dalton C：協働的パートナーシップによるケア―援助関係におけるバランス（吉本照子監訳），p.20，エルゼビア・ジャパン，2007
4) 尾崎米厚ほか（編）：いまを読み解く保健活動のキーワード，医学書院，2002
5) 前田信雄：福祉サービスと保健医療サービスとの連携．Aging **5**（1）：26-29，1987
6) 内閣府：平成30年度版高齢社会白書，第1章 高齢化の状況（第2節2），〔https://www8.cao.go.jp/kourei/whitepaper/w-2018/html/zenbun/s1_2_2.html〕（最終確認：2020年1月30日）
7) Canadian Interprofessional Health Collaborative（2010）：A National Interprofessional Competency Framework，〔http://ipcontherun.ca/up-content/uploads/2014/06/National-Framework.pdf〕（最終確認：2020年1月30日）
8) Interprofessional Education Collaborative（2011）：Core Competencies for Interprofessional Collaborative Practice〔https://www.aacom.org/docs/default-source/insideome/ccrpt05-10-11.pdf?sfvrsn=77937f97_2〕（最終確認：2020年1月30日）

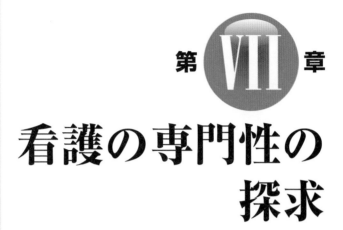

第**VII**章

看護の専門性の探求

　看護がこれまで歩んできた道のりは、「看護職は、医師やその他の医療関連職種とどのように異なる職業なのか」「看護だけがもつ独自性とは何か」などと問い続け、それらを明らかにし、そして実現させようとしてきた努力・研鑽の過程だといえるでしょう。この過程は、この先もずっと続いていくべきはずのものです。

　これまで看護がたどってきた過程を振り返り、さらに看護職が「専門職」であることを確かなものにすることで、これから皆さんがどのように歩んでいくのか、皆さん自身で探求していって欲しいと思います。本章では、その道しるべを示します。

専門性への道程

この節で学ぶこと

1. 日本の教育制度の変遷を理解する
2. 日本の教育課程（カリキュラム）の変遷を理解する
3. 看護学教育の高等教育化を理解する

なぜこれらを学ぶのか

　専門職の定義の1つに，「その国の最高教育機関において教育されること」とあります．それは，専門性確立への道のりの第一歩は，どのような教育制度の下で，どのような教育機関において教育されるかにかかっているということです．

　職業としての看護は，19世紀末にナイチンゲール（Nightingale F）によって確立されたことは学んできたとおりです．それを受けて20世紀は看護の独自性を問い続け，その専門性を探求し続けた時代といえます．そして21世紀は，看護の専門性を実現していく時代といえるでしょう．

　本節では，こうした専門性にいたる道程（道のり）をみていきましょう．

A. 看護教育の種類

　看護教育は，看護職の資格を取得するための**基礎教育**と，資格取得後の**継続教育**に分けられる．継続教育には，**卒後教育**と**現任教育**がある．卒後教育は，基礎教育課程の卒業者が進学する修士課程（博士前期課程）および博士課程（博士後期課程）からなる大学院教育があり，修了者には修士または博士の学位が与えられる．修士課程では専門看護師の教育も担っている．現任教育は，病院の外で行われる院外教育として，認定看護師教育や看護協会や各種機関が実施する研修会など，また，各病院などで行われている院内教育などがある（**図VII-1-1**）．

　ここでは，主に看護師養成を行う基礎教育についてみていく．

B. 基礎教育の始まり：先駆的な看護師養成教育

　日本の近代看護師養成の出発は，1884年の有志共立東京病院看護婦教育所（現 東京慈恵会医科大学），1886年の同志社病院京都看病婦学校（のちに廃校）においてであり，それぞれ米国でナイチンゲール方式の看護師教育を受けたリード（Reade ME）と，リチャーズ（Richards L）が指導者であった．また，後者と同年に開始した桜井女学校付属看護婦養成所（のちに廃校）と，1890年の帝国大学付属看病法練習科（現 東京大学）では，ナイチン

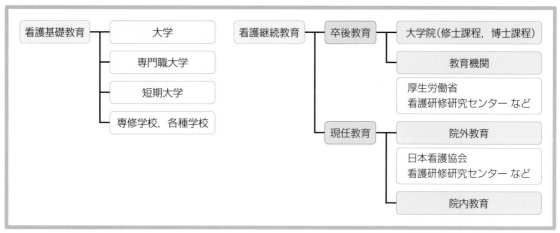

図Ⅶ-1-1　看護教育
［稲田美和，池田明子，村上美好ほか：看護管理シリーズ7継続教育，第2版（荒井蝶子ほか監），p.26，日本看護協会出版会，1998を参考に作成］

ゲール学校の卒業生である英国人ヴェッチ（Vetch A）によって指導されている[1]．

　このように，日本の最初の看護師教育は，ナイチンゲールが目指す「訓練することの訓練を受けた婦長（ロンドンの病院ではいわゆる「シスター」）のもとで」[2]とする看護師による主体的な教育が導入され，世界的なトップレベルの教育が実施されていたが，それが当時の日本の社会風土の中で根づくことはなかった．

C. 基礎教育制度の変遷

　ナイチンゲールの意を受け継ぐ外国人教師たちの帰国後，日本の看護師養成教育では，看護師による教育から医師を責任者とする教育が一般的になった．1915年に「看護婦規則」が制定されて以来近年までの長い間，学校教育法第1条[*1]に含まれない専修・各種学校による看護師養成教育が主流であった．すなわち看護教育は，学校教育というより**職業養成教育**として，時代の要請に対応してきた看護師不足を受けて准看護師教育を開始したが，その准看護師が看護師資格を得るための教育として，2年課程（通称「進学コース」）も行われている（**図Ⅶ-1-2**）．

　一方，1950年には学校教育としての短期大学において，また1952年には日本ではじめて高知女子大学で大学での看護学教育が始まっている．加えて高等学校衛生看護学科（准看護師試検受験資格が得られる）や，高等学校における5年一貫教育（看護師国家試験受験資格が得られる）が始められるなど複雑に展開されてきた．また2019年度には，これまでの大学とは別に，実践的な職業教育機関として新たに「専門職大学」が開始された．この初年度には，看護系は認可されることはなかったが，今後の動向を見据える必要があるだろう．すなわち，看護学教育がどうあるべきなのかを，一人ひとりがしっかりと考えておかないと，本来の看護の専門性を冒しかねない方向に進んでしまうだろう．

[*1] 学校教育法第1条に，「この法律で，学校とは，幼稚園，小学校，中学校，義務教育学校，高等学校，中等教育学校，特別支援学校，大学及び高等専門学校とする」との規定があり，看護専門学校は同法第124条の「第1条に掲げるもの以外の教育施設」に該当する．

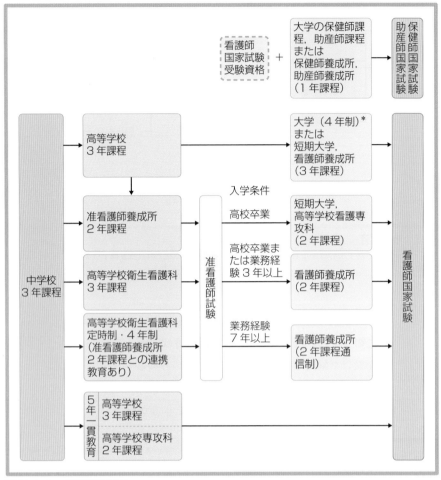

図Ⅶ-1-2 看護教育制度
＊2019年4月から専門職大学が制度化されている

D. 教育課程（カリキュラム）の変遷

看護教育が看護師養成制度の中で展開されてきたが，その教育が大学であれ専門学校であれ，国家試験受験資格を得るためには，「**保健師助産師看護師学校養成所指定規則**」の定める教育課程（カリキュラム）に従わなければならない．その変遷は，看護の独自性・専門性を探求してきた道程といえる（**表Ⅶ-1-1**）．

1 ● 1951年カリキュラム制定

1948年に「保健婦助産婦看護婦法」（現 保健師助産師看護師法）が公布され，翌1949年「保健婦助産婦看護婦学校養成所指定規則」（現 保健師助産師看護師学校養成所指定規則）が制定されるまでは，各学校が独自のカリキュラムで教育を行っていた．同法により国家試験が行われることになり，1951年に統一された教育カリキュラムが制定された．最初のカリキュラムは，新しい時代にふさわしい看護教育を目的としたものといわれていた[3]．

表Ⅶ-1-1　カリキュラム改正の変遷

	特　徴	講義（含演習）	実　習
1951年 制定	医師による看護師教育に代わるものとして画期的	1,150時間以上	実質102週以上
1968年 第1次改正	看護モデルによる教育 看護学を「看護学総論」「成人看護学」「小児看護学」「母性看護学」の4つの体系に分類	1,605時間以上	1,770時間以上
1990年 第2次改正	老年看護学新設 専門科目が看護学だけになる	1,815時間以上	1,035時間以上
1997年 第3次改正	在宅看護学・精神看護学新設，単位制の導入，統合カリキュラムの提示，臨床から「臨地」実習と名称変更	70単位（1,860時間）以上	23単位（1,035時間）以上
2009年 第4次改正	臨床実践能力を高めることを目的とする	74単位以上	23単位以上
2022年 第5次改正	「在宅看護論」が「地域・在宅看護論」に名称変更され，基礎看護学の次に位置づけられる	79単位以上	23単位以上

2 ● 1968年新カリキュラム（第1次改正）

　約20年間続いた最初のカリキュラムは，実習が学生による労働力提供とみなされたり，看護師よりも医師が担当する授業が多く，医学モデルによる教育であることが問題視され，第1次改正が実施された．

3 ● 1990年カリキュラム（第2次改正）

　第2次改正までの約20年間は，社会状況が急激に変化して，高齢化社会となり，医療も急速な進歩を遂げ，看護職への社会的要請も変化してきた．そうした変化に対応して，カリキュラムは1989年に改正され，1990年4月から実施された．
　第2次改正では，とくに看護学の体系化を目指したカリキュラムとなっている．

4 ● 1997年カリキュラム（第3次改正）

　前回の改正から7年後の1996年に第3次改正がなされ，翌1997年に実施された．その背景には，1991年の学校教育法一部改正による各教育機関の独自性重視などの方針の大綱化と，急激な少子・高齢社会に伴う諸問題などの影響がある．

5 ● 2009年カリキュラム（第4次改正）

　2008年に再度カリキュラムが改正され，翌2009年度の入学生から実施された．このカリキュラム改正の趣旨は，**臨床実践能力**を高めることを目的とし，修得すべき技術項目を精選し，卒業時の到達度などを明確にした．専門分野Ⅰ（基礎看護学），専門分野Ⅱ（成人，老年，母性，小児，精神の各看護学）と，**統合分野**（在宅看護論，看護の統合と実践）の3つの分野に分けて構造化したのが特徴である．

6 ● 2022年（予定）カリキュラム（第5次改正）[4]

　急速な社会の変化に対応して2019年にカリキュラムが改正され，2022年から実施予定である．

　社会の少子高齢化がいっそう進み，人口構造や疾病構造・概念が変化する中で，地域包括ケアシステムの構築推進に向けた医療提供体制の整備が必要であること，また医療・介護の分野においてもAI（artificial intelligence，人工知能）やIoT（internet of things，インターネットにさまざまなモノを接続すること），ICT（information and communication technology，情報通信技術）の導入が進んできているという背景などから，国民や時代のニーズに即した看護職員の養成に向けてカリキュラム改正の検討がなされた．

　第4次改正で「専門分野I」「専門分野II」「統合分野」の3つに分けられた分野が，「専門分野」としてひとつにまとめられた．また，第4次改正で「統合分野」の一科目であった「在宅看護論」が，「地域・在宅看護論」に名称変更され，「基礎看護学」の次に位置づけられた．このほか，総単位数の増加（97単位→102単位）などの改正が行われた．

E. 高等教育化する看護学教育

　看護界にとって，看護の**大学教育化**は長年の大きな課題であった．1952年にはじめて高知女子大学で看護の基礎教育が開始されたが，看護系大学・学部は1965年には3校しかなく，1990年までは9〜11校で推移しており，看護教育の大学化は遅々として進まず，看護職者の教育のほとんどが職業養成教育を中心に行われてきた．

　こうした中で，医療現場で同じ医療チームの一員として働く医師や歯科医師，薬剤師など他の医療職は大学教育あるいはそれ以上の教育を受けている．それに対して，たとえ実力のある看護職者でも正当な評価がされにくく，他の医療職と対等に働いていくためには，単純に学歴の面からみても難しいとされた時代が続いていた．

　それが，1992年に「看護師等の人材確保の促進に関する法律（看護師等人材確保法）」が制定され，国の財政支援においても看護大学の開設が後押しされたことを受け，全国で**看護系大学**の設立が急速に広がった．それ以来，約5年ごとに40校近い大学が新設されるという看護系大学の新設ラッシュが起こり，同法制定時には「1県1大学」でも難しいのではないかとされていた目標を大きく上回り，2019年7月現在，283校となっている．さらに，看護系大学院の修士課程をもつ大学は183校，そのうち博士課程を併設する大学は101校である[5]．

　こうした急激な看護の**高等教育化**の中で，必然的に教育者の質の向上・担保が求められている．しかし，アジア諸国と比較しても高等教育化の遅れている日本においては，今日の教育者の質を問うことも必要だが，まずは看護教育の高等教育化を進めることによって，実践の質を高める人材，また，看護学研究・教育を担う次世代の育成を目指すことを重視すべきであろう．

学習課題

1．各カリキュラムの違いを説明してみよう
2．看護学教育の高等教育化の課題を考えてみよう

●**引用文献**

1）津田右子：日本の近代看護教育草創期の教育観を探る．看護学統合研究**3**（1）：8-26，2001
2）Fナイチンゲール：看護婦の訓練と病人の看護．ナイチンゲール著作集第2巻（湯槇ます監，薄井坦子ほか編訳），p.78，現代社，1974
3）河合千恵子：私の技術教育論．日本看護研究学会雑誌**21**（1）：11-17，1998
4）厚生労働省：看護基礎教育検討会報告書，2019年10月15日，〔https://www.mhlw.go.jp/content/10805000/000557411.pdf〕（最終確認：2020年1月30日）
5）日本看護系大学協議会ホームページ，〔http://janpu.or.jp/outline/member/〕（最終確認：2020年1月30日）

② 看護の専門職性

この節で学ぶこと

1. 専門職の定義や基準を理解する
2. 専門職としての看護の歴史的変遷を理解する
3. 専門看護師，認定看護師，診療看護師の現状を理解する
4. 専門職としての責務を理解する

なぜこれらを学ぶのか

　看護界では絶えず「看護は専門職（プロフェッショナル）か？」と問い続けてきました．一般には，プロ野球選手やプロゴルファーなど，「アマチュア」に対して「プロ」であるという言い方をしていますし，ある領域でとくに秀でた人を「スペシャリスト」とよんでいます．

　専門職であることが確立しつつある看護の領域では，専門職であるということがどういうことなのか，スペシャリストであるということは何を意味するのか，そしてこれからの看護はどう進もうとしているのかを，あなた自身のキャリア形成のために，本節で改めて考えていきましょう．

A. 専門職とは

　専門職（profession）はこれまで，社会学者らによってさまざまに定義されてきた．古典的三大専門職として従来からあげられる職種は，聖職者（僧侶・神学者など），法律家（弁護士・裁判官など），医師である．それに対して看護職は，時には「準専門職（semi-profession）」または「自称専門職（would-be-profession）」とよばれることがあった．しかし，1990年以降の看護教育の高等教育化によって，今日では，看護職が専門職であることは社会的にも認知されつつあるといえよう．

　最初に専門職の定義がなされたのは，1910年の**フレックスナー**（Flexner A）による医学教育に関する報告においてであり，あらゆる分野でこの定義は参照されている．

　彼は，次のように定義している[1]．

1. 専門職は，基本的に個人の大きな責任を伴う知的活動を含む．
2. 専門職は，常に学ぶべきである．専門職に従事する者は，常に研究会やゼミに参加して新しい事実を見出し，それを学習する．
3. 専門職は，単に学問的，理論的であるばかりでなく，その目的において極めて実務的で

ある.

4. 専門職は，高度に専門化された教育訓練を通して，はじめて伝達可能になる技術をもっている.

5. 専門職は，自分とともに業務に従事する者の注意を引きつけ，グループ意識を育てるような活動，職務，責任によって，自らを形成していく.

6. 専門職は，組織化されない独立している個人よりも，公衆の利益に敏感である. したがって社会的な目標の達成により，深い関心を抱いている.

　その後，看護学者を含めた諸学者が専門職をさまざまに定義してきた. 近年では，日本の看護学教育にも大きな貢献を果たしたデービス（Davis AJ）らが，専門職の基準を ① 科学的基盤をもっていること，② サービス指向であること，③ 倫理規定があること，④ 専門組織があること，⑤ 研究を実施すること，⑥ 自律性を有することとしている[2].

　これらを統合して，上泉は「専門職としての基準」を次のようにまとめている[3]. この基準に従って，今日の看護を考えてみよう.

専門職の基準

① 独自の専門的知識・技術に基づく仕事に従事する職業であること.

② これらの知識や技術は長期の教育訓練でなければ獲得できないものであること.

③ その実践の基盤となる専門的知識体系と教育体系を有していること.

④ 社会の安寧と公共の利益を目指したサービスと貢献であること.

⑤ サービスの提供にあたっては，プロフェッショナルとしての倫理的規範に従うこと.

⑥ 職務活動において自律性を有すること.

⑦ サービスを提供するための能力，倫理的規範，自律性を維持するための専門職組織と倫理規定が存在すること.

⑧ 専門性・倫理性を保証する免許や認定の制度を備えていること.

⑨ これらの領域には独占的権限が伴うこと.

［上泉和子：看護専門職の機能と活動. 看護管理概説-21世紀の看護サービスを創る＜看護管理学習テキスト第1巻＞（井部俊子編），p.77，日本看護協会出版会，2003より引用］

＜① の基準について＞

　看護は，19世紀後半にナイチンゲール（Nightingale F）が出現したことによって職業的基盤が整えられ，1970年代より米国において盛んに理論開発が進み，専門的知識・技術が明確にされている. 現実的には種々の問題があるとはいえ，専門的知識・技術に基づく職業であることは確かであることから，① に問題はない.

＜② の基準について＞

　② の「長期の教育訓練」については，他の専門職の定義では「高度の教育機関」やその国の最高教育機関での教育の必要性を専門職に求めている. 今日の日本には看護学博士課程があり，大学院修士課程において専門看護師（p.195参照）の養成を実施しているなど，ほぼこの基準を満たしている. 准看護師制度の存続が唯一大きな問題となっている. 非現実的（ほとんどが高卒）ではあるが，中学校卒業でも准看護師になり，さらに看護師になることができる制度があるかぎり，この基準に抵触することになる.

<その他の基準について>

その他の基準に関しては，日本看護協会を有し「倫理綱領」が明確にされていることや，高等教育化が進み，実践・研究活動が活発になっていることなどから，おおむね基準を満たしているといえる．今後，看護職内だけで「専門職である」と主張するのではなく，公共的なサービスを提供する看護職として，社会的に評価が得られる成果を示していくことが求められている．

B. 専門職としての看護

専門職としての看護を牽引（けんいん）してきたのは，米国といえるであろう．ナイチンゲールの出身国である英国が，実践を重視した発展を遂げてきたのに対して，米国は1950年代から積極的に教育者・管理者の育成から始めて，その結果が1970〜1980年代の盛んな看護理論の提唱となって結実している．そのころより研究活動も活発となり，看護の専門性が明らかにされていった．

こうした看護理論構築や研究の活性化とは別に，米国においては，1870年代に麻酔医の不足を補うという実質的な社会的要請によって，麻酔看護師（nurse anesthetist）が誕生し，これが「看護実践スペシャリスト」として専門性を発揮した最初の看護職とされている[4]．しかしこれは，医師不足を補うために医師らによって養成されていたこともあり，「看護モデルに属さない看護師」とみなされていた[4]．

<CNSとNP>

1950年代からの米国は，看護実践の専門性を発揮するために大学院修士課程において，クリニカル・ナース・スペシャリスト（clinical nurse specialist：CNS）の養成が組織的に教育制度の中に組み込まれていった．これに約10年遅れて，ナースプラクティショナー（nurse practitioner：NP）が誕生している．

これらCNSとNPの誕生の背景は，まったく異なっている．CNSは看護の専門性を追求する「看護実践スペシャリスト」として，看護職内で積極的に養成してきたのに対して，NPは，日本のような皆保険制度をもたない米国において，保険に加入していない人たちにもプライマリケアを提供するために，医師と看護師の両方の役割をもつ存在として，主に社会的要請によって発展してきたといえる．

しかし，CNS，NPともに看護実践の専門性を推し進めてきたことは確かである．

今日では，CNS，NPが統合されたともいえるアドバンスト・プラクティス・ナース（advanced practice nurse：APN）が看護実践の最も高い専門性を発揮する資格として，大学院博士課程で養成されている．これは，NPとは異なり，看護モデルをベースにしながら，一般的な薬の処方もできる資格として，つまり看護の専門性を高めながら，同時に社会的な要請にも応えるものと考えられているが，一方で「ミニドクター」であるとの批判も消えてはいない．

C. 日本の専門職としての展開

日本の看護は，教育制度や看護実践の専門性の実現において，米国の看護の数十年あとを歩んでいるといわれてきた．とくに，後者については40年以上も遅れて，1994年になっ

てようやく日本看護協会が「専門看護師・認定看護師制度」をスタートさせた．これらは，医療や看護の高度化に伴い，より専門的で質の高い知識や技術をもった看護のスペシャリストが必要とされる時代の要請に応えた制度であり，また，看護系大学の整備・充実に伴い，大学院教育の整備も進められたことで実現できた制度である．

＜専門看護師・認定看護師＞

専門看護師（certified nurse specialist：CNS）と認定看護師（certified nurse：CN）はともに，高い看護実践能力を有するスペシャリストとして，5年以上の実践経験を有する看護師が資格取得の要件とされている．両者の大きな違いは，専門看護師が大学院教育として修士課程で養成され，卓越した実践能力に加えて，スタッフの教育や研究能力が求められるのに対し，認定看護師は大学院教育ではなく，日本看護協会認定看護師養成課程（6ヵ月以上）受講ののち，認定審査によって資格が与えられる点である．

「日本看護協会専門看護師規則」第3条によれば，専門看護師は，「ある特定の看護専門分野において卓越した看護実践能力を有することが認められた者」であり，「実践」「相談」「調整」「倫理調整」「教育」「研究」の6つの役割をもつとされている．最初の専門看護師は1996年に誕生している．

また，「日本看護協会認定看護師規則」第3条には，認定看護師は，「ある特定の認定看護分野において，熟練した看護技術と知識を有すると認められた者」であり，「実践」「指導」「相談」の3つの役割をもつとある．最初の認定看護師は1997年に誕生している．

これら臨床実践の専門職種に加えて，1999年には，「管理者として優れた資質を持ち，創造的に組織を発展させることができる能力を有すると認められた者」（「日本看護協会認定看護管理者規則」第3条）として認定看護管理者（certified nurse administrator：CNA）が誕生している．

＜新たな動向と課題＞

超高齢社会に対応した社会的要請として看護職の役割拡大が求められる中で，2008年からは診療看護師（nurse practitioner, NPの日本語訳）の養成が大学院において始まっている[5]．また，診療の補助行為である特定行為の研修が紆余曲折を経て，現行の認定看護師制度を基盤とした養成教育として，2020年度から新たに始められる．しかし，これらの養成教育についてはミニドクター養成との批判が続き，いまだ看護界内部でのコンセンサスが得られぬままに制度が先行して進められている．

社会的要請に応えることは専門職としての責務ではあるが，そのためには，看護理論家たちが「看護とは何か」「看護の独自性とは何か」を追究してきたことを基盤にしながら，看護職の役割の拡大・進化を検討しなければならない．専門職性とは，専門職たる学術性と実践性に裏打ちされた誇りをもって成り立つものであろう．

専門看護師および認定看護師の専門分野・認定開始年・登録者数は，**表Ⅶ-2-1，表2-2-2**のとおりである．なお，認定看護師については，現行の21看護分野の教育は2026年度をもって終了し，2020年度からは看護分野の一部統合あるいは名称を変更し，19分野として教育が開始される．また，診療看護師については，主にプライマリケアとクリティカル領域の養成が9大学院によってなされている．

表Ⅶ-2-1　専門看護師登録者数（2019年10月17日現在）

分　野（認定開始年）	認定者数	分　野（認定開始年）	認定者数
がん看護（1996）	821	急性・重症患者看護（2005）	263
精神看護（1996）	310	感染症看護（2006）	64
地域看護（1997）	26	家族支援（2008）	58
老人看護（2002）	144	在宅看護（2012）	52
小児看護（2002）	228	遺伝看護（2017）	6
母性看護（2003）	72	災害看護（2017）	14
慢性疾患看護（2004）	184		
		合　計　　2,242	

［日本看護協会：専門看護師・認定看護師・認定看護管理者，〔http://nintei.nurse.or.jp/nursing/qualification/〕（最終確認：2020年1月30日）を参考に作成］

表Ⅶ-2-2　認定看護師登録者数　（2019年7月現在）

分　野（認定開始年）*	認定者数	分　野（認定開始年）*	認定者数
救急看護（1997）→クリティカルケア	1,327	透析看護（2005）→腎不全看護	270
皮膚・排泄ケア（1997）	2,542	手術看護（2005）	647
集中ケア（1999）→クリティカルケア	1,214	乳がん看護（2006）	372
緩和ケア（1999）→緩和ケア	2,454	摂食・嚥下障害看護（2006）→摂食嚥下障害看護	936
がん化学療法看護（2001）→がん薬物療法看護	1,646	小児救急看護（2006）→小児プライマリケア	267
がん性疼痛看護（1999）→緩和ケア	773	認知症看護（2006）	1,581
訪問看護（2006）→在宅ケア	651	脳卒中リハビリテーション看護（2010）→脳卒中看護	772
感染管理（2001）	2,903	がん放射線療法看護（2010）	323
糖尿病看護（2002）	910	慢性呼吸器疾患看護（2012）→呼吸器疾患看護	324
不妊症看護（2003）→生殖看護	179	慢性心不全看護（2012）→心不全看護	436
新生児集中ケア（2005）	433		
		合　計　　20,960	

＊「→」は，2020年度から教育開始予定の新たな認定看護分野の名称を示している（「→」のない分野は名称変更なし）

［日本看護協会：専門看護師・認定看護師・認定看護管理者，〔http://nintei.nurse.or.jp/nursing/qualification/〕（最終確認：2020年1月30日）を参考に作成］

D. 専門職と責務

　　看護が専門職であることを主張し，高等教育化によってそれを実現しつつある今日，看護職者の社会への責務は大きい．

1● 専門職者としての責務

　　専門職者としての責務について，今日の看護師には，次に示す5つの責任範囲があると指摘されている[6]．

5つの看護職者の責務
1. 看護の提供者としての責任
2. 意思決定者としての責任
3. 代弁者（擁護者）としての責任
4. コミュニケーションをとる人としての責任
5. 教育者としての責任

　まず，① 看護の提供者として看護師は，看護の対象となる人たちに誕生から死にいたるまで，必要なときにはいつでもどこでも看護を提供する責務を負っている．また，② その過程で，健康増進や予防・治療などに関するその人の意思決定に，看護師は積極的に情報を提供し，一緒に考えていく．他職種と共同で行う意思決定や看護方針の決定に関しても，看護師は責任をもたなければならない．さらに，③ 他のいかなる保健医療職者よりも看護職者は，24時間人々の身近にあることから，他の保健医療職者や社会などに対する患者らの代弁者・擁護者としての責任がある．そして，④ 看護は対象となる人々との信頼関係に基づいて提供されることから，人々とコミュニケーションをとる人としての責任をもっている．加えて，⑤ 看護は今後ますますヘルスプロモーションにかかわることが多くなることからも，看護師の教育的機能は拡大し，教育者としての責任も大きくなってくる．

2 ● 個人としての責務

　看護職を生涯の職業とし，専門職としての専門的・社会的責務を果たすためには，日本看護協会の「看護者の倫理綱領」（p.229, 付録3参照）にあるように，「8. 看護者は，常に，個人の責任として継続学習による能力の維持・開発に努める」ことが求められている．ナイチンゲールは，『看護婦と見習生への書簡』[7]の中で，次のように記している．

　　私たち看護するものにとって，看護とは，私たちが年ごと月ごと週ごとに《進歩》しつづけていないかぎりは，まさに《退歩》しているといえる，そういうものなのです．
　　経験を積めば積むほど，私たちはますます進歩していくことができるのです．……
　　自分のことを「私はいまや『完全』なそして『熟練』した看護婦であって，学ぶべきことはすべて学び終えた」と思っているような女性は，《看護とは何か》をまったく理解していない人であり，また《これからも》絶対に理解することはないでしょう．彼女はすでに退歩して《しまって》いるのです．うぬぼれと看護が，ひとりの人間の中に同居することはできません．

　まさに名言である．また彼女は，「私たちが明らかにしなければならないことは，他人についてではなく，自分についてなのです」[8]とも述べている．知識・技術の学習だけではなく，看護職者であるかぎり，自分自身を磨くための教養を日常的に身につけるとともに，よりよい対人関係を絶えず吟味するためのトレーニングなどが必要であろう[9]．看護実践にいたる知識・技術や人間性・対人関係などの関係を**図Ⅶ-2-1**に示した．看護職者一人ひとりが，自らの課題をそのときどきに認識しながら，成長し続けたいものである．

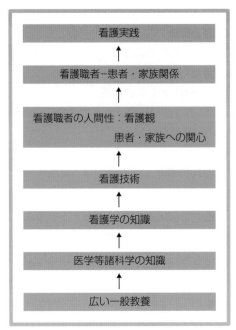

図VII-2-1　看護実践の成り立ち

3 ● 団体としての責務

　看護職が自らの専門性の向上や，待遇や利益を守り改善するための職能団体として日本看護協会（Japanese Nursing Association：JNA）がある（p.144，「看護と政策」参照）．専門看護師・認定看護師の資格認定をはじめ，種々の調査の実施・報告などを行っている．また，さまざまな指針やガイドラインなどを出版するのも大きな役割の1つである．2019年には，「『医療ニーズを有する利用者のケアマネジメントに関する看護師による介護支援専門員への相談支援事業』実施の手引き」を，2018年には，「看護記録に関する指針」などが出版されている（日本看護協会ホームページ〔http://www.nurse.or.jp/home/publication/index.html〕参照）．看護職者であるかぎりは，職能団体への加入は社会的な責務の1つであろう．日本看護協会の会員であると，自動的に国際看護師協会（International Council of Nurses：ICN）の会員になる．

　一方では，看護学の学術的な発展を目指して，諸学会が結成されている（p.201参照）．学会活動は，決して研究者や大学の教員たちだけの発表の場ではなく，実践者の発表も多く，実践・研究・教育それぞれに携わる人たちが相互に刺激し合う貴重な場になっている．

　職能団体や各学術団体とも，団体としての専門的・社会的責務を果たさなければならず，看護職者個人は会員として自己研鑽を続けなければならない．

> ### 学習課題
>
> 1. 「専門職の基準」に基づいて，今日の看護について考察してみよう
> 2. 専門看護師と認定看護師の違いを説明してみよう
> 3. 専門職者としての自らの責務を考察してみよう

●引用文献

1) Deloughery GL：専門職看護の歩み（千野静香ほか訳），p.346，日本看護協会出版会，1979
2) Davis AJ，太田勝正：看護とは何か―看護の原点と看護倫理，p.12-13，照林社，1999
3) 上泉和子：看護専門職の機能と活動. 看護管理概説―21世紀の看護サービスを創る＜看護管理学習テキスト第1巻＞（井部俊子編），日本看護協会出版会，2003
4) 佐藤直子：専門看護制度―理論と実践，p.43，医学書院，1999
5) 藤内美保，山西文子：大学院修士課程における診療看護師（NP）養成教育と法制化，看護研究**48**（5）：410-419，2018
6) Craven RF, Hirnle CJ：Fundamentals of Nursing；Human Health and Function, 5th ed, Lippincott Williams & Wilkins, 2007
7) Fナイチンゲール：看護婦と見習生への書簡. ナイチンゲール著作集第3巻（湯槇ます監，薄井坦子ほか編訳），p.263，現代社，1977
8) 前掲7），p.327
9) 畠中宗一（編）：対人関係トレイニング―IPRトレイニングのすすめ. 現代のエスプリ，p.495，至文堂，2008

専門領域の確立と展望

なぜこれらを学ぶのか

　　超高齢社会という未経験の局面を迎えた今日，看護は人々から何を求められているのでしょうか．大学や大学院における看護学教育が急激に増加し，専門看護師や診療看護師などが養成されています．看護系の学会も増加しつつあります．それらは何を意味しているのでしょうか．看護が誰のために，何のためにあるのかを考えながら，目指すべき方向を模索していきましょう．

A. 看護実践諸領域の発展

　　看護実践領域は，医学の領域に従って内科看護，外科看護，小児科看護などといわれた時代が長く続いたが，今日では専門看護師の13分野が示すように，がん看護，精神看護，慢性疾患看護，感染症看護など，看護学独自の考え方を基盤として実践領域が発展し続けている．がん看護においても，認定看護師の分野が示すように，乳がん看護，がん薬物療法看護，がん放射線療法看護とその実践分野の専門性を深める方向で，より具体的な看護領域が発展している．

　　今後もこのような専門分化と深化は進められるであろうし，医師をはじめとする保健・医療・福祉におけるチームメンバーらとの役割分担において，対等の権限と責任をもちながら，看護の提供をしていくことになろう．そのためには何よりも，看護職者自身が自らの看護という職業に誇りをもちながら，自己研鑽を怠らないことが必要である．

B. 看護学諸領域の発展

　　看護学は，人間の発達段階に応じた小児看護学，成人看護学，老年看護学，母性看護学や，看護の機能を研究する分野としての看護教育学，看護管理学などが発展してきた．近年では保健医療状況に応じた実践分野の多様化などにより，種々の学術的な専門領域が確立され，学会を組織しさらなる研究が重ねられている．そうした学会のネットワークづくりとさらなる看護学の発展に向けた活動を推し進めるために，「日本看護系学会協議会」が2001年に設立されている．

表Ⅶ-3-1　日本看護系学会協議会会員学会

加盟学会（2019年2月28日現在）		
日本看護科学学会	日本家族看護学会	日本難病看護学会
日本看護研究学会	日本看護医療学会	日本放射線看護学会
日本看護学教育学会	日本看護技術学会	日本母子看護学会
日本看護診断学会	日本看護教育学学会	日本慢性看護学会
日本看護管理学会	日本看護福祉学会	日本ルーラルナーシング学会
日本がん看護学会	日本看護倫理学会	日本老年看護学会
日本救急看護学会	日本看護歴史学会	高知女子大学看護学会
日本クリティカルケア看護学会	日本公衆衛生看護学会	聖路加看護学会
日本小児看護学会	日本災害看護学会	千葉看護学会
日本助産学会	日本在宅ケア学会	日本赤十字看護学会
日本創傷・オストミー・失禁管理学会	日本手術看護学会	北日本看護学会
日本地域看護学会	日本循環器看護学会	日本ニューロサイエンス看護学会
日本糖尿病教育・看護学会	日本新生児看護学会	日本フォレンジック看護学会
日本母性看護学会	日本腎不全看護学会	日本産業看護学会
日本アディクション看護学会	日本生殖看護学会	看護教育研究学会
日本運動器看護学会	日本精神保健看護学会	

［日本看護系学会協議会：一般社団法人日本看護系学会協力議会社員名簿，2019年2月28日，〔http://www.jana-office.com/news/pdf/member20190228.pdf〕（最終確認：2020年1月30日）より引用］

コラム　患者学とは

　患者学とは，病気をもつ患者自らが内省し，身体的・心理的・社会的な健康を勝ちとるために統合するすべての科学的思想と考えられている．世界の動向とあいまって，2002年から英国の国民医療保健サービス（National Health Service：NHS）は，「慢性疾患セルフマネジメントプログラム」（Chronic Disease Self-Management Program：CDSMP）を発展的に改組し，「患者学プログラム」（Expert Patients Programme：EPP）を開始した．

　患者学は，患者にとっては自らにふさわしい治療を選択できるようになるための，医療者にとっては患者の視点から医療を考えるための学問である．そこでは，患者らをエンパワーメントする（力づける）ことに主眼がおかれているといえよう．身体のもつ健康を強めていくことを学び，その基盤にある，人間が本来もっている自己治癒力を高めようとする．自己治癒力には，「笑い」の効用や統合医療なども含めて考えられている．患者は，医療システムの特徴を把握し，医療情報の評価や選択をすることによって，自らが望む医療を受けることができる．そのためには，「患者としての権利」「患者から社会への発信」「科学的根拠に基づく医療（evidence-based medicine：EBM）と患者の語りを基盤とした医療（narrative-based medicine：NBM）」「ヘルスリテラシー[*1]」，さらには人の「生と死」の理解を深めることなどが有用であり，それらは，患者学に含まれる重要なテーマである．

　また，患者学は，患者，患者家族，医療者の相互のコミュニケーションを向上させるためのものでもある

[*1] 健康を認識する力や，社会生活上のスキルを意味し，これにより健康増進や維持に必要な情報にアクセスし，それを利用していくための，個人的な意欲や能力を指す．それは，生活習慣と生活状況の改善を通じて，個人やコミュニティの健康の改善を図るように，主体的に行動するための知識，生活上の技術・技能，自信の成熟度を示す．保健情報に接する機会を増やし，それを効果的に利用する能力を向上させるために，ヘルスリテラシーは不可欠である．ヘルスリテラシーは，本人の一般的読み書き能力に左右され，この能力が不足すると，人格・社会性・教養の育成が阻まれ，健康状態に悪影響を与えると考えられている．

　　発足当時は23学会であったが，2019年には47学会が加盟している（**表VII-3-1**）．このうち大学・地区組織をベースにした5学会を除けば，今日の42学会が中心となって看護学の各領域を深化・発展させていくであろう．このほかにも，国際看護学，遺伝看護学，看護政策学，看護情報学など，新たな分野の実践・研究が始められており，看護学の諸両域が拡大・深化する可能性は無限であろう．

C. 看護実践領域の発展と看護学

　　看護実践は，日本においては認定看護師や専門看護師らによって，また，米国においては高度実践看護師（advanced practice nurse：APN）らの活躍によって，ますます専門化し深化している．そこでは，キュア（治療）とケアの融合を目指して，高い医学的知識・技術とともに，安全で安心な看護技術の提供が求められている．

　　日本では，高い医学的知識・技術に基づく「特定行為に関わる看護師の研修制度」が2015年10月から施行され，「診療の補助」業務として38行為の研修が看護師を対象に正規に始められる．これまで医師にしか認められていない特定行為を訓練された看護師が行えることは，忙しい医師を探し回る無駄な時間がなくなるために，実践現場では患者らに大きな利益をもたらすであろう．しかし，それはあくまでもキュア（治療）に重きをおいたものであり，看護師のもう1つの独自の「療養上の世話」であるケアが伴わないかぎり，「ミニドクター」になる危険をはらんでいることを忘れてはならない．

　　医学が専門分化・深化が進んだために，臓器別あるいは疾患別に診ることはできるが，トータルな1人の人間を診ることができなくなっているという同じ道程を看護は歩んではならない．看護実践はどこまでも，対象となる一人ひとりの健康問題・課題に対して，すなわちキュア（治療）的側面に対して，その人がその人らしく生きられるように，すなわちケアを提供することである．それが，キュア（治療）とケアの融合であり，どちらかが欠けても看護とはいえないだろうし，看護実践は成り立たない．

　　こうした看護実践を基盤にして，研究が蓄積され，その結果として看護学は発展していく．看護学は理系の学問（自然科学）ではなく人間科学であることを主張しているのであるから，人間の健康問題・課題にかかわる人間のさまざまな現象を研究対象にしながら，実践と遊離することなく研究が進められていくときに，看護学は独自の学問として発展していくであろう．

学習課題

1．看護実践にはどのような領域があるのかを説明してみよう
2．看護実践を支える諸領域を説明してみよう
3．患者学の必要性を説明してみよう
4．看護実践の発展と課題を説明してみよう

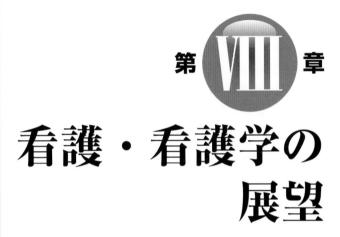

第VIII章

看護・看護学の展望

　看護は実践としては長い歴史をもっていますが，学問としての看護学は，諸学問の中でも最も若い領域に属しているといえるでしょう．それはなぜなのでしょうか．

　また，看護実践の質を高めるためには，研究が必要であり，実践は理論に基づいてなされるべきだといわれています．それはどうしてなのでしょうか．

　こうした問いの答えを考えるために，本章では，看護における実践・研究・理論の関係を明らかにするとともに，今日の看護実践と看護学の課題を提示し，これからの看護が進むべき道を模索していきます．

看護における実践・研究・理論

この節で学ぶこと

1. 看護における実践・研究・理論と教育の関係を理解する

なぜこれらを学ぶのか

　看護実践は長い歴史をもっていますが，看護研究や看護理論は20世紀半ばになってから発展してきています．このようなギャップがあるのはどうしてなのでしょうか．あらゆる看護の研究や理論は，実践から離れては成り立ちません．その研究や理論の蓄積が，看護学となって実を結ぶことになります．これらの関係をしっかりと理解することが，あなたのキャリア形成に大切なことを教えてくれるはずです．

　ナイチンゲール（Nightingale F）の出現以降の看護は，看護実践の専門性を追求し続けながら今日にいたっているといえよう．看護という実践を支えるために，その質を高めるために研究がなされ，その成果である看護理論が構築されているのである．そのサイクルの繰り返しにより，看護学という学問体系が築き上げられることになる．看護においては，実践・研究・理論のどれが欠けても，「専門職としてふさわしい看護」は成り立たない．そして，これらを支えるのが教育であり，看護における教育もまた，この3つの要素に支えられている．

　かつては看護実践に携わったことのない人たちが研究を行ったり，教育者になったりするなどの好ましくない状況もみられた．しかし，近年，日本では，看護学教育の大学化と大学院増加の傾向にあり，高等教育を受けたのちにも実践の場にとどまり，その専門性を磨き続けるなど，実践に根ざした研究を推し進める看護職者を着実に育てている．

　本質的に看護学は実学であり，看護実践の質を高めるための学問であるのだから，実践から遊離した看護学は存在しえない．健康問題（課題）を通して一人ひとりの人間が，その人らしく生きられるよう全人的に援助するという看護の専門性を発揮するためには，確かな教育に支えられた実践・研究・理論の絶え間ない発展が必要である（図VIII-1-1）．

　これから看護の道を歩んでいく学生たちは，すべての基盤である基礎教育をしっかりと身につけたうえで，まずは，看護実践に身をおくべきであろう．実践期間の長さが問題なのではなく，看護実践の現場を知ることが大切である．そして自らが，実践・研究・理論および教育のどこに焦点を当てたキャリア開発を目指すかを考えればよいだろう．看護実践の場がいずれ，質・量ともに十分な人材の確保ができたときには，実践と研究，あるいは実践と教育について両者とも並行して，また同程度に専門性を高めることができるようになるであろう．

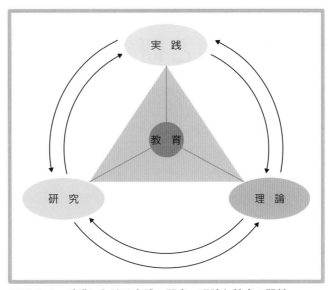

図Ⅷ-1-1　看護における実践・研究・理論と教育の関係

　いずれにせよ，看護においては，実践・研究・理論と教育には深い結びつきがあり，4つの相互の発展が看護・看護学の発展を促していくのである．

学習課題

1．実践・研究・理論と教育の関係を具体的に考えてみよう
2．学生自らのこれからのキャリア開発の方向を考えてみよう

② 看護実践と研究

この節で学ぶこと

1. EBNとは何かを理解する
2. EBNを実践するための手順を理解する
3. 看護研究の種類とその特徴を理解する

なぜこれらを学ぶのか

　看護実践は根拠に基づいて行わなければなりません．研究によって，経験知に基づく実践が根拠づけられたり，新たな根拠が明らかになったり，根拠が見直されたりしていきます．よりよい看護実践は，研究なくしては成りえないといえます．よってこの節では，看護研究について学んでいきます．この研究成果によって，私はこの実践をしているといえるように，あるいは，この対象者へのよりよい実践のために，このような研究に取り組んでみたい，と看護研究の道筋がみえるように学んでいきましょう．

A. 科学的根拠に基づく看護（EBN）

　看護実践は，看護学という知識体系に支えられることによって専門性が保たれることはすでに述べた（前節）．その知識体系は，研究によって確かめられた**根拠（エビデンス）**を蓄積することによって体系づけられていく．

　1991年にカナダのマクマスター大学の内科・疫学臨床のグループが，現在ある最良で最も信頼できる証拠に基づいて，個々の患者に最適な医療を行う**EBM**（evidence-based medicine，**科学的根拠に基づく医療**）を提唱した[1]．日本では福井が，EBMを「入手可能で最良の科学的根拠を把握した上で，個々の患者特有の臨床状況と価値観に配慮した医療を行うための一連の行動指針」[2]と定義した．

　そうした動向を受けて，看護実践においても**EBN**（evidence-based nursing，**科学的根拠に基づく看護**）の重要性が認識されている．EBNは，看護の対象（以下，患者）に対してケアを提供するための手段であり，エビデンスを活用して個々の患者にとって最善・最良のケアを提供していこうとするものである．EBNは「エビデンス」「患者の価値観」「臨床経験」の3つの要素を総合的に判断して決定される．「エビデンス」とは研究成果によって得られた根拠であり，「患者の価値観」には患者・家族・社会の好みや願いが，「臨床経験」には医療従事者の技術・技能，その他医療施設の設備・体制が含まれる．なお，ディセンソ（DiCenso A）ら[3]は，3つの要素からさらに「資源」の要素を抽出して，

合わせて4つの要素としている．保健医療の実践の場では，EBP（evidence-based practice,
科学的根拠に基づく実践）やEBCP（evidence-based clinical practice, 科学的根拠に基づ
く臨床実践）という表現で用いられてもいる．実践の場において，最良の利用可能な研究
成果「エビデンス」を統合することである．

EBNの手順

EBNの実践には，次の5つのステップがある．

ステップ1　問題の定式化
ステップ2　文献検索
ステップ3　文献検討
ステップ4　患者への適応
ステップ5　アウトカムを評価

a. 問題の定式化

問題の定式化とは，目の前の患者の看護実践における疑問点・問題点を明らかにするこ
とである．次の4つの要素PICOまたはPECOを用いて表現する．

- ・Patient：どのような患者（対象）に
- ・Intervention：どんな介入をしたら，または，Exposure：何を（曝露）すると
- ・Comparison：異なる方法（何か）と比べて
- ・Outcome：どうなるか

b. 文献検索

文献検索とは，疑問点・問題に関する文献やエビデンスとなりうる情報を探すことであ
る．EBN実践には，文献検索と次の文献検討が重要な位置づけにある．文献には，1次資
料（primary source）と2次資料（secondary source）がある．1次資料は研究者自身による
論文であり，2次資料とは索引誌，抄録誌，総合目録などをいう．より有用な1次資料を入
手するためには，2次資料を利用するのが効率的であり，しかも検索に適した2次資料の選
定が重要である．検索誌には雑誌や電子媒体がある．**表Ⅷ-2-1**に，インターネットで検索

コラム　**ガイドライン**

最新の臨床研究に根拠をおくガイドラインが国内・海外に増加しつつある．作成されたガ
イドラインが取り上げる知見は，その有効性に応じて分類表示されることが多い．
有効性による分類では，以下の表現が用いられている．
A　強く勧められる
B　勧められる
C　勧められるだけの根拠が明確でない
D　行わないよう勧められる

表Ⅷ-2-1　インターネット文献検索システム

	検索システム名/URL	料 金	特 徴	運 営
国内	最新看護索引Web https://www.nurse.or.jp/nursing/education/library/sakuin/index.html	日本看護協会 会員は無料	1987年から収録. 日本看護協会図書館で所蔵する国内発行の看護および周辺領域の雑誌・紀要等に掲載された文献の中から看護の実践・研究・教育に関する文献情報の検索ができる. 収録件数は約25万件	日本看護協会図書館
	国立国会図書館サーチ（NDL Search） https://iss.ndl.go.jp/	無料	国立国会図書館が所蔵する全資料のほか, 都道府県立図書館, 政令指定都市立図書館の蔵書, 国立国会図書館や他機関が収録しているデジタル情報なども検索できる.	国立国会図書館
	国立国会図書館検索・申込オンラインサービス（略称：国立国会図書館オンライン） https://ndlonline.ndl.go.jp/#!/	無料	国立国会図書館の所蔵資料および国立国会図書館で利用可能なデジタルコンテンツを検索し, 各種の申込みができる.	国立国会図書館
	CiNii Articles https://ci.nii.ac.jp/	無料	学協会刊行物・大学研究紀要・国立国会図書館の雑誌記事など, 学術論文情報を検索できる. 論文数は約2,150万件	大学共同利用機関法人情報・システム研究機構国立情報学研究所
	JdreamⅢ https://jdream3.com/	有料	科学技術や医学・薬学関係の国内外のジャーナル, 学会誌, 会議録, 公共資料, 技報, 協会誌など, 約7,000万件の文献情報を収録したデータベースを, 一括で検索することができる.	株式会社ジー・サーチ
	医中誌Web https://search.jamas.or.jp/	有料	国内発行の, 医学・歯学・薬学・看護学および関連分野の定期刊行物, 約7,000誌から収録した約1,300万件の論文情報を検索できる.	特定非営利活動法人医学中央雑誌刊行会
国内・国外	Google Scholar https://scholar.google.co.jp/	無料	査読論文, 学位論文, 書籍, テクニカルレポートなどの学術情報に特化して検索できる. 無料公開されている論文については全文が表示され, 有料のものは抄録ページが表示される.	Google社
国外	The Cochrane Library http://www.thecochranelibrary.com/	無料	1992年に英国のNational Health Service（NHS）の一環として発足した「Cochrane Collaboration（コクラン共同計画）」が, その成果をThe Cochrane Libraryで, systematic reviewや関連する資料を提供している. コクラン共同計画は, 治療, 予防に関する医療の評価調査プロジェクトである.	The Cochrane Collaboration
	PubMed https://www.ncbi.nlm.nih.gov/pubmed/	無料	医学・看護・生物学などの分野の学術文献が検索できる.	米国国立生物工学情報センター（NCBI）
	CINAHL https://www.ebscohost.com/nursing/products/cinahl-databases/cinahl-complete	有料	The National League for Nursing（全米看護連盟）American Nurses Association（米国看護協会）が発行しているすべての看護系雑誌と出版物を収録し, ヘルスケア関連の書籍・看護系学位論文・会議録・看護基礎実践本・教育用ソフトやビデオの情報なども含め, 看護学, 生体臨床医学, 健康科学, 代替医学, 消費者健康などをカバーしている, 看護学のデータベースである.	EBSCO社傘下

表Ⅷ-2-2　エビデンスのレベル分類

レベル	研究デザイン
Ⅰ	システマティック・レビュー/メタアナリシス
Ⅱ	1つ以上のランダム化比較試験
Ⅲ	1つ以上の非ランダム化比較試験
Ⅳa	分析疫学的研究（コホート研究）
Ⅳb	分析疫学的研究（症例対照研究，横断研究）
Ⅴ	記述的研究（症例報告，ケースシリーズ）
Ⅵ	患者データに基づかない，専門委員会や専門家個人の意見

できる看護に関連する主な検索システムを示す．ICT（information and communication technology）の進歩によって多くの文献がデータベース化され，インターネットの普及により文献検索は飛躍的に向上した．文献検索を行う前には，PICOに基づくか，あるいは関連する主要な用語（key words，キーワード）をいくつか選定しておく必要がある．

c. 文献検討

文献検討とは，手に入れた文献などの情報をクリティーク（critique，批判的吟味）することである．クリティークとは間違いを探すことではなく，適切な点と適切でない点，長所と短所を客観的に明確化することである[4]．そこでは，文献などを精読して，論理性をしっかりと見極めることが必要である．

研究方法が正しくなければ，得られた結果は信頼性が低くなる．そこで，① 研究の目的が明確に示されているか，② 目的に合った研究方法がとられているか，③ 研究対象の選択方法は適切か，④ 目的と結果や結論とが一致しているかなどの視点から，得た情報がエビデンスとして活用できるかどうかを評価する．エビデンスのレベル（科学的根拠としての信頼度）は，たとえば表Ⅷ-2-2に示すように，どのような研究によって得られた情報であるかの違いによって分類される．

d. 患者への適応

エビデンスを患者に適応するかどうかを，「患者の価値観」や看護職者自身の「臨床経験」（4つの要素の場合は「資源」）を考慮して判断する．その際，患者に正しく情報を伝え，患者の意見を聞くことが大切で，意思決定するのは患者であるという姿勢が必要である．

e. アウトカムを評価

一連のプロセスを振り返り，アウトカム（結果）を評価する．結果として何をみるのか，それをどのように客観的に測るのかを明確にしておく．評価については，「看護過程」（p.154参照）と同様である．

B. 看護研究

1 ● 看護研究とは

松木らは**看護研究**を「疑問や未知の看護現象を明らかにするために科学的方法を用いた組織的探求」[5]と定義し，看護現象は看護活動に関する現象であり，看護研究の焦点は看護現象にあると述べている．また，米国看護師協会（American Nurses Association：ANA）

は1981年に，看護研究は，① 健康，② 一生涯を通しての健康の促進，③ 健康問題や障害のある人へのケア，④ 顕在する，あるいは潜在する健康問題に効果的に反応するための，個人の能力を高めるような看護行為，についての知識の開発であると定義している[6]．その後1995年には，研究の焦点となる具体的現象を示している[7]．すなわち，看護研究の対象は，看護実践そのものに関すること，看護の役割に関すること，看護管理や看護教育に関することなどさまざまである．

　ポーリット（Polit DF）らは，「看護の知識の科学的基盤が確立されることによって，看護婦は，その実践で，より多くの情報に基づいて意思決定を行うことができる」[8]と述べており，EBN実践のためにも看護職者はエビデンスを作成し，蓄積していかなければならない．そしてまた，専門職であるためには，すべての看護職者が研究的態度をもって実践に取り組む必要がある．

2 ● 看護研究の種類

　科学的な方法とは，論理的にまたは経験的に妥当な方法によって知識を集め，それに基づいて合理的な結論を導き出すことである．方法として帰納法と演繹法がある．帰納法は，個々の具体的事象から一般的な命題ないし法則を導き出す方法で，因果関係を明らかにする場合などに用いられる[9]．一方，**演繹法**は，数学の証明のように普遍的命題（公理）から，個別的命題（定理）を導く方法[10]である．つまり帰納法と演繹法は相対する方法である．

　看護研究では，帰納法と演繹法の特徴をふまえつつ，研究の種類として質的研究と量的研究とに分類することが多い．

a. 質的研究

　ポーリットは，「**質的研究**は，自然の場において人間に関する情報をあまり構造化されていないやり方で収集し，分析する方法である」[11]と述べている．つまり看護の現象や事象をありのままにじっくりと観察して，新たな知見を得ようとするもので，そのため事象を「記述」していくことが研究の要となり，言語情報や言語に変換された情報が分析される．この方法は，記述，仮説の設定，量的研究の結果の具体的説明，理論構築などに適しており，因果関係の検証，仮説の検証などにはあまり適していない．

　具体的な研究方法としては「文献研究」「事例研究」「グランデッド・セオリー」「エスノグラフィー（文化人類学・民族学研究）」「現象学的研究」などがある．

b. 量的研究

　量的研究は，看護の現象や事象の構造や因果関係性を「探索」「説明」「予測」するために事象を数量的に測定してデータ収集し，統計学的に検証を行っていく方法である．量的研究は，測定によって得たデータのため客観性が高い．また分析においても統計学的処理に委ねるため研究者の主観が免れやすい．さらに数量的表現は，多くの人に正確に情報を伝達できる．

　量的研究は，実験研究と非実験研究，その他の研究に分類でき，「実態調査研究」「疫学的研究」「仮説検証型研究」「実験的研究」「準実験的研究」などがある．実験研究や準実験研究は，EBNの観点からは一般的にエビデンスレベルが高いとされている．

表Ⅷ-2-3　研究デザインと研究の種類

質的記述研究デザイン	事例研究 グランデッド・セオリー エスノグラフィー アクションリサーチ 現象学的研究
量的記述研究デザイン	実態調査（記述的）研究 疫学的研究
仮説検証型研究デザイン	仮説検証型研究
因果関係検証型研究デザイン	準実験的研究 実験的研究
文献レビュー	伝統的なレビュー（総説） システマティック・レビュー メタアナリシス

c. 文献レビュー

　文献レビューにはいくつかの種類がある．システマティック・レビュー（systematic review）は，研究テーマについて，厳密なプロトコル（実施手順）によって，文献を徹底的に検索し，抽出した文献を明確な基準の基に厳選し，系統的にレビューして，総合した結果を示したものである．

　また，メタアナリシス（meta-analysis）という文献レビューは，類似した量的研究の数値情報を統計的手法で統合したものである．一方「伝統的なレビュー, traditional review」や「物語風のレビュー, narrative review」[12]は，検索方法が明記されておらず，レビューの仕方も系統的でない場合がある．総説や解説を読むときは，偏った文献レビューでないか注意が必要である．田中ら[13]は，よいレビューの3要件として，網羅性（先行研究を広く網羅していること），オリジナリティ（独自のアイデアを含むこと），わかりやすさ（読み手が理解しやすいこと）をあげている．

3 ● 研究方法

a. 研究デザイン

　研究デザインは，研究課題つまり研究者が立てた研究の問いや仮説に答えを導き出すための方法の枠組みであり，課題に適した研究デザインを選定することが重要である．**表Ⅷ-2-3**に研究デザインと研究の種類を示すが，分類することは難しく，研究デザインを選定するときには，データの収集方法・分析方法について熟知していること，さらに期間（時間），資源（環境・人・経費）などを考慮することが必要である．

b. 研究のプロセス

　一般的な研究の手順は，次のとおりである．

①問題意識，疑問をもつ：看護に関する既存の知識や経験に基づいて実施されてきたことが，果たして本当に妥当であるかどうか疑問をもつ．

②問題を明確にして限定する：研究課題があいまいであったり範囲が広すぎると，問題解決に結びつく結果を得られないので，問題を明確にして研究の焦点を定めることが重要である．

コラム 学術論文の基本構成

　看護など保健医療系の学術論文の基本構成は，IMRAD型が多い．IMRADは，Introduction, Methods, Results And Discussionの頭文字である．Introduction（緒言，はじめに），Methods（方法），Results（結果），Discussion（考察）が主要素であるが，その後にConclusion（結論），Acknowledgments（謝辞）やReferences（文献）を記す．Introductionの前にAbstract（抄録）が入る[i]．

　ⅰ）大木秀一：看護研究・看護実践の質を高める 文献レビューのきほん，p.27, 医歯薬出版，2013

③関連先行研究を調べる：関連文献を検索し，既存の知見は何か，まだ明らかにされていない側面は何か，研究に適した方法は何かなどを文献検討する．

④概念枠組みの作成と仮説を立てる：概念枠組みとは，特定の問題についてさまざまな理論や概念を用いて，研究課題について関係性を説明する「考え方の枠組み」である．仮説は期待される研究結果の予測であり，研究者が予測する関係性の記述である．

⑤研究デザインを選定し，具体的な研究計画を立てる：研究デザインを選択したら，研究対象，データ収集方法，研究期間，データ分析方法など研究計画を具体的に立てる．

⑥データを収集する．

⑦データの分析と評価を行う：研究で得られたデータについて，統計的解析法や各研究方法に従って結果を出す．仮説は検証されたか，否定されたかなど，一連の研究プロセスについても評価する．さらに今後の研究課題などを検討する．

⑧研究結果を論文などで公表する．

4 ● 研究における倫理的配慮

　人を対象とする看護研究においては，研究対象の安全，尊厳，プライバシーや自律性を侵害してはならないため，十分な**倫理的配慮**が必要である．そのため研究対象（個人および家族，団体など）には，研究前にインフォームド・コンセントの理念に基づいて十分に説明を行い，同意を得なければならない．まず，研究に参加しなくても，ケアに影響しない（不利益をこうむらない）という保証が必要である．そして説明の内容は，①研究の目的・方法，②研究参加の自由意思（研究参加中に拒否あるいは協力を取りやめることについても同様），③研究対象にとっての利益・不利益，④不利益が予測される場合はそれを克服するための方策，⑤プライバシーの保護のための方策などである．これらは口頭だけでなく文書でも提示し，承諾書を得ておくことが必要である．

　研究に関する倫理的配慮については，大学，研究所，研究が実施される病院などの施設で研究倫理委員会が設置され，客観的な審査がなされている．

　また，利益相反を開示することも求められている．利益相反とは，外部との経済的な利益関係等によって，公的研究で必要とされる公正かつ適正な判断が損なわれる，または損なわれるのではないかと第三者から懸念が表明されかねない事態をいう[14]．

C. 看護研究の課題と展望

　現在の看護界は，EBN実践のためのエビデンスの蓄積を進めている．論文などで公表するまでの一連の作業を実施し，看護の質の向上を図り，専門性の高い看護を提供していくための研究を積極的に進めていくことが課題である．

　看護研究の活性化を図るためには，看護職者としての個人の努力と看護職集団としての組織的努力が必要である．個人の研究能力は，研究方法論を学べば身につくものではなく，実際に研究に取り組んでいく中で，身につき向上していくものである．日々実践している看護の見直しや疑問をもつという研究の姿勢を大切にして，研究テーマを明確にし，研究を継続することが必要である．組織的努力としては，研究環境の整備や研究資金の補助・助成など研究活動を支援する取り組みが求められる．看護系大学院も研究環境としての役割は大きい．研究資金に関しては，看護専門分野・保健医療福祉分野の学会，公益機関，大学院，病院など研究助成を実施しているところがあり，その有効活用と支援の広がりが期待される．今後は，研究成果を活用する，研究成果を生み出すための個々人の研究能力向上を支援するための継続教育が，大学・大学院・関連学会などが連携・協働することも含めて，さらに発展していくであろう．

学習課題

1．あなたが疑問に思っていることや問題と思う看護の現象（事象）について，文章化してみよう

2．解決したい疑問（問題）についてどのような研究がなされているか，文献を調べてみよう

3．文献から得られた結果が，あなたの疑問や問題を解決してくれるかを考えてみよう

1) Guyatt G, Rennie D：臨床のためのEBM入門―決定版JAMAユーザーズガイド（古川壽亮ほか監訳），医学書院，2003
2) 福井次矢：EBMの歴史的背景と意義，EBM実践ガイド（福井次矢編），p.1-6，医学書院，1999
3) DiCenso A, Cullum N, Ciliska D：Implementing evidence-based nursing；Some misconceptions. Evidence-Based Nursing **1**：38-39, 1998
4) Polit DF, Hungler BP：看護研究―原理と方法（近藤潤子監訳，押尾祥子ほか訳），p.381，医学書院，1994
5) 松木光子，小笠原知枝：これからの看護研究―基礎と応用，第2版，p.6，ヌーヴェルヒロカワ，2007
6) American Nurses Association. Commission on Nursing Research：Guidelines for the investigative function of nurses/American Nurses' Association Commission on Nursing Research, 1981
7) American Nurses Association：Nursing's Social Policy Statement, American Nurses' Association, 1995
8) 前掲4），p.8
9) 新村　出（編）：広辞苑，第6版，p.695，岩波書店，2008
10) 前掲9），p.330
11) 前掲4），p.279
12) 大木秀一：看護研究・看護実践の質を高める文献レビューのきほん，p.25，医歯薬出版，2013
13) 田中麻紗子，市川伸一：オリジナリティのある文献レビューに向けて―大学院の「講演者になるゼミ」

の実践から．東京大学大学院教育学研究科紀要**51**：203-215，2011
14) 厚生労働省：厚生労働科学研究における利益相反（Conflict of Interest：COI）の管理に関する指針，〔http://www.mhlw.go.jp/general/seido/kousei/i-kenkyu/rieki/txt/sisin.txt〕（最終確認：2020年1月30日）

看護実践と理論

この節で学ぶこと

1. 看護実践における理論の意味を理解する
2. 看護理論の変遷を理解する
3. 看護理論を学ぶ意義を理解する

なぜこれらを学ぶのか

　理論に裏づけられない中での実践が長く続いた後に，20世紀半ばから後半にかけて多くの理論が提唱されています．それらを実践の指標として，看護職は今日にいたっています．理論のなかった実践と，理論に基づく実践とでは，何がどう違うのでしょうか．理論を学ぶとはどういうことなのでしょうか．これらの問いに応えることが，専門職者としての道を歩もうとする皆さんにとって第一歩です．

　本節で，しっかりと実践と理論の関係を考えていきましょう．

A. 実践のための理論

　「理論なき実践は盲目であり，実践なき理論は空虚である」との名言は，グループダイナミクスの創始者であるレヴィン（Lewin K）のものだとされている．これに先立ち**ナイチンゲール**（Nightingale F）はすでに「理論というものは，実践に支えられている限りは大いに有用なものですが，実践を伴わない理論は看護婦に破滅をもたらすのです」[1]と指摘している．

　19世紀末のナイチンゲールの出現から時を経て，1952年に最初の看護理論が**ペプロウ**（Peplau H）によって発表されているが，それまでの看護は経験主義的な域を出ず，「理論なき実践は盲目」と言わざるを得ない．そのような状況においても，今日の有能な専門看護師に劣らぬ，あるいはそれ以上の高い知識と実践力をもつ看護師はいたはずである．しかしそれは，身近な看護師や医師らには評価されても，あくまでも個人レベルにとどまり，ほかの多くの看護師に伝えることはできなかった．看護職者が共有できる「理論」とはなっていなかったのである．

　一方では，ナイチンゲールの「実践を伴わない理論」は看護師に破滅をもたらすとの指摘は，実践に基づかない理論や，実践よりも理論・概念が先行してしまうことの無意味さに警鐘を鳴らしている．まさに卓見であり，彼女の偉大さを如実に示している．

B. 看護理論の変遷と展望

　1950年代以降，とくに米国において多くの理論家が理論を提唱してきたが，それは，看護の独自性・主体性の探求の成果だといえる．ここではジョージ（George JB）の見解[2]を基に，歴史的変遷をみていく．

a. 機能的役割からニーズへ：1950年代

　1950年代の理論家たちは，看護師が何を行うのか，看護の役割は何かという機能的役割をまず解明し，看護実践の焦点である患者の問題・ニーズは何かへと焦点が移っていった．この時代の代表的理論家は，ヘンダーソン（Henderson VA）であり出版物は1960年代に著されている．

b. 患者-看護師関係へ：1960年代

　看護理論家たちの関心は，実践するうえで最も基本的な看護の役割，患者の問題・ニーズから，もう一方の基盤である患者-看護師関係へと移っていった．ペプロウやトラベルビー（Travelbee J），ウィーデンバック（Wiedenbach E），オーランド（Orlando IJ）らの理論家がいる．

c. 諸理論の提唱から理論検証へ：1970〜1990年代

　1970年代に入ると，今日，日本で翻訳され出版されている理論の多くが提唱され，その後1990年代まで，理論家たちは自らの理論を検証するために調査・研究を重ねて，理論を修正し再版を繰り返してきた．この時代に，ほとんどの理論が出尽くされたともいわれている．のちの理論に最も大きな影響を与えたのが，ロジャーズ（Rogers ME）の人間を「エネルギーの場」ととらえる看護科学[*1]である．ほかに，オレム（Orem DE）のセルフケア理論，ロイ（Roy C）の適応理論，キング（King IM）の目標達成理論，レイニンガー（Leininger MM）の文化ケア理論などがある．

　1990年代には，もう1つの特徴として，看護実践の具体的な指針となる中範囲理論が多く提唱されていることである．日本で翻訳されたものとしては，ペンダー（Pender N）のヘルスプロモーション理論，コルカバ（Kolcaba K）のコンフォート理論がある．

d. 多様な理論へ：現在〜将来

　看護理論にとって，2000年代は理論統合の時代といわれたこともあったが，今日では看護現象は人間や健康・病，人間関係や環境，倫理など複雑で多様な現象を対象にしていることから，統合ではなく多様性へと向かうといえよう．その中で，主に1980年代から今日なお活躍を続けている4人の理論家を取り上げる．彼らに共通するのは，看護過程という問題解決的思考よりも，看護や人間をホリスティックにとらえようとする姿勢である．

　ロジャーズの直接の影響を受けたニューマン（Newman M）は，健康を拡張する意識ととらえた理論を提唱している．ワトソン（Watson J）は看護にケアリング理論を根づかせているし，パースィ（Parse RR）は看護だけではない医療専門職に共通する理論として，人間生成理論を提唱している．また，今日最も精力的な活動を続けているベナー（Benner P）は，看護師の技術習得段階を初心者から達人までの5段階として，経験の中で培われる

[*1] ロジャーズは自らの提唱を，理論ではなくそのもとになる看護科学であると明言している．

実践知の重要性を強調している.

C. 看護理論を学ぶということ

　看護理論とは，理論家たちが「看護とは何か」「看護師の役割は何か，独自な機能は何か」などを，自らの実践と思索の中から生み出された論理体系である．それぞれの理論は，時代背景や生活環境，教育背景，また何よりも理論家の人となりに結びついている．たとえば，ニューマンは筋萎縮性側索硬化症であった母親の死後，看護師を目指し大学院でロジャーズに出会ったことから，「意識の拡張」に注目して理論を打ち立てている．また，ロイは小児科の看護師であったから，子どもたちの「適応」に焦点を当てたのだろう．すなわち，看護理論はその理論家の生き方の表明ともいえる．

　そのため，看護理論を学ぶということは，大げさにいえば学ぶ者の生き方が問われることともいえる．人間，自分の生き方をいろいろには変えることができないのだから，看護理論を満遍なくどの理論も同じように学ぶことはできないのではないか．それよりも学ぶ自分に最もフィットする理論を見つけて，それをしっかり学んでいくことはできるはずである．そして，その自分の好む理論と，ほかの理論を比較検討しながら学んでいくことはできるだろう．

　自分の看護の拠り所である理論をもつことは，看護職者としての誇りを与えてくれる．また，看護に迷ったときの道しるべともなるはずである．だからといって，唯一の理論に固執することはない．看護職者として，さまざまな患者・家族ら，また，さまざまな状況に出合うことになるだろう．そのときに，諸理論家の考えた「セルフケア」や「目標達成」「文化ケア」などの知識が，ものを見る目を広げてくれる．理論が先にあって，実践が決めつけられるのではなく，実践の中に理論がある．前述のように「実践を伴わない理論」は看護職者に破滅をもたらすのだから，どこまでも実践を大事にしなければならない．実践に根ざし，よりよい看護を提供したいから，看護理論を学ぶのである．

学習課題

1．看護実践にとって，理論はどのような意味をもつのかを説明しよう
2．あなたはどの看護理論を身近なものに感じるのか，それはなぜなのかを考察し，その理論の特徴を説明しよう

●引用文献
1）Fナイチンゲール：看護婦と見習生への書簡．ナイチンゲール著作集第3巻（湯槇ます監,薄井坦子ほか編訳），p.395，現代社，1997
2）George JB（編）：看護理論集（南　裕子ほか訳），日本看護協会出版会，2013

看護・看護学の展望と課題

この節で学ぶこと

1. 看護実践・看護学の発展の過程を理解する
2. 日本における看護・看護学の課題を理解する
3. 看護・看護学の発展とその課題を理解する

なぜこれらを学ぶのか

　看護実践は，専門的な展望をもちつつ，さまざまな問題を抱えながらも社会の要請に応えて発展し続けています．看護理論の提唱や看護学教育の高等教育化によって，看護学も発展し続けています．こうした現在の状況の中で学んでいる皆さんは，自らの進む方向を選ぶことができるわけです．そのためには，看護実践や看護学が，どのように発展してきたのか，そしてどのような方向に進もうとしているのかを知らなければなりません．

　本書で学んできた最後に，皆さん一人ひとりの進む方向を模索するためにも，本節で看護・看護学の展望をしっかりと学んでいきましょう．

A. 米国における学問的・実践的展望

　看護は，経験的な実践としては長い歴史をもつが，専門職としての看護の歩みは，その萌芽を19世紀末のナイチンゲール（Nightingale F）とみるならば，今日までわずか100年余の歴史でしかない．また，看護学としての学問的な発展については，ペプロウ（Peplau H）やヘンダーソン（Henderson VA）らが理論を提唱した1950年代に始まったばかりであり，比較的若い学問領域である．学問的発展は50年単位，100年単位で考えるものであり，たとえば哲学が紀元前4世紀のソクラテス（Sokrates）以前から始まり，医学が同じく紀元前4世紀のヒポクラテス（Hippocrates）を祖とするといわれていることに比べれば，看護学は，学問的には緒についたばかりといえるであろう．とはいえ，看護学は1960年代からは活発な理論開発が始まり，1970〜1980年代を理論構築の時代，1990年代は理論検証の時代，そして2000年代は理論統合の時代といわれていたが，今日では理論の多様性の時代と言い換えられている．このように，看護学は近年大きな発展を続けていることは確かである．

　看護学のこうした状況について，フォーセット（Fawcett J）は，1980年代の看護学の特徴を**表Ⅷ-4-1**のように指摘しており，近年の看護学の発展を考えるうえで，大いに参考になる．すなわち，1980年代の看護理論開発により，看護学の学問的基盤は明らかにされ，

表Ⅷ-4-1　1980年代の看護学の特徴

看護理論開発の4つの成功	1. 看護のメタパラダイムの明確化：人間・環境・健康・看護 2. 看護の概念モデルの提唱 3. ユニークな看護理論の提唱 4. 他領域との理論の共有：他領域の理論を看護状況に用いる
看護研究の3つの成功	1. 看護研究領域が特定： 　・看護のメタパラダイムや概念モデルによる研究 　・健康に関連した人間-環境の相互作用 2. 専門看護分野で必要な研究タイプの明確化：基礎・応用・臨床研究が必要 3. 教育背景に応じた適切な研究活動の明確化
看護実践の4つの成功	1. 概念モデルが実践を導いている 2. 分類体系が進歩（ICNP） 3. 看護学教育と実践の公的連携が確立 4. 実践家であり研究者である臨床研究者と研究体制の認知

[Fawcett J：The state of nursing science；hallmarks of 20th and 21st centuries. Nursing Science Quarterly **12**（4）：311-314，1999を参考に作成]

　また，看護研究や実践も大きく発展を遂げているというのである．それに対して，1990年代は看護・看護学の発展上，特徴といえるものがなく「悲観的と言わざるをえない」とフォーセットは続けて述べている．たとえば，多くの看護職者の研究が，看護学以外の学問領域の研究方法を用いているため，その看護学以外の領域には貢献するであろうが，看護学自体には貢献できないというのである．また，看護実践も，とくにナースプラクティショナー（NP）の実践は医学モデルに基づいたものであり，それは看護の本来性を生かした専門職というより「ミニドクター」あるいは「准医師」でしかない．それこそが，看護学の危機と考えなければならないというのである[1]．

　こうしたフォーセットらの指摘に対しては，たとえば，社会的要請から出発したナースプラクティショナーは，今日では，看護の専門性を高め，質の保証を確保するために，看護系大学院博士課程でアドバンスト・プラクティス・ナース（APN）が養成されているなどの変化をみせている．また，看護研究についても，それぞれの看護理論家が自らの理論に基づく研究方法を提唱するなどして，看護学独自の方法による研究も盛んになっている．こうした傾向は今後も続き，看護実践とそれを支える研究は，お互いの相乗効果によって看護の質を高め，その結果として，看護学はより独自性が明確となり，発展し続けるであろう．

B. 日本における看護・看護学の課題

　上記は米国の動向であるが，米国に範をとる日本においても同じことがいえる．とくに日本においては，前章でみてきたように，1990年以降の急激な高等教育化が，看護・看護学を大きく変えてきている．看護師の基礎教育を，専門学校も含めて4年間にすべきという見解はかねてより日本看護協会から出されており，また保健師・助産師になるためには，看護師資格の取得が義務づけられている．また，保健師・助産師の教育は，大学院教育において実施している機関が増えつつあるなど，専門性を高めようとする動向は，日本においても確実に進んでいる．

　看護学は実学であり，看護実践の質を高めるための学問領域であることはすでに述べてきたが，改めて今後の課題を考えるにあたって，この点の認識と近年の日本の高等教育化の関係を吟味してみよう．

　専門学校での教育が長く続いた日本においては，大学卒業の看護師の実践能力が問われた時期があった．しかし今日では，実学である看護学の基礎教育において，専門学校であれ，大学であれ，看護職者としての実践力の確かな基盤を身につけることの重要性は誰もが認めるところである．その実践能力育成にあたっては，どこまでが基礎教育で，どこからが卒後・継続教育で押さえるべきなのかの検討は，臨床側と教育側での十分な検討が必要であろう．また，専門職としての高い技術が要求される実践の場においては，医師と同様に卒後研修の義務化が必要であるとの検討もすでに始まっている．

　一方では，近年の大学院の増加が，専門看護師の養成などの看護実践の専門性の深化とともに，研究者や教育者の育成に大きく貢献している．その結果として，これまで経験的にしか理解されることのなかった看護の諸現象が，研究によって明らかにされ，その成果が実践で検証される．そうした蓄積が，日本文化特有の看護を理論化していくことにつながり，看護学の発展に貢献することになるであろう．

　加えて，世界に類をみないほど急激に超高齢化が進む中で，看護職に対する役割拡大が求められ，大学院教育に診療看護師養成が加わってきている．また，特定行為の研修が従来の認定看護師養成に組み込まれるなど，種々の問題をもちながら看護界全体としての統一見解がないまま今日にいたっている．

　このような日本の看護実践における役割拡大・深化は，現実の社会的要請に応えつつ，看護の本質を見据えながら，すなわち，看護学に基づいた看護独自の役割・機能としての拡大・深化であることを目指さなければならない．

C. 看護・看護学の実践的・学問的課題

　看護学は，諸人間科学の中でも，**実践**というゆるぎない基盤を有している．そのため，前述のナイチンゲールの言葉（p.215参照）のように，理論が実践から**離れない**かぎり，看護学は，これまでの諸科学が取り残してきた人間の諸現象をも明らかにする可能性は十分に備えている．すなわち，看護実践の中で展開される人間の諸現象から，これまでの諸科学が解明しきれなかったことが明らかになるかもしれないし，新たな解明や修正があるかもしれない．なお，これまで看護学あるいは看護科学は，Nursing Science と表記されてきたが，1970年代には心理学（Phycology）や社会学（Sociology）のように，Nursology として学問的専門性を明示する動きも出ている[2]．

　また，看護学の発展が看護職者の自律性を高めるとともに，保健医療福祉職の中でも，より独自性を発揮する看護実践の領域が増えていくであろう．

　こうした看護実践や看護学の発展にとって，最も重要なことは，専門職集団の中で看護職の**自律性**を発揮するとともに，社会の要請に**看護実践**という事実でどう応えていけるかである．nursing for society，すなわち看護は人々のためにあるのだから，人々の視点に立ちつつ，看護学に基づく看護職の役割拡大・深化を考えていかなければならない．

　看護実践と看護学の発展のためには，学術性の追求に加え，看護職集団としての社会的

責務とともに，看護職にある一人ひとりの自覚と責任を追究し続けることが永遠の課題である．

学習課題

1．日本における看護実践・看護学の発展を具体的に考えてみよう
2．学生自らの専門職者としてのキャリア形成を具体的に考えてみよう

●引用文献

1）Fawcett J：The state of nursing science；hallmarks of 20th and 21st centuries. Nursing Science Quarterly **12**（4）：311-318, 1999
2）Fawsett J：先史時代から現代までの看護学の変遷と不確かさ，不穏，激変の時代への対応（渡部・石黒訳）．看護研究**50**（7）：652-659，2017

付　録

付録1　専門職団体による看護の定義

●国際看護師協会(ICN)看護の定義（1987年）

　看護は，ヘルスケア制度の欠くことのできない一部分として，あらゆるヘルスケアの場および地域社会において，健康の増進，疾病の予防および身体的精神的に健康でない，あるいは障害のある，あらゆる年齢の人々のためにケアを包含する．この広い範囲のヘルスケアの中において，看護師にとって特に関心のある現象は，「現にある，あるいはこれから起こるであろう健康上の問題に対する個人，家族および集団の反応」(ANA, 1980) である．これらの人間の反応は，個々の発病に対して健康を回復しようとする反作用から，ある地域住民の長期にわたる健康促進のための方針開発にまでの広範囲にわたる．

　病気あるいは健康な人をケアするにあたっての看護師の独自の機能とは，彼らの健康状態に対する彼らの反応を査定し，彼らがもし必要な力，意志あるいは知識を持っていれば手助けされなくても行えるであろう健康あるいは回復（あるいは尊厳死）に資するこれらの行為の遂行を援助すること，そして彼らができるだけ早期に部分的あるいは全面的な自立を得るような形でその援助を行うことである（ヘンダーソン, 1977）．ヘルスケアの環境全体のなかにあって，看護師は他の保健専門職者および他の公共サービス部門の人々とともに，健康増進，疾病予防および病気や障害のある人々へのケアのための保健制度の妥当性を確保するための計画立案，実施，評価という機能を共有する．

(国際看護師協会, 1987年/日本看護協会訳)
［日本看護協会における看護職に関する呼称等の定義プロジェクト：看護にかかわる主要な用語の解説 概念的定義・歴史的変遷・社会的文脈, p.43-44, 日本看護協会, 2007より許諾を得て転載］

●国際看護師協会(ICN)看護の定義（簡約版）（2002年）

　看護とは，あらゆる場であらゆる年代の個人および家族，集団，コミュニティを対象に，対象がどのような健康状態であっても，独自にまたは他と協働して行われるケアの総体である．看護には，健康増進および疾病予防，病気や障害を有する人々あるいは死に臨む人々のケアが含まれる．また，アドボカシーや環境安全の促進，研究，教育，健康政策策定への参画，患者・保健医療システムのマネージメントへの参与も，看護が果たすべき重要な役割である．

(国際看護師協会, 2002年/日本看護協会訳, 2002年)
［日本看護協会：国際情報, 国際看護師協会 (ICN), 基本文書, 定款・定義,〔https://www.nurse.or.jp/nursing/international/icn/document/definition/index.html〕（最終確認：2020年1月30日）より許諾を得て転載］

●国際看護師協会(ICN)看護師の定義（1987年）

　看護師とは，基礎的で総合的な看護教育の課程を修了し，自国で看護を実践するよう適切な統制機関から権限を与えられている者である．看護基礎教育とは，一般看護実践，リーダーシップの役割，そして専門領域あるいは高度の看護実践のための卒後教育に向けて，行動科学，生命科学および看護科学における広範囲で確実な基礎を提供する，正規に認定された学習プログラムである．看護師とは以下のことを行うよう養成され，権限を与えられている．(1) 健康の増進，疾病の予防，そしてあらゆる年齢およびあらゆるヘルスケアの場および地域社会における，身体的，精神的に健康でない人々および障害のある人々へのケアを含めた全体的な看護実践領域に従事すること；(2) ヘルスケアの指導を行うこと；(3) ヘルスケア・チームの一員として十分に参加すること；(4) 看護およびヘルスケア補助者を監督し，訓練すること；(5) 研究に従事すること．

(国際看護師協会, 1987年/日本看護協会訳)
［日本看護協会：国際情報, 国際看護師協会 (ICN), 基本文書, 定款・定義,〔https://www.nurse.or.jp/nursing/international/icn/document/definition/index.html〕（最終確認：2020年1月30日）より許諾を得て転載］

●米国看護師協会（ANA）看護の定義（2003年）

　1980年のANA『看護はいま：ANAの社会政策声明』では，看護とは“現にある，あるいはこれから起こる可能性のある健康問題に対する人間の反応を診断し，手当てすることである”と定義されていた．

　（中略）

　看護実践の発展により，以下に示す専門職としての看護の定義が導かれる．

　看護とは，人間の反応による診断と治療およびケアによる個人・家族・集団・人々の擁護を通じて，保護，推進，健全な状態と能力を最大限に利用し，病気や怪我を予防し，苦痛の軽減をはかるものである．

（米国看護師協会，日本看護協会における看護職に関する呼称等の定義プロジェクト仮訳）
［日本看護協会における看護職に関する呼称等の定義プロジェクト：看護にかかわる主要な用語の解説　概念的定義・歴史的変遷・社会的文脈，p.44-45，日本看護協会，2007より許諾を得て転載］

●日本看護協会　看護＜概念的定義＞（2007年）

看護とは

　看護とは，広義には，人々の生活の中で営まれるケア，すなわち家庭や近隣における乳幼児，傷病者，高齢者や虚弱者等への世話等を含むものをいう．狭義には，保健師助産師看護師法に定められるところに則り，免許交付を受けた看護職による，保健医療福祉のさまざまな場で行われる実践をいう．

看護の目的

　看護は，あらゆる年代の個人，家族，集団，地域社会を対象とし，対象が本来もつ自然治癒力を発揮しやすい環境を整え，健康の保持増進，疾病の予防，健康の回復，苦痛の緩和を行い，生涯を通して，その人らしく生を全うすることができるよう身体的・精神的・社会的に支援することを目的としている．

　身体的支援：看護職が対象者に対して行う体位変換や移送，身体の保清等を意味するが，これらは看護職自身の五感を働かせて対象者やそれを取り巻く環境の異常を早期に発見したり，身体を道具として用いて視診，聴診，触診等のフィジカルアセスメント技術を駆使したりすることが前提となっている．またこれらを通して，直接対象者に「触れる」ことにより，看護職と対象者の間に親近感や親密さがもたらされる．

　精神的支援：看護職は，時間的物理的に対象者の身近に存在することにより，対象者にとって親しみやすく話しかけやすい存在となる．そのため，対象者の権利の擁護者として機能することができるだけでなく，また看護職自身の人格を生かした支援を行うことができる．

　社会的支援：看護は，あらゆる年代の個人，家族，集団，地域社会を対象としているため，その対象の状況や社会背景に応じた支援を行うことができる．

看護の機能

　身体的・精神的・社会的支援は，日常生活への支援，診療の補助，相談，指導及び調整等の機能を通して達成される．

　日常生活への支援とは，対象者の苦痛を緩和し，ニーズを満たすことを目指して，看護職が直接的に対象者を保護し支援することであり，保健師助産師看護師法第5条の「療養上の世話」に相当する．

　診療の補助とは，医学的知識をもって対象者が安全かつ効果的に診断治療を受けることができるように，医師の指示に基づき，看護職が医療処置を実施することであり，同条の「診療の補助」に相当する．

　相談とは，対象者が自らの健康問題に直面し，その性質を吟味検討し，対処方法や改善策を見いだ

し実施できるように，また医学診断や治療について主体的に選択できるように，看護職が主に言語的なコミュニケーションを通して支援することである．指導とは，対象者が問題に取り組み，必要な手だてを習得したり，活用したりして，自立していくことができるように，看護職が教え導く活動のことである．調整とは，対象者がよりよく健康生活や療養生活を送ることができるように，看護職が他の職種と共同して環境を整える働きをいう．相談，指導，調整には，同条の「療養上の世話」「診療の補助」の両方が関わっている．

看護の特質

これらの諸機能を対象者のニーズに応じて適切に駆使するには，対象者を全体的に理解することが不可欠となるが，それは看護のもつ次の特質により容易となる．

つまり，保健医療福祉は多くの職種から成るチームで担われており，他の職種もそれぞれの立場から支援を行っているが，看護の特質は，看護職が対象となる個人，家族等の身近で支援できる強みを生かすかかわり方にある．看護職は，保健医療福祉の他の職種と比べ，24時間を通して，患者に最も身近にかかわることのできる専門職であると言える．このように対象者の身近にあり，関心を寄せかかわることにより，看護職は気がかり，苦痛や苦悩等の対象者のニーズに気づき，人間的な配慮と尊厳を守る個別性のある看護を行うことができる．

この対象者との身近さという強みは，近年強調されてきた対象者の自律性の尊重や対象者との信頼関係の観点からも重要である．初対面の対象者との間にも対等で相互的な関係を築くことが容易であるため，対象者の自己決定への支援に不可欠な，人間としての尊厳及び権利を尊重し擁護する筋道を形成することができるからである．看護職はこの強みを自覚し，常に温かな人間的配慮をもって接する必要がある．

［日本看護協会における看護職に関する呼称等の定義プロジェクト：看護にかかわる主要な用語の解説　概念的定義・歴史的変遷・社会的文脈，p.10-11，日本看護協会/2007より許諾を得て転載］

付録2 主要理論家による看護の定義

●ナイチンゲール（Nightingale F, 1820-1910）による定義

　看護とは，(中略) 患者の**生命力の消耗**を最小限にするようにすべてを整えることを意味すべきである[i].

　看護とは，健康を回復し，また保持し，病気や傷を予防し，またはそれを癒そうとする自然［Nature］の働きに対して，できる限り［それを受け入れる］条件の満たされた最良の状態に私たち人間をおくことである[ii].

[i) Fナイチンゲール：看護覚え書―看護であること，看護でないこと. ナイチンゲール著作集第1巻（湯槇ます監, 薄井坦子ほか編訳），p.150, 現代社, 1975, ii) Fナイチンゲール：病院と患者. ナイチンゲール著作集第2巻（湯槇ます監, 薄井坦子ほか編訳），p.97, 現代社, 1974 より引用]

●ヘンダーソン（Henderson VA, 1897-1996）による定義

　看護師の独自の機能は，病人であれ健康な人であれ，健康あるいは健康の回復（あるいは平和な死）の一助となるような生活行動を行うのを援助することである. その人が必要なだけの体力と意思力と知識をもっていれば，これらの行動は他者の援助を得なくても可能であろう. この援助は，その人ができるだけ早く**自立**できるようにしむけるやり方で行う.

　ある意味において看護師は，自分の患者が何を欲しているかのみならず，生命を保持し，健康を取り戻すために何を必要としているかを知るために，彼の"皮膚の内側"に入り込まなければならない.

[Henderson VA：看護の基本となるもの，新装版（湯槇ます, 児玉香津子訳），p.11, 13, 日本看護協会出版会, 2006 より引用]

●ペプロウ（Peplau H, 1909-1999）による定義

　看護とは有意義な，治療的な，**対人的プロセス**である. 看護は地域社会にある個々人の健康を可能にする他の人間的諸プロセスと協同して機能する. 保健医療チームが保健サービスを提供する特定の場では，看護は，人体の中で目下進行している自然の諸傾向を助長する条件を編成するのに参加する. 看護とは，創造的，建設的，生産的な個人生活や社会生活を目指す，パーソナリティの前進を助長することを目的とした教育的手立てであり，成熟を促す力である.

[Peplau HE：ペプロウ 人間関係の看護論（稲田八重子ほか訳），p.15-16, 医学書院, 1973 より引用]

●ロジャーズ（Rogers ME, 1914-1994）による定義

　ロジャーズは，自らの提唱を看護理論ではなく「看護科学」であると明言している.

　看護の目的は，できるだけ最高の健康を達成できるよう人々を援助することである. したがって，看護の目標範囲には，健康の維持と増進，疾病の予防，看護診断，看護介入およびリハビリテーションが含まれてくる.

[Rogers ME：ロジャーズ看護論（樋口康子ほか訳），p.106, 医学書院, 1979 より引用]

●トラベルビー（Travelbee J, 1926-1973）による定義

　トラベルビーは精神科の看護師として，人間対人間の看護を提唱している.

　看護とは，対人関係のプロセスであり，それによって専門実務看護師は，病気や苦難の体験を予防したりあるいはそれに立ち向かうように，そして，必要なときにはいつでも，それらの体験の中に意味をみつけだすように，個人や家族，あるいは地域社会を援助するのである.

[Travelbee J：人間対人間の看護（長谷川浩ほか訳），p.3, 医学書院, 1974 より引用]

●キング（King IM, 1923-2007）による定義

キングは看護実践，教育，行政等に従事した多彩な経験を有している．

看護の目標は，健康への到達，保持，回復のために個人ならびに集団を援助することであり，これが不可能な場合には，個々人を人間としての尊厳を保ちつつ，死に臨むことができるように援助することである．

［King IM：キング看護理論（杉森みど里訳），p.17，医学書院，1985 より引用］

●ワトソン（Watson J, 1940-）による定義

ワトソンはケアリング理論の提唱者として，現在も活躍中である．

看護は，トランスパーソナルな人間どうしでさまざまな努力を行うのであるが，その目的は，患者が不健康・苦悩・痛み・存在の意味を見出せるように手を添えることによって，人間性・人の尊厳・統合性・全体性を守り，高め，保持することである．

［Watson J：ワトソン看護論-ヒューマンケアリングの科学，第2版（稲岡文昭ほか訳），p.96，医学書院，2014 より引用］

付録3　看護関連綱領

●国際看護師協会(ICN)看護師の倫理綱領（2021年版）[抜粋]
（1953年採択，2012年・2021年改訂/日本看護協会訳）

訳注：この文書中の「看護師」とは，原文ではnursesであり，訳文では表記の煩雑さを避けるために
　　　「看護師」という訳語を当てるが，免許を有する看護職すべてを指す.

　看護師の倫理に関する国際的な綱領は，1953年に国際看護師協会（ICN）によって初めて採択された. その後，この綱領は何回かの改訂を経て，今回，2021年の見直しと改訂に至った.

「ICN看護師の倫理綱領」の目的
　「ICN看護師の倫理綱領」は，看護師と看護学生[1]の倫理的価値観，責任，職務上の説明責任を明記したものであり，看護師が担う様々な役割の中で，倫理的な看護実践を定め，導くものである. 行動規範ではないが，規制機関が定める専門職基準に即して，倫理的な看護実践と意思決定を行うための枠組みとしても利用することができる.「ICN看護師の倫理綱領」は，看護師の役割，職務，責任，行動，専門的判断のほか，患者，看護ケアやサービスを受ける人々，協働者およびその他の専門職との関係について，倫理的指針を示している. この綱領は基礎的なものであり，看護実践をつかさどる各国の法律，規制および専門職基準と組み合わせて活用されるべきものである. この綱領に示された価値観と義務は，あらゆる実践の場，役割，領域にある看護師に適用される.

[1] 看護学生の実践も「ICN看護師の倫理綱領」に沿って行われる必要がある. 教育のレベルによって，看護学生の行動に対する責任は，当該学生とその監督者の間で共有される.

前文
　19世紀半ばに体系化された看護が発祥して以来，看護ケアは公平で包括的な伝統と実践，および多様性の尊重に深く根ざしているという認識のもと，看護師は一貫して次の4つの基本的な看護の責任を意識してきた. すなわち，健康の増進，疾病の予防，健康の回復，苦痛の緩和と尊厳ある死の推奨である. 看護のニーズは普遍的である.

　看護には，文化的権利，生存と選択の権利，尊厳を保つ権利，そして敬意のこもった対応を受ける権利などの人権を尊重することが，その本質として備わっている. 看護ケアは，年齢，皮膚の色，文化，民族，障害や疾病，ジェンダー，性的指向，国籍，政治，言語，人種，宗教的・精神的信条，法的・経済的・社会的地位を尊重するものであり，これらを理由に制約されるものではない.

　看護師は，個人，家族，地域社会および集団の健康を，地域・国・世界の各レベルで向上させているその貢献に対し，評価され，敬意を持たれる存在である. 看護師は，自身が提供するサービスと他の保健医療専門職や関連するグループが提供するサービスとの調整を図る. 看護師は，敬意，正義，共感，応答性，ケアリング，思いやり，信頼性，品位といった看護専門職の価値観を体現する.

「ICN看護師の倫理綱領」について
　「ICN看護師の倫理綱領」には，4つの基本領域が設けられており，倫理的行動の枠組みとなっている. すなわち，「看護師と患者またはケアやサービスを必要とする人々」「看護師と実践」「専門職としての看護師」および「看護師とグローバルヘルス」である.

「ICN看護師の倫理綱領」の基本領域
1. 看護師と患者またはケアやサービスを必要とする人々[2]
1.1　看護師の専門職としての第一義的な責任は，個人，家族，地域社会，集団のいずれかを問わず，看護ケアやサービスを現在または将来必要とする人々（以下，「患者」または「ケアを必要とす

る人々」という）に対して存在する.

1.2　看護師は，個人，家族，地域社会の人権，価値観，習慣および宗教的・精神的信条がすべての人から認められ尊重される環境の実現を促す. 看護師の権利は人権に含まれ，尊重され，保護されなければならない.

1.3　看護師は，個人や家族がケアや治療に同意する上で，理解可能かつ正確で十分な情報を，最適な時期に，患者の文化的・言語的・認知的・身体的ニーズや精神的状態に適した方法で確実に得られるよう努める.

1.4　看護師は，個人情報を守秘し，個人情報の合法的な収集や利用，アクセス，伝達，保存，開示において，患者のプライバシー，秘密性および利益を尊重する.

1.5　看護師は，同僚およびケアを必要とする人々のプライバシーと秘密性を尊重し，直接のコミュニケーションにおいても，ソーシャルメディアを含むあらゆる媒体においても，看護専門職の品位を守る.

1.6　看護師は，あらゆる人々の健康上のニーズおよび社会的ニーズを満たすための行動を起こし，支援する責任を，社会と分かち合う.

1.7　看護師は，資源配分，保健医療および社会的・経済的サービスへのアクセスにおいて，公平性と社会正義を擁護する.

1.8　看護師は，敬意，正義，応答性，ケアリング，思いやり，共感，信頼性，品位といった専門職としての価値観を自ら体現する. 看護師は，患者，同僚，家族を含むすべての人々の尊厳と普遍的権利を支持し尊重する.

1.9　看護師は，保健医療の実践・サービス・場における人々と安全なケアに対する脅威を認識・対処し，安全な医療の文化を推進する.

1.10　看護師は，プライマリ・ヘルスケアと生涯にわたる健康増進の価値観と原則を認識・活用し，エビデンスを用いた，パーソン・センタード・ケアを提供する.

1.11　看護師は，テクノロジーと科学の進歩の利用が人々の安全や尊厳，権利を脅かすことがないようにする. 介護ロボットやドローンなどの人工知能や機器に関しても，看護師はパーソン・センタード・ケアを維持し，そのような機器は人間関係を支援するもので，それに取って代わることがないように努める.

[2] 「患者」と「看護ケアまたはサービスを必要とする人々」という2つの表現は，同じ意味で使用される. いずれの表現も，看護ケアやサービスを必要とする患者，家族，地域社会，集団を意味している. 看護実践の場は，病院，在宅・地域ケア，プライマリケア，公衆衛生，ポピュレーションヘルス，長期療養ケア，矯正ケア，学術機関，政府と多岐にわたり，それぞれの部門に限定されない.

2. 看護師と実践

2.1　看護師は，自身の倫理的な看護実践に関して，また，継続的な専門職開発と生涯学習によるコンピテンスの維持に関して，それらを行う責任とその説明責任を有する.

2.2　看護師は実践への適性を維持し，質の高い安全なケアを提供する能力が損なわれないように努める.

2.3　看護師は，自身のコンピテンスの範囲内，かつ規制または権限付与された業務範囲内で実践し，責任を引き受ける場合や，他へ委譲する場合は，専門職としての判断を行う.

2.4　看護師は自身の尊厳，ウェルビーイングおよび健康に価値を置く. これを達成するためには，専門職としての認知や教育，リフレクション，支援制度，十分な資源配置，健全な管理体制，労働安全衛生を特徴とする働きやすい実践環境が必要とされる.

2.5　看護師はいかなるときも，個人としての行動規範を高く維持する. 看護専門職の信望を高め，そのイメージと社会の信頼を向上させる. その専門的な役割において，看護師は個人的な関係の境界を認識し，それを維持する.

2.6　看護師は，自らの知識と専門性を共有し，フィードバックを提供し，看護学生や新人看護師，

同僚，その他の保健医療提供者の専門職開発のためのメンタリングや支援を行う．

2.7　看護師は，患者の権利を擁護し，倫理的行動と開かれた対話の促進につながる実践文化を守る．

2.8　看護師は，特定の手続きまたは看護・保健医療関連の研究への参加について良心的拒否を行使できるが，人々が個々のニーズに適したケアを受けられるよう，敬意あるタイムリーな行動を促進しなければならない．

2.9　看護師は，人々が自身の個人，健康，および遺伝情報へのアクセスに同意または撤回する権利を保護する．また，遺伝情報とヒトゲノム技術の利用，プライバシーおよび秘密性を保護する．

2.10　看護師は，協働者や他者，政策，実践，またはテクノロジーの乱用によって，個人，家族，地域社会，集団の健康が危険にさらされている場合は，これらを保護するために適切な行動をとる．

2.11　看護師は，患者安全の推進に積極的に関与する．看護師は，医療事故やインシデント/ヒヤリハットが発生した場合には倫理的行動を推進し，患者の安全が脅かされる場合には声を上げ，透明性の確保を擁護し，医療事故の可能性の低減のために他者と協力する．

2.12　看護師は，倫理的なケアの基準を支持・推進するため，データの完全性に対して説明責任を負う．

3. 専門職としての看護師

3.1　看護師は，臨床看護実践，看護管理，看護研究および看護教育に関するエビデンスを用いた望ましい基準を設定し実施することにおいて，重要なリーダーシップの役割を果たす．

3.2　看護師と看護学研究者は，エビデンスを用いた実践の裏付けとなる，研究に基づく最新の専門知識の拡大に努める．

3.3　看護師は，専門職の価値観の中核を発展させ維持することに，積極的に取り組む．

3.4　看護師は，職能団体を通じ，臨床ケア，教育，研究，マネジメント，およびリーダーシップを包含した実践の場において，働きやすい発展的な実践環境の創出に参画する．これには，看護師にとって安全かつ社会的・経済的に公平な労働条件のもとで，看護師が最適な業務範囲において実践を行ない，安全で効果的でタイムリーなケアを提供する能力を促進する環境が含まれる．

3.5　看護師は，働きやすい倫理的な組織環境に貢献し，非倫理的な実践や状況に対して異議を唱える．看護師は，同僚の看護職や他の（保健医療）分野，関連するコミュニティと協力し，患者ケア，看護および健康に関わる，査読を受けた倫理的責任のある研究と実践の開発について，その創出，実施および普及を行う．

3.6　看護師は，個人，家族および地域社会のアウトカムを向上させる研究の創出，普及および活用に携わる．

3.7　看護師は，緊急事態や災害，紛争，エピデミック，パンデミック，社会危機，資源の枯渇に備え，対応する．ケアやサービスを受ける人々の安全は，個々の看護師と保健医療制度や組織のリーダーが共有する責任である．これには，リスク評価と，リスク軽減のための計画の策定，実施および資源確保が含まれる．

4. 看護師とグローバルヘルス

4.1　看護師は，すべての人の保健医療へのユニバーサルアクセスの権利を人権として尊重し支持する．

4.2　看護師は，すべての人間の尊厳，自由および価値を支持し，人身売買や児童労働をはじめとするあらゆる形の搾取に反対する．

4.3　看護師は，健全な保健医療政策の立案を主導または貢献する．

4.4　看護師は，ポピュレーションヘルスに貢献し，国際連合（UN）の持続可能な開発目標（SDGs）の達成に取り組む．（UN n.d.）

4.5　看護師は，健康の社会的決定要因の重要性を認識する．看護師は，社会的決定要因に対応する政策や事業に貢献し，擁護する．

4.6　看護師は，自然環境の保全，維持および保護のために協力・実践し，気候変動を例とする環境

の悪化が健康に及ぼす影響を認識する．看護師は，健康とウェルビーイングを増進するため，環境に有害な実践を削減するイニシアチブを擁護する．

4.7　看護師は，人権，公平性および公正性における，その責任の遂行と，公共の利益と地球環境の健全化の推進とにより，他の保健医療・ソーシャルケアの専門職や一般市民と協力して正義の原則を守る．

4.8　看護師は，グローバルヘルスを整備・維持し，そのための政策と原則を実現するために，国を越えて協力する．

THE ICN CODE OF ETHICS FOR NURSES REVISED 2021
Copyright© 2021 by ICN—International Council of Nurses, 3, place Jean Marteau, 1201, Geneva, Switzerland
ISBN：978-92-95099-94-4〔https://www.icn.ch/system/files/2021-10/ICN_Code-of-Ethics_EN_Web_0.pdf（最終確認：2022年12月13日）〕
〔ICN看護師の倫理綱領（2021年版），〔https://www.nurse.or.jp/home/publication/pdf/rinri/incodejapanese.pdf?ver=2022〕（最終確認：2022年12月13日）より許諾を得て抜粋し転載〕

●日本看護協会　看護職の倫理綱領（2021年）

前文

　人々は，人間としての尊厳を保持し，健康で幸福であることを願っている．看護は，このような人間の普遍的なニーズに応え，人々の生涯にわたり健康な生活の実現に貢献することを使命としている．

　看護は，あらゆる年代の個人，家族，集団，地域社会を対象としている．さらに，健康の保持増進，疾病の予防，健康の回復，苦痛の緩和を行い，生涯を通して最期まで，その人らしく人生を全うできるようその人のもつ力に働きかけながら支援することを目的としている．

　看護職は，免許によって看護を実践する権限を与えられた者である．看護の実践にあたっては，人々の生きる権利，尊厳を保持される権利，敬意のこもった看護を受ける権利，平等な看護を受ける権利などの人権を尊重することが求められる．同時に，専門職としての誇りと自覚をもって看護を実践する．

　日本看護協会の『看護職の倫理綱領』は，あらゆる場で実践を行う看護職を対象とした行動指針であり，自己の実践を振り返る際の基盤を提供するものである．また，看護の実践について専門職として引き受ける責任の範囲を，社会に対して明示するものである．

本文（一部抜粋）

1. 看護職は，人間の生命，人間としての尊厳及び権利を尊重する．
2. 看護職は，対象となる人々に平等に看護を提供する．
3. 看護職は，対象となる人々との間に信頼関係を築き，その信頼関係に基づいて看護を提供する．
4. 看護職は，人々の権利を尊重し，人々が自らの意向や価値観にそった選択ができるよう支援する．
5. 看護職は，対象となる人々の秘密を保持し，取得した個人情報は適正に取り扱う．
6. 看護職は，対象となる人々に不利益や危害が生じているときは，人々を保護し安全を確保する．
7. 看護職は，自己の責任と能力を的確に把握し，実施した看護について個人としての責任をもつ．
8. 看護職は，常に，個人の責任として継続学習による能力の開発・維持・向上に努める．
9. 看護職は，多職種で協働し，よりよい保健・医療・福祉を実現する．
10. 看護職は，より質の高い看護を行うために，自らの職務に関する行動基準を設定し，それに基づき行動する．
11. 看護職は，研究や実践を通して，専門的知識・技術の創造と開発に努め，看護学の発展に寄与する．
12. 看護職は，より質の高い看護を行うため，看護職自身のウェルビーイングの向上に努める．
13. 看護職は，常に品位を保持し，看護職に対する社会の人々の信頼を高めるよう努める．
14. 看護職は，人々の生命と健康をまもるため，さまざまな問題について，社会正義の考え方をもって社会と責任を共有する．

15. 看護職は，専門職組織に所属し，看護の質を高めるための活動に参画し，よりよい社会づくりに貢献する．

16. 看護職は，様々な災害支援の担い手と協働し，災害によって影響を受けたすべての人々の生命，健康，生活をまもることに最善を尽くす．

［日本看護協会：看護職の倫理綱領，〔https://www.nurse.or.jp/home/publication/pdf/rinri/code_of_ethics.pdf〕（最終確認2022年12月13日）より許諾を得て転載〕

● 世界医師会　ジュネーブ宣言（1948年採択，2017年改訂／日本医師会訳）

医師の誓い

医師の一人として，

- ・私は，人類への奉仕に自分の人生を捧げることを厳粛に誓う．
- ・私の患者の健康と安寧を私の第一の関心事とする．
- ・私は，私の患者のオートノミーと尊厳を尊重する．
- ・私は，人命を最大限に尊重し続ける．
- ・私は，私の医師としての職責と患者との間に，年齢，疾病もしくは障害，信条，民族的起源，ジェンダー，国籍，所属政治団体，人種，性的志向，社会的地位あるいはその他いかなる要因でも，そのようなことに対する配慮が介在することを容認しない．
- ・私は，私への信頼のゆえに知り得た患者の秘密を，たとえその死後においても尊重する．
- ・私は，良心と尊厳をもって，そして good medical practice に従って，私の専門職を実践する．
- ・私は，医師の名誉と高貴なる伝統を育む．
- ・私は，私の教師，同僚，および学生に，当然受けるべきである尊敬と感謝の念を捧げる．
- ・私は，患者の利益と医療の進歩のため私の医学的知識を共有する．
- ・私は，最高水準の医療を提供するために，私自身の健康，安寧および能力に専心する．
- ・私は，たとえ脅迫の下であっても，人権や国民の自由を犯すために，自分の医学的知識を利用することはしない．
- ・私は，自由と名誉にかけてこれらのことを厳粛に誓う．

［日本医師会：WMAジュネーブ宣言，〔http://dl.med.or.jp/dl-med/wma/geneva_j.pdf〕（最終確認：2020年1月30日）より許諾を得て転載〕

● 世界医師会　医の国際倫理綱領（1949年採択，2006年改訂／日本医師会訳）

医師の一般的な義務

- ・医師は，常に何ものにも左右されることなくその専門職としての判断を行い，専門職としての行為の最高の水準を維持しなければならない．
- ・医師は，判断能力を有する患者の，治療を受けるか拒否するかを決める権利を尊重しなければならない．
- ・医師は，その専門職としての判断を行うにあたり，その判断は個人的利益や，不当な差別によって左右されてはならない．
- ・医師は，人間の尊厳に対する共感と尊敬の念をもって，十分な専門的・道徳的独立性により，適切な医療の提供に献身すべきである．
- ・医師は，患者や同僚医師を誠実に扱い，倫理に反する医療を行ったり，能力に欠陥があったり，詐欺やごまかしを働いている医師を適切な機関に通報すべきである．
- ・医師は，患者を紹介したり，特定の医薬製品を処方したりするだけのために金銭的利益やその他報奨金を受け取ってはならない．
- ・医師は，患者，同僚医師，他の医療従事者の権利および意向を尊重すべきである．

・医師は，公衆の教育という重要な役割を認識すべきだが，発見や新しい技術や，非専門的手段による治療の公表に関しては，十分慎重に行うべきである．
・医師は，自らが検証したものについてのみ，保証すべきである．
・医師は，患者や地域社会のために医療資源を最善の方法で活用しなければならない．
・精神的または身体的な疾患を抱える医師が，適切な治療を求めるべきである．
・医師は，地域および国の倫理綱領を尊重しなければならない．

患者に対する医師の義務

・医師は，常に人命尊重の責務を心に銘記すべきである．
・医師は，医療の提供に際して，患者の最善の利益のために行動すべきである．
・医師は，患者に対して完全な忠誠を尽くし，患者に対してあらゆる科学的手段を用いる義務がある．診療や治療にあたり，自己の能力が及ばないと思うときは，必要な能力のある他の医師に相談または紹介すべきである．
・医師は，守秘義務に関する患者の権利を尊重しなければならない．ただし，患者が同意した場合，または患者や他の者に対して現実に差し迫って危害が及ぶおそれがあり，守秘義務に違反しなければその危険を回避することができない場合は，機密情報を開示することは倫理にかなっている．
・医師は，他の医師が進んで救急医療を行うことができないと確信する場合には，人道主義の立場から救急医療を行うべきである．
・医師は，ある第三者の代理として行動する場合，患者が医師の立場を確実にまた十分に理解できるよう努めなければならない．
・医師は，現在診療している患者と性的関係，または虐待的・搾取的な関係をもってはならない．

同僚医師に対する義務

・医師は，自分が同僚医師にとってもらいたいのと同じような態度を，同僚医師に対してとるべきである．
・医師は，患者を誘致する目的で，同僚医師が築いている患者と医師の関係を損なってはならない．
・医師は，医療上必要な場合は，同じ患者の治療に関与している同僚医師と話し合わなければならない．この話し合いの際は，患者に対する守秘義務を尊重し，必要な情報に限定すべきである．

〔日本医師会：WMA医の国際倫理綱領，〔http://dl.med.or.jp/dl-med/wma/medical_ethics2006j.pdf〕（最終確認：2020年1月30日）より許諾を得て転載〕

●患者の権利に関する世界医師会リスボン宣言（1981年採択/日本医師会訳）

序　文

　医師，患者およびより広い意味での社会との関係は，近年著しく変化してきた．医師は，常に自らの良心に従い，また常に患者の最善の利益のために行動すべきであると同時に，それと同等の努力を患者の自律性と正義を保証するために払わねばならない．以下に掲げる宣言は，医師が是認し推進する患者の主要な権利のいくつかを述べたものである．医師および医療従事者，または医療組織は，この権利を認識し，擁護していくうえで共同の責任を担っている．法律，政府の措置，あるいは他のいかなる行政や慣例であろうとも，患者の権利を否定する場合には，医師はこの権利を保障ないし回復させる適切な手段を講じるべきである．

原　則

1．良質の医療を受ける権利

a．すべての人は，差別なしに適切な医療を受ける権利を有する．
b．すべての患者は，いかなる外部干渉も受けずに自由に臨床上および倫理上の判断を行うことを認識している医師から治療を受ける権利を有する．

c．患者は，常にその最善の利益に即して治療を受けるものとする．患者が受ける治療は，一般的に受け入れられた医学的原則に沿って行われるものとする．

d．質の保証は，常に医療のひとつの要素でなければならない．特に医師は，医療の質の擁護者たる責任を担うべきである．

e．供給を限られた特定の治療に関して，それを必要とする患者間で選定を行わなければならない場合は，そのような患者はすべて治療を受けるための公平な選択手続きを受ける権利がある．その選択は，医学的基準に基づき，かつ差別なく行われなければならない．

f．患者は，医療を継続して受ける権利を有する．医師は，医学的に必要とされる治療を行うにあたり，同じ患者の治療にあたっている他の医療提供者と協力する責務を有する．医師は，現在と異なる治療を行うために患者に対して適切な援助と十分な機会を与えることができないならば，今までの治療が医学的に引き続き必要とされる限り，患者の治療を中断してはならない．

2．選択の自由の権利

a．患者は，民間，公的部門を問わず，担当の医師，病院，あるいは保健サービス機関を自由に選択し，また変更する権利を有する．

b．患者はいかなる治療段階においても，他の医師の意見を求める権利を有する．

3．自己決定の権利

a．患者は，自分自身に関わる自由な決定を行うための自己決定の権利を有する．医師は，患者に対してその決定のもたらす結果を知らせるものとする．

b．精神的に判断能力のある成人患者は，いかなる診断上の手続きないし治療に対しても，同意を与えるかまたは差し控える権利を有する．患者は自分自身の決定を行ううえで必要とされる情報を得る権利を有する．患者は，検査ないし治療の目的，その結果が意味すること，そして同意を差し控えることの意味について明確に理解するべきである．

c．患者は医学研究あるいは医学教育に参加することを拒絶する権利を有する．

4．意識のない患者

a．患者が意識不明かその他の理由で意思を表明できない場合は，法律上の権限を有する代理人から，可能な限りインフォームド・コンセントを得なければならない．

b．法律上の権限を有する代理人がおらず，患者に対する医学的侵襲が緊急に必要とされる場合は，患者の同意があるものと推定する．ただし，その患者の事前の確固たる意思表示あるいは信念に基づいて，その状況における医学的侵襲に対し同意を拒絶することが明白かつ疑いのない場合を除く．

c．しかしながら，医師は自殺企図により意識を失っている患者の生命を救うよう常に努力すべきである．

5．法的無能力の患者

a．患者が未成年者あるいは法的無能力者の場合，法域によっては，法律上の権限を有する代理人の同意が必要とされる．それでもなお，患者の能力が許す限り，患者は意思決定に関与しなければならない．

b．法的無能力の患者が合理的な判断をしうる場合，その意思決定は尊重されねばならず，かつ患者は法律上の権限を有する代理人に対する情報の開示を禁止する権利を有する．

c．患者の代理人で法律上の権限を有する者，あるいは患者から権限を与えられた者が，医師の立場から見て，患者の最善の利益となる治療を禁止する場合，医師はその決定に対して，関係する法的あるいはその他慣例に基づき，異議を申し立てるべきである．救急を要する場合，医師は患者の最善の利益に即して行動することを要する．

6．患者の意思に反する処置

　患者の意思に反する診断上の処置あるいは治療は，特別に法律が認めるか医の倫理の諸原則に合致する場合には，例外的な事例としてのみ行うことができる．

7．情報を得る権利

ａ．患者は，いかなる医療上の記録であろうと，そこに記載されている自己の情報を受ける権利を有し，また症状についての医学的事実を含む健康状態に関して十分な説明を受ける権利を有する．しかしながら，患者の記録に含まれる第三者についての機密情報は，その者の同意なくしては患者に与えてはならない．

ｂ．例外的に，情報が患者自身の生命あるいは健康に著しい危険をもたらす恐れがあると信ずるべき十分な理由がある場合は，その情報を患者に対して与えなくともよい．

ｃ．情報は，その患者の文化に適した方法で，かつ患者が理解できる方法で与えられなければならない．

ｄ．患者は，他人の生命の保護に必要とされていない場合に限り，その明確な要求に基づき情報を知らされない権利を有する．

ｅ．患者は，必要があれば自分に代わって情報を受ける人を選択する権利を有する．

8．機密保持を得る権利

ａ．患者の健康状態，症状，診断，予後および治療について個人を特定しうるあらゆる情報，ならびにその他個人のすべての情報は，患者の死後も秘密が守られなければならない．ただし，患者の子孫には，自らの健康上のリスクに関わる情報を得る権利もありうる．

ｂ．秘密情報は，患者が明確な同意を与えるか，あるいは法律に明確に規定されている場合に限り開示することができる．情報は，患者が明らかに同意を与えていない場合は，厳密に「知る必要性」に基づいてのみ，他の医療提供者に開示することができる．

ｃ．個人を特定しうるあらゆる患者のデータは保護されねばならない．データの保護のために，その保管形態は適切になされなければならない．個人を特定しうるデータが導き出せるようなその人の人体を形成する物質も同様に保護されねばならない．

9．健康教育を受ける権利

　すべての人は，個人の健康と保健サービスの利用について，情報を与えられたうえでの選択が可能となるような健康教育を受ける権利がある．この教育には，健康的なライフスタイルや，疾病の予防および早期発見についての手法に関する情報が含まれていなければならない．健康に対するすべての人の自己責任が強調されるべきである．医師は教育的努力に積極的に関わっていく義務がある．

10．尊厳を得る権利

ａ．患者は，その文化および価値観を尊重されるように，その尊厳とプライバシーを守る権利は，医療と医学教育の場において常に尊重されるものとする．

ｂ．患者は，最新の医学知識に基づき苦痛を緩和される権利を有する．

ｃ．患者は，人間的な終末期ケアを受ける権利を有し，またできる限り尊厳を保ち，かつ安楽に死を迎えるためのあらゆる可能な助力を与えられる権利を有する．

11．宗教的支援を受ける権利

　患者は，信仰する宗教の聖職者による支援を含む，精神的，道徳的慰問を受けるか受けないかを決める権利を有する．

〔日本医師会：患者の権利に関するWMAリスボン宣言，〔http://dl.med.or.jp/dl-med/wma/lisbon_j.pdf〕（最終確認：2020年1月30日）より許諾を得て転載〕

索　引

看護学テキスト NiCE

看護学原論（改訂第 3 版）　看護の本質的理解と創造性を育むために

2009 年 9 月 25 日	第 1 版第 1 刷発行	編集者　髙橋照子
2015 年 3 月 10 日	第 1 版第 6 刷発行	発行者　小立健太
2016 年 1 月 1 日	第 2 版第 1 刷発行	発行所　株式会社　南江堂
2018 年 4 月 30 日	第 2 版第 4 刷発行	〒113-8410 東京都文京区本郷三丁目 42 番 6 号
2020 年 3 月 10 日	第 3 版第 1 刷発行	☎（出版）03-3811-7189（営業）03-3811-7239
2023 年 4 月 1 日	第 3 版第 3 刷発行	ホームページ https://www.nankodo.co.jp/

印刷・製本　三報社印刷

© Nankodo Co., Ltd., 2020